Ken Wilber, Terry Patten,
Adam Leonard e Marco Morelli

A PRÁTICA DE VIDA INTEGRAL

Um guia do século XXI para Saúde Física,
Equilíbrio Emocional, Clareza Mental
e Despertar Espiritual

Tradução
CARLOS AUGUSTO LEUBA SALUM
ANA LUCIA DA ROCHA FRANCO

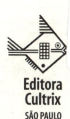

Editora
Cultrix
SÃO PAULO

Título original: *Integral Life Practice.*

Copyright © 2008 Ken Wilber, Terry Patten, Adam Leonard e Marco Morelli.

Publicado mediante acordo com Shambhala Publications, Inc., 300 Massachusetts Avenue, Boston, MA 02115, USA.

Todos os direitos reservados. Nenhuma parte desta obra pode ser reproduzida ou usada de qualquer forma ou por qualquer meio, eletrônico ou mecânico, inclusive fotocópias, gravações ou sistema de armazenamento em banco de dados, sem permissão por escrito, exceto nos casos de trechos curtos citados em resenhas críticas ou artigos de revistas.

A Editora Pensamento-Cultrix Ltda. não se responsabiliza por eventuais mudanças ocorridas nos endereços convencionais ou eletrônicos citados neste livro.

Coordenação editorial: Denise de C. Rocha Delela e Roseli de S. Ferraz
Preparação de originais: Roseli de S. Ferraz
Revisão: Claudete Agua de Melo
Diagramação: Join Bureau

Dados Internacionais de Catalogação na Publicação (CIP)
(Câmara Brasileira do Livro, SP, Brasil)

A prática de vida integral: um guia do século XXI para saúde física, equilíbrio emocional, clareza mental e despertar espiritual / Ken Wilber... [et al.] ; tradução Carlos Augusto Leuba Salum, Ana Lucia da Rocha Franco. – São Paulo: Cultrix, 2011.

Outros autores, Terry Patten, Adam Leonard, Marco Morelli
Título original: Integral life practice.
ISBN 978-85-316-1132-2

1. Autoconhecimento (Psicologia)   2. Autorrealização (Psicologia) I. Wilber, Ken. II. Patten, Terry. III. Leonard, Adam. IV. Morelli, Marco.

11-05483   CDD-158.1

Índices para catálogo sistemático:

1. Autorrealização : Psicologia aplicada   158.1

O primeiro número à esquerda indica a edição, ou reedição, desta obra. A primeira dezena à direita indica o ano em que esta edição, ou reedição, foi publicada.

Edição	Ano
1-2-3-4-5-6-7-8-9	11-12-13-14-15-16-17

Direitos de tradução para o Brasil
adquiridos com exclusividade pela
EDITORA PENSAMENTO-CULTRIX LTDA.
Rua Dr. Mário Vicente, 368 — 04270-000 — São Paulo, SP
Fone: 2066-9000 — Fax: 2066-9008
E-mail: atendimento@pensamento-cultrix.com.br
http://www.pensamento-cultrix.com.br
que se reserva a propriedade literária desta tradução.
Foi feito o depósito legal.

Sumário

Prefácio 13

Agradecimentos... 17

O Grande Experimento 23

1. Por que Praticar?... 25
   Sobre as Práticas Deste Livro... 28
   Módulo de Um Minuto: Qual é a sua Motivação Mais Profunda?... 29

2. O que é Prática de Vida Integral? 31
   Uma Abordagem Radicalmente Inclusiva 31
   A Prática de Vida Integral é "Movida a AQAL" 32
   Plataforma de Lançamento: Quatro Módulos Centrais 37
   Práticas da Estrela Dourada 39
   Está Sem Tempo? Experimente um Módulo de Um Minuto 41
   Com Tempo para se Dedicar Profundamente?
      Os Princípios da PVI Ainda se Aplicam.................... 41
   Princípios da Prática 43
   A Maneira Inteligente de Despertar 47

3. Conheça a Consciência Integral 49
   Quatro Dimensões do Ser: Eu, Nós, Isto e Istos............ 50
   Todos os Quatro Quadrantes, o Tempo Todo................ 58
   Módulo de Um Minuto: Conheça a Consciência Integral –
      Agora Mesmo! 59

4. O Módulo da Sombra 63
   O que é a Sombra? 63
   O Processo 3-2-1 da Sombra... 66
      As Origens da Sombra 66
      Levando a Luz da Consciência para a Sombra 71
      Exemplo 1: Phil Visita o seu amigo de Infância 71
      Prática da Estrela Dourada: O Processo 3-2-1 da Sombra........ 72
      Exemplo 2: Kathy Entrega o seu Poder a Bill.......................... 74
      Exemplo 3: Tony Medita com um Monstro............................... 76
      Módulo de Um Minuto: O Processo 3-2-1 da Sombra 79
   Formas Mais Avançadas de Trabalho com a Sombra 80
      Tons Mais Leves de Sombra 80
      A Estranha Lógica da Psique... 81
   Transmutando as suas Emoções Primárias Autênticas 81
      Transmutação Emocional Contínua 83
      Expanda a sua Relação com as Emoções................................. 84
      Integrando Luz e Escuridão, Espírito e Sombra....................... 86

5. O Módulo da Mente 89
   A Prática de Assumir Perspectivas.. 89
      Aumente a Capacidade de Assumir Perspectivas 89
   Elementos da Estrutura Integral.. 91
      Teoria Integral AQAL... 91
      AQAL: Todos os Quadrantes, Todos os Níveis,
         Todas as Linhas, Todos os Estados, Todos os Tipos 92
      Um Lugar para Tudo na sua Vida... 92
      Quadrantes.. 93
      Níveis de Consciência 96
      Linhas de Desenvolvimento.. 103
      Respondendo às Perguntas da Vida... 108
      Níveis e Linhas: Muitos Caminhos, uma Montanha................. 109
      Um Espectro de Visões de Mundo 112
      Como Participamos da Criação de Visões de Mundo.............. 119
      Os Quatro Quadrantes Recarregados 120
   Estados de Consciência... 122
      Treino de Estados 125
      Módulo de Um Minuto: Estados de Consciência 126
      Qual é o seu Tipo? 127

Identifique o seu Tipo Myers-Briggs.. 130
Como os Tipos de Personalidade Informam a sua Prática......... 131
Aplicações da Estrutura Integral... 133
Use AQAL para Ver um Mundo Maior..................................... 133
Módulo de Um Minuto: Quad Scan 134
De que Perspectiva Você Está Partindo? 134
O que *Não* é Integral? 137
Um Sistema Operacional Integral.. 145

6. O Módulo do Corpo.. 147
Redefinindo Integralmente o Corpo... 147
Um Tango a Três.. 148
O Treino para os Três Corpos 153
Passo 1: Ancore o Corpo Causal.. 155
Passo 2: Energize o Corpo Sutil.. 157
Passo 3: Fortaleça o Corpo Grosseiro..................................... 159
Passo 4: Alongamento e Relaxamento do Grosseiro ao
Sutil e Arrefecimento 162
Passo 5: Descanso no Corpo Causal... 164
Resumindo: Princípios do Treino para os Três Corpos.............. 164
Módulo de Um Minuto: Treino para os Três Corpos................. 165
Práticas do Corpo Grosseiro.. 169
Exercício Físico é Essencial! 169
Treino de Força: Uma Prática Central para uma Ótima Saúde... 170
Prática da Estrela Dourada: Treino de Intensidade de Foco (TIF). 171
Módulo de Um Minuto: Treino de Força.................................. 175
Grupos de Músculos... 176
Voando Alto com os Aeróbicos.. 178
Módulo de Um Minuto: Treino Aeróbico................................. 179
Esportes, Dança e Coordenação Neuromuscular...................... 180
Alongamento 182
Nutrição Integral 183
Os Quatro Quadrantes da Nutrição Integral 184
Práticas do Corpo Sutil.. 190
Exercício do Corpo Sutil 190
Yoga, Qigong e Artes Marciais.. 192
O Centro da Prática de Energia 193
Mestria Sutil.. 194
Conduza a Intensidade 197

Conduza a Energia Sexual 198
Práticas de Respiração Sutil 199
O "Jogo Interior" do Módulo do Corpo 202
Mente, Coração e Hara 202
Prática do Corpo Sutil para Lidar com os
   Estados Interiores 204
Respire e Sinta. Sempre 205
Grande Coração = Grande Mente = Sentimento-Percepção
   Integral 206
Descanse no Corpo Causal 207
Durma para Despertar 207
Consciência Constante 210

7. O Módulo do Espírito 213
Prática Espiritual para uma Era Integral 213
Um Espírito Integral 215
As Muitas Cores do Espírito 218
Você Consegue Sentir o Espírito? 221
Pratique o Módulo do Espírito 222
Espírito Como? 223
As Três Faces do Espírito 226
A Espiritualidade Integral Abrange Todas as Três Faces
   do Espírito 226
Espiritualidade no Relacionamento 236
Comunidade Espiritual 236
Devoção Integral 238
Abrindo-se para a Devoção 238
Teísmo Integral? 239
Estágios da Devoção 240
Integrando a Prática de Vida Por Meio da Devoção 243
Práticas de Meditação Integral 244
Meditação: Tornando o Espírito Real 244
Práticas de Meditação 250
Meditação Básica da Respiração 251
EU SOU: Meditação Dirigida 254
Prática da Estrela Dourada: EU SOU: Meditação com Mantra ... 256
Prática da Estrela Dourada: Questionamento Integral 257
Módulo de Um Minuto: Questionamento Integral 261
Prática da Estrela Dourada: As Três Faces do Espírito 261

Módulo de Um Minuto: As Três Faces do Espírito.................... 263
Prática da Estela Dourada: Troca Compassiva...................... 264
A Prática Perfeita.. 265

8. Ética Integral.. 267
A Necessidade de Ética Integral 267
Mas a Ética Não é Aborrecida, Sufocante, Opressiva...? 268
O Ataque à Ética 269
Temos que Descobrir uma Sensibilidade Ética Mais Elevada 270
A Estrutura da Ética Integral 271
Crescer Eticamente 271
A Intuição Moral Básica....................................... 273
Quem Você Jogaria aos Tubarões?............................. 273
Valor Básico, Intrínseco e Relativo 274
Enfrentando Dilemas Éticos..................................... 275
Moralidade e Ética 275
Não Seja Parcial: Quatro Quadrantes de Prática Ética............ 277
A Arte da Ética Integral 280
Três Razões para Viver Eticamente.............................. 281
Examine Sem Medo os Custos do Comportamento
Não Ético... 283
Concluindo os seus Karmas 288
Não é o que Você Fez, mas o que Fará em Seguida............... 289
A Ética e a Relação Consigo Mesmo............................. 290
Autocompaixão Masculina 291
Autocompaixão Feminina 291
A Ética do Trabalho com a Sombra 292
Voando Abaixo da Altitude 292
Responsabilidade Ética Expandida............................. 293
A Leveza da Ética Integral..................................... 295

9. Vivendo a Vida como Prática: Relacionamentos, Trabalho,
Paternidade/Maternidade, Criatividade e Outros Módulos
Adicionais.. 297
A PVI de Carne e Osso... 297
Todo Mundo Tem suas Coisas 299
Esforço, Capitulação, Propósito e Compromisso...................... 301
Um Rápido Tour por Alguns Módulos Adicionais.................. 302
Trabalho 302

Dinheiro 303
Administração do Tempo 303
Comunicação 303
Relacionamento Íntimo 304
Sexualidade 304
Família e Paternidade/Maternidade 305
Comunidade 305
Serviço 306
Natureza 306
Criatividade 306
Vontade 307
Usando a Estrutura Integral na Vida Diária 307
Vendo os Módulos Adicionais Através de Cinco
    Lentes Integrais 308
Usando os Quadrantes 308
Níveis e Linhas de Paternidade/Maternidade 310
Estados da Prática 314
Vivendo os seus Tipos 318
Afirmações: Uma Ferramenta Eficaz para Realizar
    Mudanças Desejadas 320
Praticando a Perfeição 324

10. Navegando a Vida como Prática 327
Parte I: Planeje a sua PVI 327
Elizabeth e Jeremy: Dois Exemplos do Processo de Criação
    da PVI 328
1. Avalie a sua Situação Atual 329
2. Identifique o Que Está Faltando 331
3. Escolha as suas Práticas 334
4. Pratique! 339
5. Seja Flexível 341
6. Faça Ajustes Continuamente 341
7. Procure Apoio 343
Fique Sempre em Boa Companhia 347
Sobre o Trabalho com um Professor 348
Propósito de Vida, Visão e Valores Centrais 350
Projeto de PVI 354
Acompanhamento Semanal de PVI 355

Parte II: A Arte da Prática Integral 356
   Percepção Expandida Cotidiana 356
   Dicas e Princípios da Prática.. 360
      Pratique Sempre o Discernimento 361
      Liberte a Energia e a Atenção.. 362
      Seja o seu Melhor Amigo.. 364
      Resistindo à Resistência? 365
      Praticar é Bom. E Ruim. Sinta-a Completamente.
        E Abandone-se a Ela 367
      Espere Dias Bons e Dias Ruins 368
      Não Perca Tempo se Punindo.. 370
      Simplifique 371
      Integre a sua Prática.. 373
      A Prática e o Ritmo Acelerado de uma Vida Ativa 373
      Deixe o Amor Abrir a Porta 374
      Deixe o Paradoxo Expandi-lo 375
      Estações e Fases na Vida como Prática.................................. 376

Posfácio: O Eu Único 381

Prefácio

Bem-vindo ao mundo do **Integral**! O fato de ter escolhido este livro significa que você está pronto para começar não apenas a pensar sobre o Integral, mas a praticá-lo e a aplicá-lo também. Essa é uma ocasião realmente significativa momentosa, a julgar pela própria pesquisa do desenvolvimento.

De acordo com a maior parte dos modelos de desenvolvimento, a partir do nascimento os seres humanos passam por uma série de estágios ou ondas de crescimento e desenvolvimento. Os estágios inferiores, iniciais, juniores, são visões de mundo parciais e fragmentadas, enquanto os estágios superiores são integrados, abrangentes e genuinamente holísticos. Por isso, os estágios iniciais são muitas vezes chamados de "primeira camada" e os estágios superiores de "segunda camada".

A diferença entre as duas camadas é profunda. Segundo Clare Graves, pioneiro em pesquisa de desenvolvimento, com a segunda camada a pessoa "passa por um importante salto de significado". **É a esse salto que Integral diz respeito** – o Pensamento Integral e – sim – a Prática Integral. E nos estágios Integrais de desenvolvimento, o universo inteiro começa a fazer sentido, a juntar os pedaços, a realmente aparecer como um **uni**-verso – um mundo único, unificado e integrado que reúne não apenas diferentes filosofias e ideias sobre o mundo, mas diferentes práticas de crescimento e também de desenvolvimento.

A Prática de Vida Integral é exatamente essa prática integrada, uma prática que o ajudará a crescer e a desenvolver as suas capacidades mais plenas – para o máximo de Liberdade e maior plenitude no mundo em geral (nos relacionamentos, no trabalho, na espiritualidade, na carreira, na diversão, na própria vida). A PVI procura desenvolver a sua LIBERDADE com relação ao mundo – liberdade com relação às limitações, à fragmentação, à parcialidade – e a sua verdadeira PLENITUDE no mundo – uma plenitude que inclui e abrange todos os seus aspectos aparentemente parciais e os do seu mundo numa vida sem emendas, inteira, realizada. Liberdade e Plenitude – transcender a vida toda e incluir a vida toda, desdobrando e realizando as suas maiores capacidades – é disso que trata a Prática de Vida Integral.

Como tal, esse "**transcender e incluir** contém módulos dirigidos a práticas para o corpo, a mente, o espírito e as dimensões de sombra do seu ser. Por ser inclusiva, essa prática contém uma série destilada e condensada de práticas vindas de abordagens pré-modernas, modernas e pós-modernas ao crescimento e ao desenvolvimento. É uma prática "inclusiva" porque pega as melhores práticas e as reúne numa estrutura maior, que usa todas elas e lhes dá sentido. As práticas **prémodernas** incluem as grandes tradições de sabedoria do mundo todo e as práticas de meditação que as impulsionam. As práticas **modernas** incluem estudos científicos do crescimento humano e maneiras de induzi-lo. As práticas **pós-modernas** incluem um mapa pluralista e multicultural do território humano – o território que é você – e formas de incluir (e não marginalizar) todas as dimensões importantes do seu ser (físico, emocional, mental e espiritual – no eu, na cultura e na natureza).

Juntar tudo isso cria um "**treino cruzado"** (*cross-training*) para o crescimento humano e o despertar espiritual, um treino que acelera dramaticamente todas as suas dimensões – corpo, mente, espírito e sombra – produzindo práticas mais rápidas, mais efetivas, mais eficientes do que antes era possível. É a natureza abrangente, holística e extraordinariamente inclusiva da Prática de Vida Integral que faz dela a prática mais simples para você realmente despertar. Outras abordagens resolvem uma parte do quebra-cabeça, oferecendo apenas práticas parciais (e sucessos parciais), enquanto a Prática de Vida Integral oferece uma prática composta e abrangente que cobre todas as bases essenciais, aumentando a eficiência e a rapidez de cada uma, em comparação a cada prática isolada. A eficácia e a velocidade dramaticamente aumentadas da PVI são uma de suas principais características.

PVI é praticar a partir da ponta da própria evolução, a partir dos estágios e ondas Integrais que estão apenas começando a se desdobrar evolutivamente na humanidade em geral. Fundamentada nesses estágios Integrais, a PVI incorpora, emerge e atrai as pessoas aos mesmos estágios que a produziram. Em outras palavras, a Prática de Vida Integral é uma prática de segunda camada – vem da segunda camada e puxa a própria consciência para a segunda camada. Assim, treina tanto a "altitude" quanto a "aptidão" – altitude ou crescimento vertical em consciência, aptidão ou treinamento específico de capacidades horizontais. Tudo isso está incluído na Prática de Vida Integral, em que as páginas que se seguem vão treiná-lo. Em suma, a PVI é uma prática cujo objetivo é ajudá-lo a descobrir o seu próprio "salto importante de significado", um salto que afetará brilhantemente cada aspecto da sua vida.

Então, mais uma vez, seja bem-vindo ao **Integral**. Uma das vantagens deste livro é a equipe de escritores que o criaram. Eles têm uma exposição ampla e qualificada à Prática de Vida Integral, tanto na teoria quanto na prática. Essa equipe é uma integração das experiências e perspectivas ricamente diferentes dos coautores. Embora eu não tenha escrito nenhum dos capítulos, participei da sua criação e revisão, além de supervisionar a integração das várias experiências e perspectivas dos autores, fazendo a ponte entre as diferenças geracionais e tipológicas. A Prática de Vida Integral tem tudo a ver com integração, que é um dos muitos pontos fortes deste livro. O estilo ficou acessível e transparente, cobrindo tópicos difíceis com humanidade e uma clareza de fácil compreensão. Estou muito feliz com os resultados e tenho orgulho de pôr o meu nome no livro.

A Prática de Vida Integral, como o nome indica, é o aspecto prático da Teoria Integal. A Teoria Integral, tanto na forma original quanto nas suas alterações críticas, vem tendo um profundo impacto sobre vários milhões de leitores no mundo todo. Se você tem interesse apenas na Teoria Integral e não na Prática Integral, tudo bem. (A Teoria Integral é por si só uma práxis mental e resume práticas em todas as dimensões – é um Mapa composto das metodologias mais importantes do mundo.) Quando pegamos esse Mapa composto e o transformamos numa Prática composta, o resultado é a Prática de Vida Integral, uma prática baseada no que há de melhor na Teoria Integral. Por isso, a PVI é uma prática evolutiva realmente inovadora e avançada para despertar.

Obrigado por escolher este livro e começar o seu próprio "salto importante de significado". Se você está pronto, vamos começar!

Ken Wilber

Agradecimentos

O livro que você vai começar a ler esteve em formação por milhares de anos. Nós o escrevemos com gratidão consciente aos pioneiros visionários do passado – os que se esforçaram para ver mais longe, sentir com mais profundidade, amar mais plenamente e viver com mais atenção do que antes – e aqueles que deixaram todo o esforço para trás em um despertar radical. Essa linhagem extraordinária – nossos irmãos e irmãs, professores e heróis espirituais antigos e modernos – evoluíram "a partir do Éden" para criar o terreno fértil no qual pisamos para gerar o que agora você tem nas mãos.

Gostaríamos de fazer uma menção especial aos corajosos fundadores do movimento do potencial humano, que começou nos anos 1960 e vem amadurecendo desde então. Esses primeiros praticantes experimentaram novas técnicas, métodos e sínteses transformadoras – documentando os poderes e as armadilhas da prática ao longo do caminho. Especialmente importantes foram Michael Murphy e George Leonard, que logo de início se juntaram a Ken Wilber em busca de uma abordagem mais equilibrada ou *Integral* à prática, que descrevem no inovador *The Life We Are Given*.

Estendemos uma enorme gratidão à equipe de colegas brilhantes que nos ajudaram a desenvolver muitas das ideias e práticas apresentadas nas páginas que se seguem. Entre eles estão Jeff Salzman, Huy Lam, Diane Hamilton, Bert Parlee, Willow Pearson, Rollie Stanich, Cindy Lou Golin, Sofia Diaz, Brett Thomas, Rob McNamara e Shawn Phillips. Essas pessoas excepcionais conduziram inúmeros seminários, *workshops* e grupos de prática, tocando a vida de milhares de pessoas que, com suas perguntas, seu *feedback* e sua sincera aplicação, contribuíram para a evolução da PVI. Um muito obrigado especial vai para Genpo Roshi, que compartilhou o processo da Grande Mente (*Big Mind*) e cujos seminários permitem muitas vezes que os participantes vislumbrem o seu "Rosto Original". (Na verdade, o processo da Grande Mente deveria ter sido incluído neste livro. No entanto, essa é uma experiência que exige um DVD ou um livro inteiro – ou, melhor ainda, um *workshop* ao vivo. Para mais informações sobre a Grande Mente, consulte o site, em inglês, BigMind.org.)

Outros, como Nomali Perera, Clint Fuhs, Nicole Fegley e Kelly Bearer também fizeram contribuições valiosas, além de Frank Marrero, Ted Phelps e Marc Gafni (foi ao trabalho deles, assim como ao de Jonathan Gustin e Bill Plotkin, que recorremos para articular o nosso conceito de "Eu Único"). Somos gratos também aos editores e *designers* gráficos que contribuíram com o seu talento para este projeto. Nossos editores e revisores incluem Liz Shaw, Kendra Crossen Burroughs, Annie McQuade, Deborah Boyar, Jordan Luftig e Nick Hedlund. Joel Morrison, Kayla Morelli e Paul Salamone criaram alguns dos elegantes gráficos que aparecem neste livro. Agradecemos também a Jonathan Green, Sara Bercholz e a toda a equipe da Shambhala por sua ajuda e profissionalismo durante todo o processo.

Nossos professores pessoais como S. N. Goenka, Richard Weaver, Adi Da Samraj, Rabino Steven David Kane, Baba Muktananda, John Haught, Chögyam Trungpa Rinpoche, Byron Katie, Gangaji, Doc Childre, Rabino Shaya Isenberg, Professor M. C. Dillon, Michael Scheisser, Adyashanti, Candice O'Denver, Genpo Roshi, Susanne Cook-Greuter e muitos outros nomes – demais para mencionar aqui – nos inspiraram e nos fizeram despertar para os *insights* que compartilhamos nestas páginas. Fomos ainda informados e esclarecidos pelos amigos, colegas e professores do Integral Spiritual Center, entre eles o Padre Thomas Keating, o Irmão David Steindl-Rast, o Rabino Zalman Schacter-Shalomi, Roger Walsh, Saniel Bonder, Patrick Sweeney, Sally Kempton e David Deida. Agradecemos também a Andrew Cohen por sua defesa sagaz em fóruns como a revista *What Is Enlightenment?*

Talvez a nossa mais profunda gratidão vá para os nossos parceiros, familiares e amigos próximos que compartilharam conosco no dia a dia a provação criativa da produção deste livro. Sem o seu companheirismo e apoio o nosso trabalho teria sido muito menos agradável e gratificante (se não impossível).

Este livro não teria sido possível, nem mesmo remotamente, sem a monumental contribuição de Ken Wilber. Como meta-autor não apenas deste livro, mas da própria Prática de Vida Integral, ele literalmente definiu o campo em que essas perspectivas poderiam surgir. Nos seus livros e conversas, delineou o espaço Integral com clareza, compaixão, erudição, afabilidade e senso de humor. Como nosso coautor, colega, mentor, professor e amigo, ele nos apoiou desde o começo, com brilho, eloquência e generosidade.

Finalmente, queremos agradecer a você, o nosso leitor. A centelha evolutiva que o conduziu a este livro é o mesmo impulso que motivou cada pioneiro ou pioneira que se viu no limite da consciência. É no uso sincero do que se segue que a prática Integral vem à vida. Consideramos um privilégio sagrado compartilhar com você esta materialização de uma visão Integral.

Terry Patten, Adam Leonard e Marco Morelli

A Prática de
Vida Integral

O Grande Experimento

Durante milhares de anos, em quase todas as partes do globo, os seres humanos adotaram **práticas** para transformar e equilibrar a sua vida. Dos rituais mágicos dos antigos xamãs à ciência contemplativa das tradições místicas e às últimas descobertas científicas em saúde, nutrição e exercícios físicos – sempre procuramos nos conectar com as verdades profundas, alcançar o bem-estar e a harmonia e realizar os nossos potenciais mais elevados.

Agora, na era da informação, esse incrível tesouro de conhecimentos, ensinamentos e técnicas – nosso legado humano evolutivo – está muito mais disponível do que antes. A questão é: como usá-lo da melhor maneira? Como reuni-lo? Como compreender as inúmeras abordagens, de lugares e tempos tão diferentes, de modo que sejam relevantes para a nossa vida individual e coletiva?

A nossa resposta a essas perguntas equivale a um experimento no sentido mais profundo – uma incrível aventura de vida inteira na própria consciência, na própria humanidade – uma viagem para o futuro do nosso corpo, mente e espírito. Isso não quer dizer que a abordagem deste livro seja "experimental" ou não provada – longe disso. Significa que para ver os "dados" (e provar os frutos) da prática, você tem que estar disposto a experimentar por você mesmo. Acreditamos que esse seja um dos esforços mais excitantes e gratificantes que pode haver.

A Prática de Vida Integral é uma maneira de organizar as muitas práticas transmitidas ao longo dos séculos – juntamente com práticas desenvolvidas no que há de mais avançado em psicologia, estudos da consciência e outros campos – usando uma estrutura otimizada para a vida no século XXI. É uma coisa ao mesmo tempo antiga e moderna, oriental e ocidental, especulativa e científica – e também uma coisa que vai além dessas dicotomias. A Prática de Vida Integral (ou PVI) é *Integral* – ou seja, "abrangente, total e equilibrada". É uma síntese do melhor que as nossas tradições têm a oferecer, combinada às técnicas transformacionais mais avançadas. A PVI é uma exploração livre e corajosa do terreno do seu ser e da sua percepção.

Os autores, com alguns outros exploradores, vêm desenvolvendo a PVI há mais de trinta anos, pesquisando chaves essenciais ao crescimento humano. Temos orgulho de apresentar os resultados neste livro. Para começar, tudo o que você precisa é de vontade de fazer uma tentativa – de conduzir o Grande Experimento na sua própria vida.

Seja você um iniciante ou um praticante mais adiantado em busca de uma abordagem mais integrada à prática, esperamos que este livro lhe seja excepcionalmente útil. O nosso desejo é ajudá-lo a alcançar as suas maiores aspirações, já que crescemos juntos em direção a um aqui e agora mais brilhante.

Por que Praticar?

A Prática de Vida Integral começa como toda prática – com inspiração, com vontade de crescer e de se tornar tudo o que você pode ser.

Algumas vezes a escolha da prática vem depois de você ter sido tocado, aberto, sacudido ou até despertado para algo ou para alguém profundamente *verdadeiro*. Às vezes, a decisão de praticar é desencadeada pelas dolorosas lições da vida – falta de sentido, dor ou sofrimento intenso.

Talvez seja o exemplo inspirador de alguém que vive sem fazer concessões, a leitura de um livro cheio de *insights* surpreendentes ou o contato extraordinário com um professor sábio ou com uma pessoa santa. Talvez seja a morte de um amigo ou de um amor. Ou pode ser que a sua vida convencional tenha simplesmente acabado porque, de repente, você enxergou através do próprio jogo.

Você tem, *de alguma forma,* um vislumbre de uma existência mais livre, mais clara, mais autêntica, amorosa e verdadeira – e deseja vivê-la.

É assim que as pessoas se inspiram há milhares de anos. Quem é mordido por esse bichinho muitas vezes se torna monge, freira, xamã ou yogue – direcionando a vida para um caminho místico espiritual. Outros seguem caminhos alternativos, tornando-se samurais ou praticando outras artes marciais – entregando-se com grande intensidade a uma disciplina transformacional. Tudo muito sério e tradicional, não é mesmo?

Mas não tem que ser assim. Há muita sabedoria e beleza nas tradições, mas a prática é por natureza extremamente *viva*. Ela se reinventa continuamente. Liberta-se de todas as amarras. Não tem que ser de uma determinada maneira e certamente não tem que ser *apenas* como ditam as tradições. No entanto, qualquer tradição pode ser profundamente enriquecida pelo espírito da prática.

Na verdade, as tradições sempre dependeram de inovação e improvisação. E assim continuamos a tradição de... romper com a tradição, bebendo ao mesmo tempo da sabedoria do passado. Por quê? Porque o mundo muda sem parar. *Nós* mudamos sem parar. A vida humana evoluiu – e também a prática. A Prática de Vida Integral tem muitas camadas e dimensões. Vai tão fundo quanto você vai e tem flexibilidade para se adequar à singularidade da sua vida. Pode atravessar, e vai atravessar, incontáveis ciclos e mutações. Mas a *essência* da PVI é simples e incorpora a intenção da prática autêntica em qualquer contexto, antigo ou moderno: ser *verdadeira, real* e *total – despertar* em todas as direções e dimensões do seu ser.

Prática de Vida Integral significa viver de verdade. Ser verdadeiro com a vida – como nunca antes. Ou é levar o que já é verdadeiro em você a um nível superior, mais integrado. A PVI expressa o seu impulso a ser o mais consciente possível – agora e agora e *agora* – e a crescer nessa percepção ao longo do tempo.

Apoia-se também numa profunda consideração – consideração por nós mesmos, pelos outros e por esta existência misteriosa. Essa consideração nos inspira a querer fazer a diferença, dar mais, deixar de lado a baboseira das visões estreitas e fragmentadas e ampliar a liberdade, o amor, a abertura e a profundidade em nós, nos outros e nesse mundo belo e terrível.

De uma certa perspectiva, a prática é simplesmente *o que é* – uma escolha pessoal e um estilo de vida genuíno – e não uma coisa para ser alardeada...

Eis mais alguns motivos para começar uma PVI:

- Aceitar a crise, a dor ou o sofrimento e trabalhar essas coisas
- Tornar-se uma pessoa melhor – em todos os níveis, em todas as áreas
- Viver com integridade e excelência
- Superar-se
- Despertar!
- Como forma de compreender e dar sentido a tudo
- Viver de acordo com os ideais mais elevados

- Ser mais vivo e mais criativo
- Descobrir e/ou viver o seu propósito mais profundo
- Amar os outros mais plenamente
- Fazer a sua mais alta contribuição
- Comungar com a vida, o universo e o Espírito
- Participar da evolução da consciência
- Porque está apaixonado pelo Mistério (ou por Deus)
- Nenhuma razão específica – é só uma coisa que o atraiu

Muita gente vem para a PVI depois de uma experiência com alguma prática que, a certa altura, deixou de ser completa ou inclusiva. A PVI abre espaço para você trazer qualquer coisa para o caminho:

- Você pode treinar para atingir excelência física em esportes competitivos.
- Pode ter disciplinado a mente e as emoções para alto desempenho nos negócios.
- Pode praticar yoga ou meditação há décadas.
- Pode ter feito uma exploração psicológica profunda, enfrentando a sua sombra e explorando a sua psique profunda.
- Pode ter começado a praticar a partir de uma profunda devoção a Deus, a um professor ou a um guia.
- Pode ser que o seu interesse pela PVI venha por meio de conhecimentos, *insights* e sede de compreensão.

Alguns professores e ensinamentos radicais apontam as limitações escondidas no fundo de muitas das nossas motivações para praticar. Muitos começam a praticar como "materialistas espirituais", visando a ganhos pessoais por intermédio de buscas espirituais, motivados a aperfeiçoar ou realizar o nosso senso de um eu separado. Essa é só uma forma mais refinada de egocentrismo. Mas um compromisso com motivos autocentrados tende a enfraquecer e a relaxar à medida que amadurecemos. O paradoxo mais fundamental é a *busca*. Todo mundo começa o caminho como um buscador e, no entanto, o buscador tem que superar a noção de que alguma coisa está faltando – e assim desistir da busca – para que o caminho seja realizado. Assim, nossos motivos evoluem naturalmente.

Mas nenhum desses motivos é necessariamente errado. Não precisamos esperar até que os nossos motivos sejam perfeitamente puros.

As pessoas descobrem inúmeras razões para praticar – e cada motivação para praticar é válida... e parcial. A beleza da prática é que ela nos transforma de modo que superamos as nossas intenções originais – e continuamos! As nossas motivações para praticar evoluem à medida que amadurecemos. Cada uma delas contribui com alguma coisa para o caminho, mesmo que as deixemos para trás.

No final das contas, todas as nossas motivações e intenções convergem no momento presente: Qual é a nossa prática *agora?*

Não há um caminho para a prática que seja o melhor ou o mais correto, mas há muitos caminhos que não chegam a ser ótimos. A PVI larga a bagagem e mantém só o essencial, de modo que você consiga encontrar com facilidade uma prática que funcione, com um mínimo de perda de tempo.

Podemos começar?

Sobre as Práticas Deste Livro

Salpicadas por todo este livro há práticas experimentais que podem ajudá-lo a converter teoria em ação. Algumas são explicitamente "integrais" e criadas sob medida para a PVI – estas são chamadas de **Práticas da Estrela Dourada**. Outras são tiradas de diferentes fontes, mas estão adaptadas ao contexto Integral. Algumas Práticas da Estrela Dourada vêm numa forma ultracondensada denominada **Módulo de Um Minuto**. Você pode usá-las a qualquer hora, sendo essa uma maneira de trazer a prática à sua vida diária praticamente sem esforço – instantaneamente!

Usamos a palavra "experimental" no seu sentido mais amplo. Há no mínimo experiências *corporais*, experiências *mentais* e experiências *espirituais*. Quando encontrar uma Prática da Estrela Dourada ou um Módulo de Um Minuto, procure se abrir à forma de experiência envolvida: corporal, mental, espiritual ou qualquer combinação das três.

MÓDULO DE UM MINUTO
Qual é a sua Motivação Mais Profunda?

É importante se conectar com o que a prática significa para você. Essa é uma maneira de verificar a sua motivação. Você pode experimentar agora, mas é bom fazer isso regularmente, no começo de qualquer sessão de prática – e leva menos de um minuto!

Coloque as mãos sobre o coração e respire profundamente algumas vezes. Sinta qualquer atividade na mente, no coração e na barriga. Agora, penetre atentamente na sua motivação mais profunda para a prática. Qual é o seu desejo real? O que está por trás dos "puxões" e "empurrões" que você está experimentando neste momento? O que está surgindo na sua autopercepção?

Você pode estar buscando algo extraordinário, pode estar só curioso sobre o que vai acontecer ou pode sentir alguma coisa que não consegue descrever. Sinta o que o motiva mais profundamente neste momento e esteja atento a isso.

Finalmente, sinta ou perceba a Testemunha da sua experiência: a Testemunha é a parte da sua percepção que apenas observa o conteúdo, que é a sua experiência. O que é o sujeito que está por trás desta e de cada experiência? O que é que está ciente das suas motivações?

Respire e relaxe nessa percepção por alguns momentos...

Depois, deixe para lá e vá em frente.

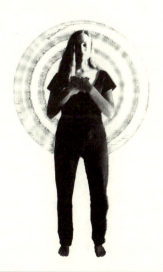

2

O que é Prática de Vida Integral?

Seja qual for a sua motivação, a intenção de começar, renovar ou aprofundar a prática é um primeiro passo maravilhoso. Mas, uma vez feita essa escolha, como dar continuidade a ela? Trinta anos de experiência nos mostraram que a prática esmorece sem uma estrutura que a organize. Uma estrutura Integral pode ajudá-lo a entender as muitas opções disponíveis, proporcionando-lhe completa flexibilidade e inclusividade, de modo que você possa honrar mais profundamente as suas intenções e realizar os seus potenciais.

Uma Abordagem Radicalmente Inclusiva

A estrutura da Prática de Vida Integral permite o máximo de flexibilidade. Não se trata de algum programa que você deva seguir sem questionar, sem humor e talvez com uma sensação de superioridade, esperando ficar iluminado, mais bem-sucedido, mais bonito e, quem sabe, perfeito. Ela lhe dá um jogo de ferramentas para criar uma prática singular e personalizada, na forma que funcionar melhor para você neste momento, com o entendimento de que aquilo que funciona melhor agora vai mudar com o tempo.

A parte "Integral" da PVI é ser **radicalmente inclusiva**. Para isso, recorre a um mapa conceitual chamado AQAL (que significa "Todos os Quadrantes, Todos os Níveis" – vamos nos aprofundar nisso mais adiante). AQAL é *uma teoria de tudo*, um modo de compreender a vida e a realidade em termos amplos e precisos ao mesmo tempo. AQAL é

Kosmos com "K" é a palavra que os antigos gregos usavam para indicar um universo que inclui não apenas a realidade física das estrelas, dos planetas e dos buracos negros (o que "Cosmos" comumente significa), mas também os domínios da mente, da alma, da sociedade, da arte, do Espírito – em outras palavras, tudo.

um mapa da consciência, do Kosmos e do desenvolvimento humano, em cada nível e em cada dimensão que se apresenta.

Tecnicamente falando, AQAL é um mapa de muitos mapas, ou uma *metateoria* que incorpora verdades essenciais vindas de centenas de outras teorias. Organiza num todo coerente os *insights* profundos das tradições espirituais, da filosofia, da ciência moderna, da psicologia do desenvolvimento e de muitas outras disciplinas. AQAL cobre as muitas perspectivas que os grandes pensadores, professores e pesquisadores trouxeram para a nossa compreensão do eu e do mundo.

Mas não para por aí, já que AQAL é também intuitivo – descreve o *terreno de nossa própria percepção*. Você não precisa de equipamento *high-tech* nem de um grau avançado para aproveitar os benefícios de uma perspectiva informada por AQAL. Precisa apenas trazer um novo tipo de percepção para a sua experiência vivida.

É como aprender uma segunda língua. Parece meio complicado no começo, enquanto você memoriza o novo vocabulário e se atrapalha com as novas maneiras de se expressar. Mas, com o tempo, você descobre que, quanto mais aplica a nova gramática a situações da vida real, mais fácil fica memorizá-la e usá-la, mesmo que ainda pense instintivamente em sua língua nativa e depois traduza para a segunda.

Com a prática, você começa a pensar na nova língua com mais facilidade e domínio. Com o tempo, começa até a sonhar na nova língua. E não perdeu sua antiga língua: você apenas se tornou bilíngue. Quanto mais fluente se torna, mais a língua impregna o seu ser e se torna parte do que você é. As palavras começam a sair sem esforço dos seus lábios e você consegue se comunicar com diferentes tipos de pessoas de maneiras totalmente novas. Seu mundo se expandiu para incluir novos horizontes que você desconhecia.

A Prática de Vida Integral é "Movida a AQAL"

Como AQAL tenta mapear o próprio Kosmos, a PVI trabalha quase todos os aspectos da nossa vida. Iniciando uma Prática de Vida Integral, você aprenderá a abarcar mais perspectivas e a fazê-lo de maneira mais livre e flexível, exercitando cada dimensão do seu ser. Não se trata apenas de um jogo mental, mas de uma inteligência corporificada, vivida e sentida. A Prática de Vida Integral é AQAL aplicado à vida – uma vida de evolução consciente em todas as partes do seu ser.

Ao criar uma Prática de Vida Integral, fazemos algumas perguntas-chave:

- Quais são as práticas mais eficazes e essenciais das velhas tradições?
- Que *insights* da prática são oferecidos pelas descobertas mais recentes?
- Como descobrir os padrões que ligam os mais diversos *insights* e metodologias?
- Como usar esse conhecimento para promover uma vida de crescimento e despertar?

Não somos os primeiros a tentar fazer uma síntese de Oriente e Ocidente, ou a extrair a sabedoria espiritual das tradições religiosas. Mas parece que AQAL fornece algumas das chaves que faltavam para uma abordagem verdadeiramente universal à prática, capaz de respeitar – e até mesmo fortalecer – as diferenças saudáveis entre caminhos divergentes.

Por mais grandioso que isso pareça ser, os princípios básicos não são especialmente complexos ou difíceis de compreender. A Prática de Vida Integral é feita para e por pessoas que vivem pressionadas pela falta de tempo do século XXI. Como nós, você não pode se dar ao luxo de desperdiçar o seu tempo. Por isso, quando uma prática não tem uma alta alavancagem, você não a encontrará aqui. A PVI é perfeitamente compatível com um estilo acelerado de vida profissional. Mas não depreciamos a prática. Se você quer ir realmente *fundo* em sua prática, a PVI pode ajudá-lo a fazer isso de maneira rápida e direta.

Como funciona a PVI? Primeiro, sugerimos uma abordagem **modular** à prática. Um *módulo* da PVI é uma categoria de prática relacionada a uma parte específica do seu ser, como corpo, mente, espírito ou sombra. Identificar esses módulos lhe dará uma visão geral da vida como prática, permitindo-lhe determinar que áreas você está exercitando e que áreas está deixando de fora.

Um dos benefícios da abordagem modular é que, com alguns poucos módulos, você pode trabalhar todas as áreas-chave da vida – podendo escolher com total liberdade *como* fazê-lo. A PVI não prescreve práticas específicas para você – e por "práticas" nós nos referimos a atividades realizadas de maneira regular e consciente, como yoga, ginástica com pesos, um diário, atos de serviço e assim por diante. Sugere, em vez disso, algumas áreas gerais – ou módulos – que são essenciais e outras que são importantes mas opcionais, permitindo que você decida como quer trabalhar essas áreas. Isso torna mais fácil escolher as práticas certas para você, cobrindo ao mesmo tempo todas as bases.

Segundo, a PVI é **escalável**, o que significa que você pode simplificar ou encurtar a prática para se adequar aos seus horários. Você está

Prática de Vida Integral é...

O Máximo em Treino-Cruzado, trabalhando sinergeticamente o corpo, a mente e o espírito no eu, na cultura e na natureza.

Modular, permite misturar e combinar práticas em áreas ou "módulos" específicos.

Escalável, ajusta-se ao tempo que você tem, seja ele muito ou pouco, chegando até aos **Módulos de Um Minuto**.

Personalizável ao seu estilo de vida individual – você cria um programa que funciona para você e pode adaptá-lo sempre que for necessário.

Destilado, chega à essência das práticas tradicionais – sem a bagagem religiosa ou cultural –, oferecendo uma forma de prática altamente concentrada e eficaz para a vida pós-moderna.

Integral, baseia-se na tecnologia AQAL®, uma estrutura "Todos os Quadrantes, Todos os Níveis" para mapear as muitas capacidades inerentes aos seres humanos.

quase sempre ocupado demais para praticar? Neste caso, pode fazer uma forma básica de Prática de Vida Integral em apenas dez minutos por dia. Portanto, *qualquer um*, por mais ocupado que seja, pode ter uma Prática de Vida Integral.

Você está interessado numa transformação profunda e rápida? Os princípios da PVI podem ser usados para você iniciar uma prática no nível mais profundo – com a mesma intensidade de um monge tradicional ou de um atleta olímpico. Suas práticas podem durar várias horas por dia e incluir retiros – ou você pode viver numa comunidade dedicada à prática.

No que diz respeito à prática, o âmbito dos seus interesses é amplo ou específico demais? A PVI é **personalizável**, deixando-o trazer os próprios interesses, paixões e necessidades. Não lhe impõe estruturas rígidas, mas cria um espaço aberto e flexível em que você pode trabalhar criativamente as muitas dimensões do seu ser.

As práticas que sugerimos, como as Práticas da Estrela Dourada, são **condensadas** e **destiladas** – mantendo o que é essencial e descartando o que não é – para lhe proporcionar o máximo pelo seu esforço. Você pode ter a certeza de que não estará desperdiçando o seu tempo.

Finalmente, **a PVI é Integral**, o que quer dizer especificamente que é "movida a AQAL". AQAL é o mapa de consciência mais abrangente disponível neste momento, e a Prática de Vida Integral o usa para criar uma forma inovadora de prática para o século XXI. A estrutura AQAL da Prática de Vida Integral não favorece apenas o crescimento e a autorrealização, mas permite especialmente que você reconheça e desperte para a Quididade ("*Suchness*") ou o é (*"is-ness"*) sempre-presente deste momento, e deste, e deste...

A Aventura Universal (e Particular) do Despertar

A aventura do despertar está entre os mais universais dos dramas humanos. Assume todas as formas possíveis, sendo assim um processo totalmente criativo, imprevisível e improgramável. As curvas e a espuma do rio incluem às vezes passagens como a "noite escura da alma" ou portões pelos quais ninguém passa, a não ser de joelhos. Pode ser vivida como uma provação de transformação, um processo de "florescimento" ou um romance com Deus.

Os princípios da PVI são notavelmente claros e simples, pondo a prática ao alcance de quase qualquer um. Fornecem uma *estrutura organizadora* para uma vida de aprendizado e transformação. Iluminando um contexto mais amplo, que inclui consciência, vida, crescimento e despertar, e destilando o que é essencial à prática, eles o ajudam a largar qualquer bagagem desnecessária e a se concentrar no âmago potente e suculento da questão, dando-lhe ao mesmo tempo espaço para fazê-lo no seu estilo, do jeito que lhe é próprio.

Cada caminho tradicional pinta um quadro único do despertar. Até a moderna consciência científica introduziu a própria "iluminação". A PVI não pretere qualquer forma específica de despertar em prol de um novo modismo. Ela se propõe a *compreender* e a *suplementar* os caminhos existentes, permitindo que funcionem de maneira ainda mais profunda, tratando adequadamente a vida no século XXI.

A PVI apresenta uma estrutura clara que permite aos praticantes (de qualquer caminho ou religião ou sem religião) não apenas compreender e atualizar a sua prática corrente, mas *comunicar-se* de maneira profunda e significativa, através de diversos caminhos, sobre a questão universal da prática.

Isso significa que cristãos, judeus, muçulmanos, budistas, hinduístas e qualquer outro praticante religioso, indígena ou transtradicional podem fazer uso desta abordagem Integral e falar sobre as suas práticas numa linguagem comum (o que, incidentalmente, proporciona novas ligações, realçando o que têm em comum – entre si e com os que têm uma visão não religiosa). Até mesmo os ateístas e agnósticos podem pôr a PVI para funcionar na sua vida, já que a estrutura AQAL é neutra a respeito de "crenças". Não exige (nem proíbe) nenhum sistema de crenças em particular.

Isso vai ao encontro de uma necessidade importante. Um budista poderia facilmente discutir com um amigo da mesma tradição sobre a aplicação da sua prática espiritual aos desafios da vida. Mas será que poderia fazer o mesmo com um cristão? Ou com um muçulmano? O mesmo vale para aspirantes espirituais fora dessas tradições. Temos que começar uma conversa sobre a prática que esteja além das tradições. No mundo todo, a crescente comunidade da prática espiritual precisa estabelecer um vocabulário comum para que possamos nos unir a serviço do bem maior.

Assim, este livro começa uma conversa sobre uma nova direção evolutiva em prática pessoal, que será continuada por futuros exploradores dos extremos do potencial humano. A Prática de Vida Integral está ajudando a definir um *campo* emergente de estudo, investigação e aplicação.

Plataforma de lançamento: Quatro Módulos Centrais

A Prática de Vida Integral tem Quatro **Módulos Centrais**:

- Corpo
- Mente
- Espírito
- Sombra

Outros módulos importantes:

- Ética Integral
- Yoga Sexual Integral
- Trabalho
- Transmutação de Emoções
- Paternidade/Maternidade Integral
- Relacionamentos Integrais
- Comunicação Integral

O ponto de partida universal da PVI são os **Quatro Módulos Centrais**. Isso porque estão relacionados às quatro dimensões primárias do nosso ser individual: **corpo**, **mente**, **espírito** e **sombra**. Não exigem nada nem ninguém além de *você*. Assim, se quiser, pode trabalhar neles sozinho. Seguindo regularmente uma prática em cada uma dessas áreas, você vai capacitar e turbinar o seu desenvolvimento geral. Vai conseguir funcionar melhor interior e exteriormente, por intermédio de múltiplas perspectivas, com maior clareza, presença e vitalidade em praticamente qualquer área da vida.

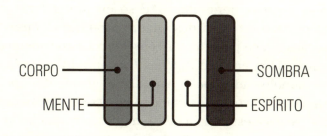

Figura 2.1   Comece com os Quatro Módulos Centrais.

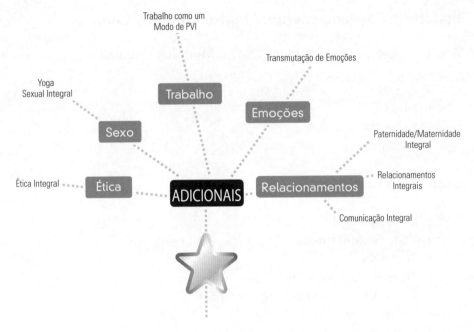

Figura 2.2 Módulos adicionais.

Em geral, os caminhos espirituais tradicionais enfatizam só dois ou três desses módulos – quase nunca incluem o módulo da Sombra. Os caminhos modernos e pós-modernos de autodesenvolvimento costumam incluir o trabalho com a sombra, mas descartam o módulo da Mente e não têm muitas vezes, no módulo do Espírito, a profundidade e o rigor das tradições de meditação.

Adotando apenas uma prática em cada um dos Quatro Módulos Centrais, você estará fazendo PVI. Basta isso. E se praticar com sabedoria, evitará as armadilhas comuns que podem atrapalhar uma transformação significativa.

Algumas pessoas perguntam: "E se eu precisar me concentrar em alguma outra coisa além dos Quatro Módulos Centrais?" É claro que vai precisar! Você pode trazer consciência e consideração a todas as suas principais relações e funções (carreira, intimidade, família e outros) nos módulos adicionais. A qualquer momento, *qualquer* módulo pode ser o seu foco. *Todos* os módulos – centrais e adicionais – são importantes. Se você está numa fase em que procura alinhar a carreira ao seu propósito de vida ou à paixão do seu coração, é provável que se concentre no módulo do **Trabalho** e no desenvolvimento do seu **eu**

único. Se você se apaixonou (ou está procurando o amor) ou está trabalhando questões com o seu parceiro íntimo, então é provável que se concentre no módulo dos **Relacionamentos**. Se está começando uma nova família, vai se concentrar no módulo da **Paternidade/Maternidade Integral**.

Os Quatro Módulos Centrais são uma base recomendada e não uma estrutura dogmática rígida. A jornada da sua vida terá muitos capítulos e a ênfase da prática pode ir mudando de acordo com o momento. Os módulos da PVI são apenas um modo de lidar com as dimensões mais centrais da vida. Além disso, você não deve pensar nos módulos como unidades rígidas, compartimentadas e abstratas do seu ser – não há necessidade de se relacionar de maneira distante e desajeitada consigo mesmo. Os módulos orientam, equilibram e integram uma vida de prática. Os termos exatos são menos importantes do que a energia, a clareza, a sinceridade e a intencionalidade com que você trabalha a sua prática.

Práticas da Estrela Dourada

Cada módulo contém várias práticas para você escolher. O módulo do **Corpo**, por exemplo, inclui uma ampla variedade de práticas, como ginástica com pesos, aeróbica, esportes, natação, yoga, qigong, dieta e nutrição. *Qualquer* prática que focalize o aspecto corporal da sua vida pode ser considerada uma prática do módulo do Corpo. Da mesma forma, práticas como prece, meditação e adoração devocional pertencem ao módulo do **Espírito** porque estão relacionadas à dimensão espiritual do seu ser.

Desenvolvemos uma série de *práticas recomendadas* em cada um dos Quatro Módulos Centrais. Nós as chamamos de **Práticas da Estrela Dourada** e elas são originais, baseadas em AQAL e especialmente apropriadas para a vida no século XXI – integrando as melhores abordagens tradicionais, modernas e pós-modernas. Muitas Práticas da Estrela Dourada foram destiladas de práticas tradicionais – sem a bagagem religiosa e cultural. No entanto, algumas práticas foram totalmente inventadas para atender a uma necessidade recém-percebida. Todas as Práticas da Estrela Dourada são eficientes e condensadas, cobrindo os aspectos mais relevantes da prática.

Na figura 2.3 estão relacionadas algumas Práticas da Estrela Dourada nos Quatro Módulos Centrais. Todas elas são descritas deta-

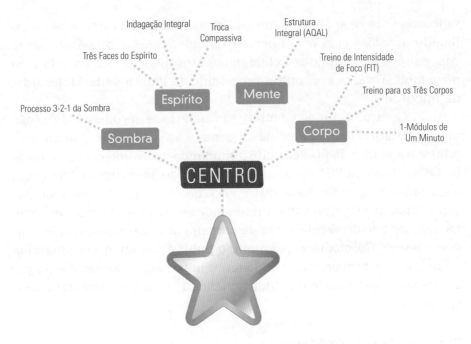

Figura 2.3 Práticas da Estrela Dourada.

lhadamente mais adiante neste livro. Para descobrir se você gosta de alguma dessas práticas ou se elas funcionam para você, o melhor jeito é experimentar!

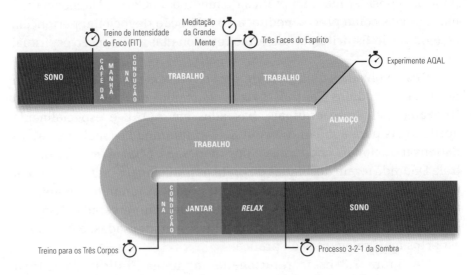

Figura 2.4 Amostra de PVI com Módulos de Um Minuto.

Está sem Tempo? Experimente um Módulo de Um Minuto.

A sua PVI pode ser tão rica e expansiva quanto você quiser. Mas, para quando se está com pressa, criamos versões rápidas das Práticas da Estrela Dourada que chamamos de **Módulos de Um Minuto**. Um Módulo de Um Minuto é uma Prática da Estrela Dourada condensada num exercício notavelmente eficiente e autêntico, que exige muito pouco tempo. É uma *miniprática* da Estrela Dourada, que você pode fazer a qualquer momento e em qualquer lugar – no trabalho, no metrô, depois do almoço, entre duas aulas, antes de ir para a cama... sempre que quiser.

Os Módulos de Um Minuto não *substituem* as práticas mais intensivas. O ideal seria reservar uma ou duas horas por dia para se dedicar profundamente à prática e às vezes ainda mais, num retiro prolongado por exemplo. Mas quando você não tem tempo, os Módulos de Um Minuto o ajudam a ficar em contato com a *essência* das práticas, o que é anos-luz melhor do que negligenciá-las totalmente.

Usando os Módulos de Um Minuto, você pode fazer uma PVI completa em cerca de *dez minutos por dia*. Isso torna mais fácil manter a prática mesmo quando você está ocupado – e elimina a principal desculpa para não praticar! *Qualquer um* pode arranjar tempo para praticar a PVI regularmente.

Com Tempo para se Dedicar Profundamente? Os Princípios da PVI Ainda se Aplicam

A prática não tem fim. Depois de anos de dedicação, praticantes experientes continuam a trabalhar os mesmos módulos de maneira mais sutil e com mais nuances. Quando toda a sua vida é uma prática, você tende a trabalhar mais profundamente os seus estados mentais e emocionais. A sua prática se aprofunda nos relacionamentos, no trabalho e nos módulos adicionais. E, é claro, você continua a voltar para Corpo, Mente, Espírito e Sombra. A prática tem que se adaptar, se flexibilizar e evoluir continuamente, à medida que você entra em novas fases de vida e maturidade.

Os princípios da PVI o ajudarão a criar e a refinar uma prática geral que seja eficaz, equilibrada e de alta alavancagem. Você não deixará de lado nada do que é essencial nem negligenciará dimensões

A Matriz da Prática de Vida Integral

MÓDULOS

CENTRAIS — Corpo, Mente, Espírito, Sombra
ADICIONAIS — Ética, Trabalho, Relacionamentos, Criatividade, Alma

Exemplos de Práticas

Corpo	Mente	Espírito	Sombra	Ética	Trabalho	Relacionamentos	Criatividade	Alma
Treino para os Três Corpos ⭐	Ler e Estudar	Meditação	Processo 3-2-1 ⭐	Indagação Moral	Meio de Vida Correto	Compromisso Consciente	Trabalho Artístico Integral ⭐	Solidão
FIT (Treino de Força) ⭐	Discussão e Debate	Prece	Trabalho com Sonhos	Ética Integral ⭐	Administração do Tempo	Avaliações Semanais	Praticar, Tocar e Escrever Música	Comunhão com a Natureza
Exercício Aeróbico	Escrever e Manter Diário	As Três Faces do Espírito ⭐	Manter um Diário	Trabalho Voluntário	Desenvolvimento Profissional	Workshops sobre Intimidade	Escrita Criativa	Descobrir/Viver seu Propósito
Dieta Balanceada e Alimentação Consciente	Observe sua Construção de Significado	Indagação Integral ⭐	Psicoterapia	Ativismo Social	Comunicação Integral ⭐	Paternidade/Maternidade Integral	Dança e Teatro	Psicologia Profunda
Yoga	Estrutura Integral (AQAL) ⭐	Comunidade Espiritual	Terapia Familiar e de Casais	Ética Profissional	Sistemas de Produtividade Pessoal	Ser Vulnerável	Cozinhar e Decorar Interiores	Afinidade com Arte, Música e Literatura
Artes Marciais	Formação Acadêmica	Adoração, Canto e Cânticos	Transmutação de Emoções	Filantropia	Inteligência Financeira	Yoga Sexual Integral ⭐	Comunidade Criativa	Viagens em Busca de Visão
Esportes e Dança		Troca Compassiva ⭐	Terapia pela Arte, Música e Dança	Serviço Sincero				

É muito simples:

- Escolha **uma prática** de cada um dos **Quatro Módulos Centrais**
- Acrescente práticas dos **Módulos Adicionais** se quiser

(Recomendamos especialmente as Práticas da Estrela Dourada ⭐)

importantes do seu desenvolvimento, mesmo em períodos em que esteja concentrado em tipos específicos de crescimento, como numa fase intensiva de prática de meditação ou num período de treinamento focalizado para um evento atlético.

Prática para Três Tipos de Saúde

A prática regular nos modifica de maneiras dramáticas e sutis. Observar os nossos **três tipos de saúde** nos ajuda a ver isso mais claramente:

1. *Saúde Horizontal*: realização dinâmica das possibilidades de consciência, vivacidade e atenção disponíveis em nosso atual estágio de desenvolvimento.
2. *Saúde Vertical*: crescimento continuado para mais consciência e complexidade – superando assim velhas maneiras de ser e entrando em novos estágios de desenvolvimento.
3. *Saúde Essencial*: em qualquer estágio de desenvolvimento, o contato e a sintonia com o Espírito – o Mistério, a Quididade e o é deste e de cada momento.

A PVI inclui e integra os três.

Mesmo nas fases da vida em que a prática parece ficar em segundo plano com relação ao trabalho ou à família, você terá ferramentas para que ela possa se flexibilizar e se metamorfosear adequadamente. Na verdade, a sua maneira de trabalhar os módulos e as práticas da sua Prática de Vida Integral pode evoluir com o tempo: diretrizes gerais podem se transformar em firmes compromissos que acabam se desenvolvendo e se transformando numa orientação natural e inerente a cada momento da vida. Há espaço não apenas para inspirar mas também para expirar – para todas as qualidades e fases de uma vida humana saudável.

Princípios da Prática

Não Há Solução Rápida

Uma das razões desta prática ser chamada de Prática *de Vida* Integral é que *não existe uma solução rápida*. Se houvesse, nós a recomendaríamos aqui. Uma das principais lições aprendidas na segunda metade do século passado e no movimento do potencial humano é que os benefícios dos *workshops* de fim de semana duram pouco. O mesmo vale para intensivos de uma semana ou de um mês. Uma prática diária, duradoura e dedicada é a única maneira de produzir uma transformação sustentada.

O caminho mais curto e rápido para a mudança duradoura é um estilo de vida que contenha algum tipo de PVI, incluindo pelo menos os Quatro Módulos Centrais. Pode parecer que isso exige muito tempo (e às vezes até um minuto parece demais!), mas os benefícios são grandes: expande os nossos potenciais, libera a nossa energia e a nossa atenção e aumenta a nossa eficácia e o nosso prazer pelo resto da vida. Descobrimos que não temos tempo para *não* adotar uma PVI!

Treino Cruzado Integral

O treino cruzado típico é *monocórdico*. Você faz exercício aeróbico, exercícios com peso, talvez um pouco de yoga – mas é tudo no nível *físico*. E se aplicarmos o mesmo princípio do treino cruzado – em que os ganhos numa área aceleram os ganhos em outras – a *todos os níveis e dimensões do nosso ser*? Essa é a ideia. Pesquisas preliminares sugerem, por exemplo, que um praticante de meditação que também faz exercícios com pesos progredirá mais depressa na meditação – da mesma maneira, um levantador de pesos que medita progredirá mais depressa no treino com pesos. Podemos chamar esse fenômeno de *sinergia do treino cruzado integral*. Os Quatro Módulos Centrais ativam simultaneamente várias sinergias poderosas, entre corpo e mente, espírito e corpo, sombra (o inconsciente) e espírito. Alguns módulos adicionais podem intensificar ainda mais esses benefícios.

Embora algumas práticas pareçam se concentrar mais em um módulo do que em outros, há um efeito de propagação: ao trabalhar um módulo em uma área da vida, você aumenta a eficácia de todos os outros módulos em todas as outras áreas! Esse é o poder do treino cruzado. O módulo da Sombra, por exemplo, lida basicamente com a dinâmica psicológica interior. Mas perceba quantos aspectos da vida a sombra influencia. Reconhecer a sua sombra trará maior intimidade e honestidade aos seus relacionamentos, liberará energia reprimida no corpo, acrescentará clareza e eficácia ao seu trabalho, aumentará a sua capacidade para um comportamento ético autêntico e poderá até ajudá-lo a melhorar as suas finanças (se, por exemplo, você conseguir enfrentar e superar algum medo inconsciente e não resolvido de dinheiro e poder).

Uma Abordagem Pós-Metafísica

A PVI é pós-metafísica. Esse princípio é um pouco mais teórico – mas é importante. Aqui, "pós-metafísico" significa que nenhuma perspectiva da realidade é simplesmente *dada* à consciência. Toda perspectiva é *mediada*. Em outras palavras, você tem que *fazer* alguma coisa para *ver* alguma coisa. Você tem que olhar para saber se está chovendo. Você tem que usar um microscópio para observar uma ameba. Você tem que meditar para entender do que falam os mestres Zen.

A metafísica antiquada supõe que a realidade é simplesmente dada à consciência, sem a mediação dos contextos, ações e percepções da pessoa. A abordagem integral, pós-metafísica, alega que você tem que *fazer* uma prática Integral para *experimentar* uma realidade integral. Nada do que é apresentado neste livro deve ser tomado meramente como uma proclamação da verdade. Em todos os casos, você tem que seguir a injunção da prática para determinar para si mesmo se o que alguém chama de "verdade" é realmente verdade.

Para saber se as luas de Júpiter realmente existem, você tem que aprender alguns princípios de astronomia e depois olhar por um telescópio. Do mesmo modo, para saber se o estado de *satori* ou iluminação do Zen realmente existe, você tem que aprender alguma coisa sobre Zen e depois meditar, observando a natureza da sua mente. Em vez de crença sem questionamento ou de descrença cética, a abordagem pós-metafísica exige uma atitude aberta e inquiridora. Em certo sentido, a pós-metafísica é uma expressão do impulso científico – ou seja, de experimentação empírica e validação experimental – que não se limita ao plano material, expandindo-se a todos os níveis e dimensões do nosso ser.

Consciência, Consideração e Presença

No seu centro, a Prática de Vida Integral não se limita à realização de práticas específicas. É um compromisso sincero e inerente de trazer **consciência**, **consideração** e **presença** a cada momento da vida – *aumentando* assim a consciência, a consideração e a presença. Um praticante da PVI trabalha naturalmente para ter o corpo saudável, a mente clara, o coração aberto e um compromisso com um propósito superior.

Isso aparecerá em sua maneira de respirar e de sentir ao longo do dia, na sua maneira de trabalhar, de tratar os amigos, de reagir ao stress – toca cada aspecto e cada momento da vida.

É uma coisa profunda estar realmente consciente, amar realmente – estar *vendo, sentindo* e *sendo* no momento – sem se prender a nenhuma perspectiva, ficando livre e flexível para evoluir com a própria vida.

A Prática de Vida Integral é *paradoxal*. Suas práticas ficarão progressivamente mais profundas, como nos clássicos "caminhos graduais" de algumas tradições, o que pode envolver décadas de atenção diligente. Mas, desde o início, o caminho será pontuado por momentos de súbito despertar e liberdade. Nessas experiências de pico, a consciência se revela radicalmente. A verdadeira natureza das coisas fica evidente e óbvia. Mas logo a nitidez esmorece. No entanto, quando os estados de pico ocorrem com frequência suficiente, o espírito da consciência livre acaba impregnando o todo da vida. Assim, o caminho universal é *ao mesmo tempo gradual e súbito*.

É também específico e geral. Embora este livro possa parecer um manual do tipo "como fazer", a PVI é muito mais do que um programa de autoaprimoramento. Oferece uma destilação de processos universais de despertar para estágios e estados superiores de consciência. Assim, de certa forma, é uma coisa que você pode "fazer". Mas, depois de um certo ponto, ela começa a "fazer" você.

A liberdade para a qual os seres humanos despertam está presente desde o começo. Nunca houve problema, nunca houve necessidade de nos transformar. Paradoxalmente, a transformação também é importante e somos profundamente gratos por isso. No momento da realização, o nosso caminho é visto como realmente é – um recipiente para o despertar incondicional. Praticamos pela bondade, verdade, beleza e alegria de viver a nossa prática.

A sua Prática de Vida Integral vai continuar evoluindo e se aprofundando pelo resto da vida, tornando-se cada vez mais íntima e real. Como praticar com frustração, desilusão e dor? Como reagir quando alguém o ataca? O que fazer – o que você *pode* fazer – quando alguém que você ama morre? Como encarar a dura realidade das perdas inevitáveis, do envelhecimento e da morte?

É aí que a prática é mais importante. Se você consegue iluminar questões da sombra, equilibrar o corpo com exercício e alimentação adequada, enxergar múltiplas perspectivas, abrir-se ao contato com mais vida e verdade, todos esses fatores determinarão a sua experiência imediata – o quanto consegue estar presente e receptivo diante do que surge – e a sua capacidade de usá-la ou não com sabedoria para crescer.

Não é só nas dificuldades que a prática ajuda – mas também com as coisas belas. A vida é infinitamente maravilhosa e surpreendente. Apaixonar-se... o nascimento de um bebê... ter uma ideia brilhante... servir a uma causa superior... começar um novo negócio... viajar e conhecer outra cultura... ter um vislumbre da natureza da realidade... criar ou apreciar uma obra de arte... Somos ampliados por tudo isso, seja a experiência agradável ou não.

A luz do espírito pode cegar como um bilhão de sóis. A beleza de uma única lágrima pode derreter o seu coração. O amor verdadeiro pode esmagá-lo como uma montanha desmoronando.

Então o seu parceiro diz alguma coisa que o magoa ou enfurece e você esquece a beleza e o amor.

E depois lembra – ou redescobre – tudo de novo. Equilíbrio. Liberdade. Felicidade. Sanidade. Unidade. Trivialidade. E de novo. É para isso que serve a prática.

A Maneira Inteligente de Despertar

A melhor coisa é começar! Seja você um praticante iniciante ou veterano, use este livro para trazer as práticas mais inteligentes e úteis para a sua vida.

Depois de dominar o básico, é fácil começar a sua própria PVI. No resumo a seguir, você vê como isso é simples e rápido:

- A PVI tem **Quatro Módulos Centrais**: Corpo, Mente, Espírito e Sombra. Funciona por meio do princípio de *treino cruzado*.
- Para começar uma PVI, basta escolher **uma prática** em cada um dos módulos centrais. Veja exemplos na página 42: **Matriz da PVI**.
- **Projete** e **dimensione** a sua PVI para caber na realidade (grande ou pequena) do seu horário, nível de comprometimento e estado de inspiração.
- **Misture e combine**. Inclua práticas de módulos adicionais como for conveniente; concentre-se no que é mais relevante e necessário na sua vida.

- As **Práticas da Estrela Dourada** são otimizadas para a PVI – são especialmente destiladas, concentradas e eficazes, mas não obrigatórias. Experimente um **Módulo de Um Minuto** se estiver muito ocupado.
- **A parte difícil é a escola da vida**. Mas a prática nos ajuda a ficar radicalmente mais presentes, vivos e capazes de abraçar tanto as dificuldades quanto os prazeres da vida cotidiana.

3

Conheça a
Consciência Integral

"Integral" significa abrangente, equilibrado e inclusivo. Pensar, sentir e agir de maneira Integral traz sempre um senso de totalidade ou plenitude – de que não deixamos de lado nada importante. Em geral, essa é uma experiência *intuitiva*. Tudo parece simplesmente mais correto, mais verdadeiro, mais em contato com a realidade.

Há também maneiras explícitas de articular uma sensibilidade Integral. A Estrutura Integral AQAL é uma delas. Usando uma estrutura Integral na vida diária, podemos treinar a nossa percepção para ser mais integral na maior parte do tempo. Podemos usar AQAL para aprofundar a nossa percepção-sentimento, a intuição da totalidade e a Prática de Vida Integral.

No Capítulo 2, mencionamos brevemente a Estrutura AQAL como *teoria* ou *mapa de tudo*. Dissemos que a Prática de Vida Integral é movida a AQAL – na verdade, ela é AQAL aplicado à vida. AQAL é o **mapa**... e o nosso ser-no-mundo é o **território**. AQAL funciona como uma espécie de *tecnologia de mapeamento da realidade*, que mostra como tudo se encaixa e faz sentido. Por isso, dizemos muitas vezes que AQAL "revela o sentido de tudo". Sim, essa é uma tarefa formidável. Então, por favor, verifique por você mesmo.

Neste capítulo, vamos introduzir e explorar um dos aspectos mais acessíveis da Estrutura AQAL: os **Quatro quadrantes**. (Essa é a parte "todos os quadrantes" de AQAL.) Essas quatro facetas da consciência são tão próximas e autoevidentes que podem passar despercebidas! Muitos conflitos ou mal-entendidos – pessoais, políticos, culturais, profissionais e até mesmo espirituais – ocorrem quando negligenciamos um ou mais desses quadrantes. Uma das primeiras e melhores coisas que podemos fazer para conhecer a consciência Integral é entrar em contato com os quatro quadrantes da nossa experiência.

Quatro Dimensões do Ser: Eu, Nós, Isto e Istos

Os quadrantes se referem a quatro dimensões do seu ser-no-mundo: o seu **interior individual** (ou seja, pensamentos, sentimentos, intenções e psicologia), o seu **interior coletivo** (ou seja, relacionamentos, cultura e sentido compartilhado), o seu **exterior individual** (ou seja, corpo físico e comportamentos) e o **seu exterior coletivo** (ou seja, ambiente, sistemas e estruturas sociais).

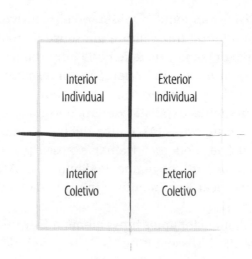

Figura 3.1 Juntos, os quatro quadrantes são quatro aspectos do seu estar-no-mundo.

Referem-se também a quatro perspectivas correspondentes na sua percepção presente: **Eu, Nós, Isto, Istos**.

A nossa Prática de Vida Integral sempre se dá nos quatro quadrantes (isso é parte da sua integralidade), mas às vezes uma prática enfatiza mais um quadrante do que os outros.

Nas próximas quatro seções, vamos apresentar exercícios que podem ser usados para explorar cada um dos quatro quadrantes através

Quatro Quadrantes – 360° de Vida

A nossa vida, e a nossa Prática de Vida Integral, se dá em 360 graus. Como a nossa vida se dá nos quatro quadrantes e como os quadrantes, podemos trabalhá-la com mais equilíbrio e inteligência quando levamos em conta essas quatro perspectivas primordiais. Mas a Prática de Vida Integral não divide a vida em quatro, e nem em quatrocentos, pedaços. É fundamentada na consciência da totalidade e da singularidade da vida: a sua "Integralidade". Embora as práticas específicas enfatizem mais um quadrante do que os outros, todos os quatro quadrantes estão presentes em cada ocasião da prática.

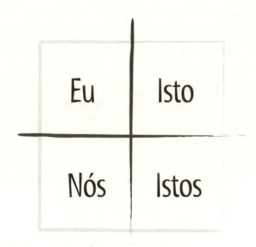

Figura 3.2 Os quatro quadrantes são quatro perspectivas da sua consciência presente.

das lentes das perspectivas "eu", "nós", "isto" e "istos". Assim, começaremos a ter uma ideia das múltiplas dimensões em que a nossa experiência se dá – o terreno da nossa prática.

Conheça o "Eu"

Sintonize o seu espaço "Eu", o seu interior como indivíduo consciente, um ser senciente intencional com um senso de "si mesmo". O que está acontecendo lá? O que está surgindo na paisagem da sua consciência?

Ninguém pode responder a isso, exceto você. O seu comportamento pode fornecer indícios, mas o seu olho interior é mais adequado para responder a essas perguntas porque o seu interior, o seu espaço "Eu", é invisível para os outros.

Uma coceira aqui, uma pontada ali. Dor na base das costas. Energia depois de um treino intenso. Exaustão depois de um longo dia. Prazer ao toque suave do amado. Fome de coisas gostosas à meia-noite. Pés doloridos. A sensação grudenta do suor seco. Que sensações você tem no seu espaço "eu?"

Raiva diante de um mundo um tanto louco. Compaixão por todos nós, que fazemos o melhor possível. Apatia ao sentir que não consegue fazer a diferença. Empolgação quando chega o aviso do pagamento. Frustração ao abri-lo. Felicidade passeando ao luar. Tédio no trabalho. Amor intenso que faz explodir o coração. Melancolia sem motivo. Medo de não atingir o próprio potencial. Gratidão por quem você é neste momento. Inveja por não estar lá com eles. Alegria ao acordar. Que emoções você tem no seu espaço "eu?"

Vozes interiores interferem constantemente: o controlador, o cético, o protetor, o crítico, o juiz, o intrometido, a criança magoada. "Você não é tão bom assim." "Esforce-se mais." "Isso está errado." "Por que não faz deste jeito?" "Isso é bobagem." E aquela lembrança traumática fica voltando a toda hora. Abusado quando criança. Abandonado pelo pai. Traído por um amigo. E a longa sombra que arrastamos como uma

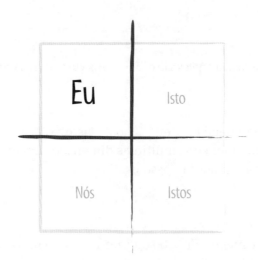

Figura 3.3   Quatro quadrantes: ênfase no "eu".

mala, cheia com todas aquelas qualidades que rejeitamos e projetamos nos outros. "Não tenho raiva, mas ela tem." "Não tenho ciúme, mas ele tem." Ou o torpor mortal que vem quando nos desassociamos de uma parte de nós mesmos. Que dinâmicas psicológicas ocorrem no seu espaço "eu?"

Pensamentos, ideias, opiniões, intenções, motivações, propósito, visão, valores, visão de mundo e filosofia de vida existem no seu interior pessoal. Todos os conceitos, de "acho que ela gosta de mim" a "$E = MC^2$", surgem nesse espaço "eu". Os sonhos se iluminam num espetáculo interior de imagens sutis fazendo as coisas mais estranhas. Sejam eles terríveis, sexuais, luminosos ou divertidos, os sonhos abrem um domínio sutil muito diferente do estado normal de vigília. E isso é obviamente só uma amostra dos fenômenos que podem surgir no espaço "eu", o espaço individual deste momento e de todos os momentos.

Ao praticar introspecção ou observação focalizada do "eu", podem ocorrer momentos de graça em que as águas turbulentas do seu interior se acalmam. Em vez da correnteza de sempre, a mente parece agora um espelho iluminado, refletindo lucidamente o seu rosto, o seu Rosto Original – em geral indefinível, mas tão obviamente presente. A quietude radiante abre o portão sem portão da transparência radical, chegando ao fundo do oceano da sua percepção. Testemunhe o espaço vazio envolvendo a água espumante que é a sua consciência interior, o seu espaço "eu".

Conheça o "Nós"

Escolha um relacionamento e imagine que está com essa pessoa. Relembre as emoções e sentimentos compartilhados, presentes sempre que estão juntos. Mesmo que nem sempre concorde com ela, ela lhe diz respeito de alguma maneira. Tornou-se um "você", mais do que um "isto". Existe um espaço "nós" quando há reconhecimento mútuo, comunicação e compreensão compartilhada. Você e eu experimentamos sentimentos, visões, desejos e conflitos compartilhados, um vórtice de amor e desapontamento, obrigações e promessas quebradas, os altos e baixos de quase tudo que chamamos de "importante" na vida. Neste instante você consegue sentir a textura dessas experiências, pensamentos, percepções e emoções compartilhadas – esse milagre chamado "nós".

Quando **eu** encontro **você**, e você e eu nos comunicamos, começamos a **nos** entender, a compartilhar, a compreender um ao outro, pelo

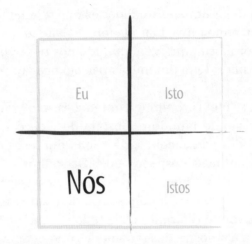

Figura 3.4 Quatro quadrantes: ênfase no "nós".

menos o suficiente para trocar alguma percepção de significado. Dois "eus" se tornam um "nós". Procure lembrar da última conversa interessante que você teve com um estranho. Lembre-se de como se sentiu antes e depois dessa interação. Quando você encontrou o estranho, ele era um isto, um objeto que você conseguia ver, mas que não conhecia. Então começou a conversar com ele: trocaram histórias, perceberam o estado emocional um do outro, testemunharam a experiência humana expressa nos olhos de cada um. Dava para sentir um novo "nós" surgindo. A cada palavra, a cada pequeno gesto, a cada sorriso, a cada gesto de compreensão mútua, a cada experiência compartilhada, o *nós* se tornava mais forte.

Considere a enorme diversidade de espaços "nós": o nós família, o nós local de trabalho, o nós romântico, o nós equipe esportiva, o nós melhor amigo, o nós vizinhança, o nós grupo de meditação, o nós nacional, o nós global e assim por diante. Observe que esses espaços compartilhados têm texturas que dá para sentir, cada uma delas única. Os espaços "nós" são tão comuns que é fácil esquecer o milagre que é o fato de duas ou mais pessoas se entenderem. Para que a comunicação seja possível, você tem que entrar na minha mente e eu tenho que entrar na sua o suficiente para que nós dois saibamos que cada um vê o que o outro vê. Incrível, não é?

Não é maravilhoso estar no mesmo comprimento de onda com outra pessoa que realmente o entende? Esse magnífico "nós" se forma à medida que você e eu nos entendemos, nos amamos, nos odiamos e de tantas maneiras *sentimos* a existência um do outro como *parte do nosso próprio ser*, o que é verdade.

Conheça o "isto"

Em contraste com a compreensão mútua do espaço "nós", o espaço "isto" é a perspectiva de olhar superfícies, objetivar coisas e pessoas e perceber comportamentos. O espaço "isto" tem um clima de "coisidade" porque é o domínio dos exteriores individuais. Coisas que você consegue ver, tocar, sentir o gosto, cheirar, ouvir e apontar.

Volte a atenção para a dimensão exterior de si mesmo, o seu espaço "isto". O corpo físico ou grosseiro é realmente um veículo extraordinário (e uma obra de arte), permitindo que você interaja com o mundo. Muitas camadas de complexidade – partículas subatômicas, átomos, moléculas, células, tecidos, órgãos e sistemas – compõem o corpo físico.

Observe agora a pele do seu braço. Considere que em menos de três centímetros quadrados dessa pele há quase quatro metros de fibras nervosas, 1.300 células nervosas, cem glândulas sudoríparas, três milhões de células e quase três metros de vasos sanguíneos. Com um microscópio e muito tempo livre, você poderia ver tudo isso. Pense como é estranho que cada um de nós tenha sido uma única célula durante mais de meia hora, e que temos hoje cerca de mil bilhões de células! Aliás, cinquenta milhões dessas células terão morrido e sido substituídas quando você terminar de ler esta frase.

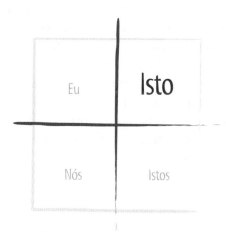

Figura 3.5 Quatro quadrantes: ênfase no Isto.

Nossas Vísceras são na Verdade Exteriores

O cérebro, o sangue e as vísceras ficam dentro do corpo físico, mas pertencem ao espaço "isto" porque são exteriores ao nosso ser. Você pode vê-los como objetos físicos. É possível ver todas as células e todos os órgãos – mesmo que para isso seja preciso abrir o corpo – porque são todos objetos exteriores.

Talvez o nosso cérebro seja o pináculo da complexidade física. Mais de 70 quilômetros de nervos vão do cérebro para todas as partes do corpo, e a informação corre em forma de impulsos elétricos por essa rede nervosa em velocidades superiores a 320 quilômetros por hora – gerando eletricidade suficiente para acender uma lâmpada de 10 watts (ou alimentar uma corrida de máquinas inteligentes). Os cem bilhões de neurônios do cérebro permitem possibilidades praticamente infinitas para trajetos singulares.

Pare e sinta o espaço "isto" que é o tum... tum... tum... do coração físico. Veja as veias se avolumando no seu braço, cheias do sangue que circula pelo corpo umas mil vezes por dia através de quase 100 mil quilômetros de vasos sanguíneos. Tum... tum... tum... quarenta milhões de vezes por ano.

O que você faz com o corpo físico – *o seu comportamento* – é também um exemplo do espaço "isto". Como você se mostra no mundo? O que você faz? São necessários mais músculos faciais para franzir o rosto em desagrado (43 músculos) do que para sorrir (17 músculos). As expressões faciais ocorrem no espaço "isto", assim como todos os comportamentos e movimentos corporais. E por falar em movimentos corporais, a Organização Mundial da Saúde reporta que ocorrem cem milhões de atos sexuais por dia. A boa notícia é que você queima 26 calorias num beijo de um minuto, sem falar... bom, deixa para lá. Tudo isso diz respeito a apenas um dos seus corpos: o corpo físico grosseiro. O espaço "isto" contém também um corpo sutil e um corpo causal. Vamos voltar aos três corpos depois.

Conheça o "istos"

Observe por um momento o seu ambiente imediato. Onde você está lendo este livro? Na cama? Numa biblioteca? Num trem? Na sala de espera do dentista? Deitado numa rede no Caribe? Esteja onde estiver, está se relacionando com os arredores exteriores, assim como outros organismos, prédios e formações geográficas (como montanhas, rios, florestas).

Olhe agora para as suas roupas. De onde elas vieram? Foram feitas por quem? Que material foi usado? Que sistema financeiro lhe permitiu comprá-las? Como foram transportadas para uma loja perto de você? Você comprou por telefone ou pela Internet? Que leis garantiram que você não fosse tapeado? Que sistema político governa os trabalhadores que manufaturaram a roupa? Quanta poluição escapou para o ecossistema durante a sua produção? Todas essas perguntas apontam para os muitos sistemas diferentes em que estamos enredados – e estamos rastreando apenas alguns dos sistemas que cercam as roupas que você tem no corpo.

Experimente esta visualização: mentalize o seu sistema familiar imediato e vá ampliando a imagem para abranger o bairro, a cidade, o país, o hemisfério, a Terra inteira, o sistema solar, a Via Láctea, o universo inteiro. Agora ao contrário: comece com o universo e vá fechando a imagem para abranger a Via Láctea, o sistema solar, a Terra, o seu hemisfério, o seu país, a sua cidade, o seu bairro, o seu sistema familiar. Ao visualizar a grande rede da vida, sinta a sua ligação com os muitos ecossistemas físicos no seu espaço "istos".

Um sentimento de interconectividade é natural quando compreendemos a nossa participação nos incontáveis sistemas entrelaçados do

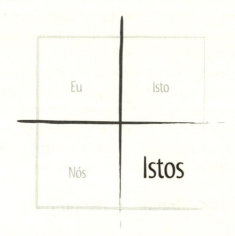

Figura 3.6   Quatro quadrantes: ênfase no "istos".

Os Três Grandes: Eu, Nós e Isto

Às vezes, por uma questão de conveniência, os quadrantes da direita (isto e istos) são combinados e os quatro quadrantes são simplificados, tornando-se "Os Três Grandes": *Eu, Nós* e *Isto*.

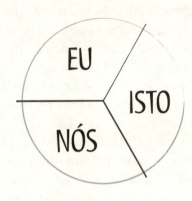

mundo. Exemplos de exteriores compartilhados incluem sistemas políticos, legais e econômicos. Instituições (educacionais e governamentais, por exemplo), empresas (como a Google) e organizações sem fins lucrativos (como a Cruz Vermelha) se entrelaçam para formar a infraestrutura da sociedade. A malha dos sistemas sociais afeta profundamente e de incontáveis maneiras a nossa vida e o nosso desenvolvimento.

O que é ainda mais interessante, essa interseção inclui extensos sistemas e *redes de comunicações* que interligam todos nós. Uma sociedade cada vez mais equipada nos conecta através de novas maneiras de trocar informações. O exterior da comunicação se refere aos mecanismos de distribuição por meio dos quais a informação viaja, como a mídia de massa, as editoras de livros, as redes de telefonia celular, os sistemas de TV via satélite e, é claro, a Internet. Já ouviu isso antes?

Juntas, natureza e sociedade formam o espaço "istos" – os contextos exteriores em que você existe.

Todos os Quatro Quadrantes, o Tempo Todo

Você deve ter percebido que, apesar de termos considerado um quadrante por vez, essas quatro dimensões do ser estão sempre "co-ocorrendo" (mais precisamente "tetraocorrendo", ou seja, ocorrendo como quatro aspectos diferentes da mesma ocasião). Nenhuma dessas dimensões existe separadamente e independentemente das outras. Mesmo assim, quando pensamos nelas, tendemos a explorá-las uma por vez.

Você esquece o Eu e o Nós ao explorar o Isto e o Istos? Você esquece o Nós ao explorar a dimensão Eu? As pessoas em geral tendem a privilegiar um ou dois quadrantes e ignorar os outros. No extremo, tentamos reduzir as outras dimensões da existência àquela em que queremos nos concentrar – e isso não é nem um pouco Integral!

Um recurso essencial para a consciência Integral é a capacidade de sustentar um *paradoxo*. A teoria integral é às vezes descrita como pensamento "ambos/e", em vez de pensamento "ou/ou". Embora possamos escolher conscientemente nos concentrar em um ou em

---

 MÓDULO DE UM MINUTO
Conheça a Consciência Integral – Agora Mesmo!

Ir da teoria à prática pode ser mais fácil do que se imagina – e você pode fazer isso a qualquer momento. A seguir, cinco passos para trazer uma consciência mais Integral para a sua vida agora mesmo, entrando em contato com os quatro quadrantes.

1. *O que são os quatro quadrantes?* São um modo de representar o interior (ou seja, pensamentos e sentimentos) e o exterior (ou seja, corpo e comportamento) do indivíduo (você, por exemplo) e do coletivo (cultura e ambiente, por exemplo).

Interior Individual	Exterior Individual
Interior Coletivo	Exterior Coletivo

Eu	Isto
Nós	Istos

2. **Expanda rapidamente a consciência.** Pare por um momento para sentir o seu *eu* ("I-ness") – tudo dentro de você que torna você *você*. Agora sinta o seu *nós* ("we-ness") – as relações com os outros. Depois, sinta o seu *isto* ("it-ness") – o corpo físico em toda a sua complexidade, incluindo todas as energias que cercam a sua presença objetiva no mundo. Finalmente, sinta o seu *istos* ("its-ness") – a sua participação nos muitos sistemas em que a sua vida está inserida. Sinta a consciência se expandir por essas importantes dimensões da realidade.

3. **Observe onde você tende a emperrar.** Segundo a Teoria Integral, todos os quatro quadrantes – Eu, Nós, Isto, Istos – são essenciais e irredutíveis. Mesmo assim, muita gente tende a se concentrar em um ou dois desses quadrantes. Por exemplo, têm interesse apenas em fatos *exteriores* e ignoram interpretações *interiores*. Ou se concentram apenas em experiências *individuais* sem levar em conta questões *comuns* ou *coletivas*. Em que quadrante você tende a focalizar a sua atenção quando se trata de trabalho, de saúde ou de relacionamentos íntimos? Você se preocupa mais com *Eu*, *Nós*, *Isto* ou *Istos*?

4. **Use todos os quatro quadrantes!** Todos são importantes e reais. A qualquer momento, sinta os quatro quadrantes da sua existência, que são simplesmente as dimensões *Eu*, *Nós*, *Isto* e *Istos*. Observe então onde você tende a emperrar. Você está sempre olhando para fora (Isto e Istos) e nunca para dentro (Eu e Nós)? Ou percebe que se perde nos relacionamentos (Nós) e é incapaz de encontrar o seu centro individual (Eu)? Você se preocupa apenas com a saúde corporal exterior (Isto) mas não tem contato com o seu bem-estar emocional (Eu)? Ou está precisando sair de dentro da cabeça (Eu) ou talvez limpar o seu espaço de vida (Istos)? *Todos os quatro quadrantes são importantes, essenciais, reais e irredutíveis!*

Agora leve ao infinito: Observe que todos os quatro quadrantes estão *dentro* da sua consciência neste momento – uma consciência que inclui tudo, tão grande que às vezes é chamada de Grande Mente. Sinta a sua pura consciência – onde se dá até o seu pequeno eu ou ego, junto com as perspectivas Nós, Isto e Istos. Sinta essa consciência aberta e agradável e comece o dia.

---

outro quadrante, dependendo da situação, podemos também reconhecer implicitamente que o Eu e o Isto são *ambos* importantes, assim como o Nós e o Istos. Todos os quatro simultaneamente. Experimente sentir todos eles.

Essa é só uma maneira fácil de ter uma ideia da consciência Integral na sua vida. (Ver no Capítulo 5 uma discussão expandida de AQAL.) Aplicações mais avançadas da Estrutura AQAL usam os quatro quadrantes, juntamente com outros conceitos únicos, para elucidar questões de medicina, ecologia, negócios, espiritualidade, política e muitos outros campos. A Estrutura AQAL está sendo usada por acadêmicos, profissionais, líderes e visionários do mundo todo para trazer uma abordagem mais inclusiva, equilibrada e abrangente ao trabalho e à vida pessoal – e ela forma a base teórica da Prática de Vida Integral.

4

O Módulo da Sombra

O que é a Sombra?

Todo mundo tem familiaridade com a noção de "corpo, mente e espírito", mas a PVI acrescenta a "sombra" como componente central de qualquer prática verdadeiramente Integral. Corpo, mente, espírito *e sombra* são as áreas de foco básicas exigidas na prática – de outro modo, o processo transformador tende a não durar, por razões que ainda vamos discutir. Apresentamos primeiro o módulo da Sombra porque em outras abordagens à prática ela é a área mais negligenciada.

O termo "sombra" diz respeito ao "lado escuro" da psique – aqueles aspectos de nós mesmos que desprezamos, rejeitamos, negamos, escondemos de nós mesmos, projetamos nos outros ou não reconhecemos de uma maneira ou de outra. Na linguagem da psicoterapia, a sombra é chamada de "inconsciente reprimido" – reprimido porque a empurramos ou "forçamos" para fora da consciência, e inconsciente porque não temos consciência dela!

Mas o fato de não termos consciência da sombra não significa que ela seja inócua: ela se expressa através de meios distorcidos e pouco saudáveis – que tipicamente chamamos de "neuroses".

O propósito do trabalho com a sombra, e do módulo da Sombra, é desfazer essa repressão e *reintegrar* a sombra com o objetivo de melhorar a nossa saúde e clareza psicológicas. Os benefícios do trabalho com a sombra se estendem naturalmente aos outros módulos centrais (Corpo, Mente e Espírito) – assim como a quase todas as outras áreas da vida: relacionamentos e sexo, emoções e vitalidade, trabalho e finanças pessoais.

Um dos maiores benefícios do trabalho com a sombra é *a liberação de uma energia* que, de outra maneira, gastaríamos escondendo a sombra dentro de nós. Manter a sombra é um trabalho pesado! É preciso muita energia para esconder constantemente de nós mesmos os nossos aspectos indesejáveis. O trabalho com a sombra libera essa energia que pode então ser usada para o crescimento e a transformação.

Imagine que a energia que você tem disponível para a transformação seja o equivalente a uma conta bancária com $600, sendo que você precisaria de $800 para passar ao próximo estágio de desenvolvimento. E se você tivesse mais uns $400 presos no inconsciente reprimido? Se você conseguisse liberar ao menos $200 desse "dinheiro-energia", já teria o bastante para passar ao próximo estágio. Além de aliviar a dor e o sofrimento inerentes à luta com questões psicodinâmicas, o trabalho com a sombra pode fazer a diferença entre crescimento e estagnação.

A psicoterapia e o trabalho com a sombra estão entre as mais importantes contribuições do Ocidente moderno para a prática transformativa. Embora tenham uma profunda compreensão do desenvolvimento espiritual, as antigas tradições espirituais não abordam adequadamente a sombra psicodinâmica. Na verdade, um dos grandes erros cometidos pelas tradições espirituais, que o trabalho com a sombra da PVI tenta corrigir, é supor que práticas como a meditação podem transformar o indivíduo inteiro quando, na verdade, deixam de lado alguns aspectos muito importantes da individualidade, como a sombra. Muitas vezes, o resultado é uma compreensão dos *estados de consciência* superiores sem uma integração correspondente, rigorosa e consciente, do "lado escuro" do praticante.

Freud cometeu alguns grandes erros mas, embora esteja na moda ridicularizá-lo, a sua intuição básica da natureza da sombra continua sendo indispensável: *impulsos e sentimentos inaceitáveis são reprimidos e excluídos da percepção consciente, onde moldam sub-repticiamente a sua vida.*

Décadas de trabalho com a sombra realizado por milhares de pesquisadores e terapeutas do mundo todo demonstraram repetidamente esse *insight* básico da natureza da sombra.

Para complicar as coisas, é da natureza da sombra ficar escondida da percepção. Pelo menos em parte, *você **não quer** ver a sua sombra.* É por isso que é necessário um tipo de trabalho especial para abordá-la.

Mas até que seja vista, ela tenta sutilmente impor a sua natureza obscura às suas escolhas e ao seu comportamento, podendo sabotar toda a sua vida.

Goste ou não, a escolha é sua:

Seja o dono da sua sombra. Isto é, trabalhe para se tornar consciente dos seus impulsos, sentimentos, necessidades e potenciais inconscientes e reprimidos, e para ser capaz de fazer escolhas mais livres na vida...

Ou ela será a sua dona. Ou seja, os seus impulsos e sentimentos rejeitados moldarão o desenrolar da sua vida, totalmente divorciados das suas escolhas conscientes.

Há muitas maneiras de trabalhar com a sombra. Durante décadas, a maior parte das pessoas que procuraram fazer um trabalho sério com a sombra buscou a ajuda de um psicoterapeuta. Em geral, isso assume a forma de uma psicoterapia individual, mas pode ocorrer também por intermédio de seminários ou sessões intensivas de terapia em grupo.

O campo da psicoterapia é notavelmente diverso. Inclui inúmeras escolas de psicanálise, outras terapias psicodinâmicas, várias categorias de terapia cognitiva, uma ampla variedade de terapias para perceber, integrar e curar emoções, e várias abordagens somáticas ou baseadas no corpo. E isso mal toca a superfície do que há à nossa disposição.

A psique humana pode ficar paralisada e machucada de várias maneiras a cada estágio do desenvolvimento humano. Além disso, nós nos contraímos e nos fechamos naturalmente diante da própria existência. E cada tipo de ferimento ou contração resulta num tipo único e distinto de sombra ou neurose. O campo emergente da **Psicoterapia Integral** mapeia essas diferentes patologias e identifica as abordagens terapêuticas mais adequadas para tratá-las.

Outros fatores também afetam as escolhas terapêuticas. Às vezes, só uma terapia breve é possível ou indicada. Outras vezes, a terapia a longo prazo é absolutamente necessária, dada a profundidade e a severidade da patologia. Um psicoterapeuta informado integralmente é capaz de fazer julgamentos precisos a respeito dessas escolhas importantes e tem acesso ao mais amplo leque de opções de tratamento.

Algumas pessoas desafortunadas sofrem de incapacidades psicológicas especialmente profundas. Hoje em dia, quem tem uma psicose, como a esquizofrenia, obtém resultados melhores com abordagens fisiológicas, como a psicofarmacologia: em casos assim, a psicoterapia costuma ser um tratamento secundário. Como regra geral, no entanto, uma abordagem Integral ao tratamento levará em conta a metodologia interior e a exterior e tentará alcançar um equilíbrio judicioso, mesmo em casos extremos.

Para o resto de nós – gente que funciona razoavelmente bem e quer *melhorar a sua vida* "limpando o porão", por assim dizer – a psicoterapia pode ser um luxo altamente desejável. É uma forma de obter ajuda especializada e compassiva para escavar profundamente o material da sombra, expandir a autoconsciência e abrir novas opções no mundo interior.

Mas se você não tiver os meios, o tempo ou a inclinação para procurar agora uma terapia profissional – e mesmo que tenha, mas queira também alguma coisa eficaz que possa fazer por si mesmo – uma forma destilada de trabalho com a sombra pode ser especialmente útil.

O **Processo 3-2-1,** uma Prática da Estrela Dourada, é um exercício direto, econômico e altamente eficiente para contatar e integrar a sombra. (Como qualquer Prática da Estrela Dourada da PVI, o processo 3-2-1 é opcional – mas o trabalho com a sombra propriamente dito *não* é opcional se você estiver interessado em vida Integral.) Na próxima seção, vamos ensinar o processo 3-2-1. Mas vamos antes preparar o palco examinando as origens da sombra, juntamente com alguns exemplos de como ela se mostra na vida.

O Processo 3-2-1 da Sombra

As Origens da Sombra

Quando uma criancinha fica zangada com a mãe e esse sentimento de raiva é uma ameaça ao seu senso de eu ("Dependo totalmente do meu vínculo de amor com a mamãe"), ela tem que dissociar ou reprimir a raiva.

Mas negar a raiva não a faz desaparecer, fazendo apenas com que os sentimentos de raiva pareçam estranhos na consciência: a criança pode estar sentindo raiva, mas essa raiva *não pode ser sua.* Os sentimentos de raiva são colocados do outro lado da fronteira do eu e aparecem como acontecimentos estranhos ou alheios na sua consciência.

Repressão e projeção podem ser mapeadas em três fases, como no exemplo a seguir:

1. Estou furioso com a mamãe. Mas ficar com raiva da mamãe ameaça a minha ligação com o aconchego, o alimento, o conforto, o amor, a segurança e a sobrevivência. Estou realmente louco!
2. Mas não está tudo bem! Então, reprimo a minha fúria. Posso projetar a raiva sobre a minha imagem interior de "você" ou "eles" ou, pior ainda, sobre pessoas reais que nem mesmo conheço. A raiva continua mas, como é impossível que seja eu a estar com raiva, deve ser uma outra pessoa. De repente, o mundo parece cheio de pessoas raivosas!
3. Se reprimir isso totalmente, não vou mais nem reconhecer a raiva. A raiva nada tem a ver comigo. Estou assustado e triste (o que tem todo sentido quando se vive neste mundo raivoso). Por meio da repressão da raiva, a minha emoção primária ("louco") real (e portanto "autêntica") é percebida agora na forma de uma reação secundária, tornando-se uma emoção "inautêntica" ("assustado, triste e deprimido"). Em outras palavras, criei um engodo interior – é isso que queremos dizer com emoções *secundárias, inautênticas* (nesse caso, de tristeza e medo), que me afastam ainda mais da raiva inaceitável, que era o meu sentimento original, primário e autêntico. Uma emoção secundária pode ser sentida com força e sinceridade, mas não é a causa raiz e não pode ser efetivamente processada sozinha.

O trabalho com a sombra é um módulo central porque nunca vou superar a tristeza e o medo sem primeiro reconhecer a emoção em jogo – a raiva – e então *assumi-la.*

Sempre que rejeito e projeto os meus impulsos, sentimentos e qualidades, eles aparecem "lá fora", onde me assustam, irritam, deprimem ou se transformam em obsessão. Em geral, as coisas que mais perturbam, frustram, fascinam ou compelem nas outras pessoas são na verdade impulsos e qualidades da minha própria sombra, percebidos agora como algo que existe "lá fora" e não que se origina em mim.

Para mim, a sombra parece estar "lá fora", mas ela informa meus sentimentos e motivações. De maneira subconsciente e inadvertida, a minha sombra molda o meu comportamento, criando padrões dos quais parece impossível escapar. Há apenas uma saída: atravessá-la.

Vejamos mais de perto a origem da sombra.

Primeira pessoa = aquele que fala (eu)

Segunda pessoa = aquele com quem se fala (você)

Terceira pessoa = aquele sobre quem se fala (ele, ela, isso)

Identificação da Primeira Pessoa: O aspecto excluído do eu era antes uma parte daquilo que o eu conhecia como ele mesmo. Mas, por alguma razão ou pelas circunstâncias, esse aspecto se tornou uma ameaça ao meu senso de eu. Se conseguíssemos reconhecer e aceitar a primeira emoção: "Estou com raiva (ou assustado, deprimido ou com ciúmes) e está tudo bem", ela não teria se dissociado e então se deslocado para alguém ou algo "lá fora".

Identificação da Segunda Pessoa: Quando aspectos do eu se tornam inaceitáveis, podemos levá-los da consciência para a segunda pessoa. Em outras palavras, os aspectos rejeitados do nosso eu que nos amedrontam ou nos envergonham passam a fazer parte do que vejo em você, não em mim. "*Você* é mesquinho, impaciente ou preguiçoso, eu não."

Você está com raiva.

Você está magoado.

Você está _____. (Preencha o espaço).

Mas *eu* não estou. *Eu* não estou com raiva. *Eu* não estou magoado... ou seja qual for a emoção rejeitada.

Identificação da Terceira Pessoa: Finalmente, quando a ameaça dessa emoção ou situação é tão grande para o senso de eu que exige uma rejeição total, deixamos de assumi-la como nossa (primeira pessoa) para nos relacionar com ela como algo que pertence aos outros (segunda pessoa) e finalmente bani-la totalmente como um Isto – um objeto que nada tem a ver comigo (terceira pessoa). Tornando-a um Isto, afastamos ainda mais da consciência a qualidade rejeitada. "Raiva? Do que você está falando?" A qualidade expulsa se torna um "isto" dissociado que permanece desconhecido e escuro para nós – a sombra.

Eis um outro exemplo da sombra em ação:

Harry quer fazer a declaração de imposto de renda e sobe para o escritório para começar. Mas uma coisa estranha acontece quando põe os papéis sobre a mesa. Ele limpa a escrivaninha. Aponta o lápis. Organiza os arquivos. Abre algumas páginas da Internet com dicas para economizar na declaração. Lê algumas outras páginas interessantes. Folheia algumas das suas revistas favoritas. Começa a mudar de opinião. Talvez fosse melhor contratar um contador.

Ele não sai do escritório porque o desejo de fazer a declaração ainda é maior do que o desejo de não fazer. Mas está começando a esquecer o próprio impulso, de modo que começará a aliená-lo ou projetá-lo.

No fundo, Harry sabe que *alguém* quer que ele prepare a sua declaração. E é exatamente por isso que ainda está enrolando. Mas, a essa altura, nem sabe mais *quem* quer que ele faça a maldita declaração. E vai ficando aborrecido e com raiva de todo o projeto.

Tudo de que ele precisa para completar a projeção – isto é, para esquecer totalmente o *seu* impulso de fazer a declaração – é um bom candidato em quem "pendurar" o impulso projetado.

Entra a vítima desavisada:

A mulher de Harry chega em casa. Inocentemente, pergunta: "Como vai a declaração do imposto de renda?"

Harry vocifera: "Não pegue no meu pé!" A projeção está completa. Harry agora sente que não é ele, mas a *mulher*, que exige que ele faça aquela declaração estúpida. Ela parece muito doce por fora mas, de maneira sutil, o pressiona o tempo todo!

Se Harry fosse realmente inocente, teria respondido que ainda não tinha começado e que estava até considerando se realmente queria continuar. Mas não fez nada disso porque, no fundo, sabia que *alguém* queria que ele fizesse a declaração naquele mesmo dia. Como sente que *não é ele*, tem que ser outra pessoa. Como quem apareceu foi a sua mulher, uma candidata provável, ele joga o impulso projetado em cima dela.

Depois de projetar o impulso, Harry o sente como um impulso externo, uma exigência que vem de fora. Uma outra palavra para impulso externo é *pressão*. Na verdade, *sempre* que uma pessoa projeta algum tipo de impulso, sente a pressão vindo do exterior. Acredite ou não, isso é o que *qualquer* pressão externa significa, no fim das contas. A pressão externa só é efetiva quando consegue fisgar o seu impulso projetado!

E se a mulher dele realmente o pressionasse para ele fazer a declaração? E se ela chegasse exigindo que ele fizesse a declaração naquele mesmo dia? Isso não mudaria o quadro todo? Harry não estaria sentindo a pressão dela e não a sua própria pressão?

Não. Isso não muda em nada a história. Ela seria um "gancho" ainda melhor para a projeção ao manifestar a mesma qualidade que

Harry está prestes a projetar sobre ela. Ela faria um pedido muito simpático e sedutor mas...

... o que importa é o impulso que *ele* projeta.

A mulher poderia estar tentando pressioná-lo a fazer alguma coisa – e até mesmo aborrecê-lo por outros motivos – mas ele não *sentiria* pressão a menos que *também* quisesse fazer essa coisa.

Então, o que fazer?

Como a verdadeira natureza de qualquer elemento da sombra está, por definição, escondida da percepção consciente, temos que aprender a reconhecer os *sintomas* da sombra e encontrar uma solução por "engenharia reversa". É aí que a Teoria Integral pode ajudar. A sombra começa como impulso, ímpeto ou sentimento da primeira pessoa, de onde é falsamente deslocada ou projetada sobre um objeto da segunda pessoa e depois da terceira pessoa. Mais uma vez, a gênese da sombra é um processo 1-2-3. É muito rápido! O nosso único recurso é reverter o processo: 3 para 2 para 1. Daí o **Processo 3-2-1 da Sombra**.

O processo 3-2-1 muda a perspectiva para identificar projeções rejeitadas ou material de sombra e reintegrá-los à percepção consciente. Essa prática nos permite enfrentar os nossos aspectos ocultos, pois nos ajuda a restaurar o contato com eles e a experimentá-los plenamente de maneira mais saudável.

Enquanto estão vagando pelo inconsciente, os pequenos estilhaços renegados da personalidade não aparecem como aspectos integrados de "mim", mas como "outros" que foram afastados. Quanto mais "outros" fragmentados estiverem soltos na nossa psique, mais difícil é crescer. *Quando aspectos do eu são empurrados para fora da consciência, o estágio saudável de desenvolvimento fica comprometido.*

Possíveis Resultados da Prática do Processo 3-2-1 da Sombra

- Uma reintegração de partes excluídas do eu.
- Uma fronteira energética se dissolve e a energia é liberada.
- Surgem a compaixão e a empatia.
- Outras ideias podem emergir, como identificar a fonte original da projeção.
- Estratégias ou ações criativas vêm para a consciência.
- A situação ou pessoa não é mais irritante, constrangedora, devastadora ou perturbadora.

Lembre-se também: A energia necessária para animar e reprimir os elementos da sombra e para mantê-los fora da consciência é a mesma energia que usaríamos para desenvolver o estágio seguinte do nosso potencial, e que não está disponível.

Levando a Luz da Consciência para a Sombra

Como os mestres do aikido sabem muito bem, aquilo que não conhecemos pode nos ferir, enquanto aquilo que conhecemos é sempre trabalhável. Para tomar consciência dos aspectos excluídos do *eu* – essa dissociação 1-2-3 – e recuperá-los, temos que retomar a associação com os aspectos do eu postos em quarentena. Em outras palavras, começamos a nos relacionar com aquilo que foi rejeitado.

Começamos com a parte "3" do processo enfrentando aquilo que tinha se tornado "isto" (perspectiva da terceira pessoa) e retomando com ele a associação e o contato direto. Então pegamos o que era visto como "isto" e devolvemos esse aspecto de nós mesmos a uma consciência parcial como "você" (perspectiva da segunda pessoa). Conversamos, trabalhamos, dialogamos e nos relacionamos com ele. Na parte "2" do processo, chegamos perto desse gancho, mas ainda não nos identificamos com ele. Então, finalmente, na parte "1" do processo, pegamos o que estava parcialmente iluminado como um "você" e o reclamamos como "eu" ou "meu", *sendo-o* (percepção da primeira pessoa). Assim, temos o processo 3-2-1: da perspectiva da terceira pessoa para a perspectiva da segunda pessoa, para a perspectiva da primeira pessoa. O que era "isto" é devolvido para "você" e finalmente para "mim", como um aspecto do meu próprio eu.

Nós *o enfrentamos, conversamos com ele* e finalmente o *"somos"*. É essa a essência do processo 3-2-1, um modo muito simples de se obter uma autocompreensão profunda com relação às dimensões reprimidas da psique.

Exemplo 1: Phil Visita o seu Amigo de Infância

3 – ENFRENTE-A

Estou com medo de visitar o meu melhor amigo de infância. Na última vez em que o visitei, a cena dele com a mulher e a família me deixou nervoso. Ele é tão covarde! A mulher controla a vida dele! Tem um emprego supergarantido, seguro e estagnado. Não está bebendo

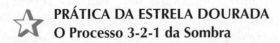

PRÁTICA DA ESTRELA DOURADA
O Processo 3-2-1 da Sombra

Primeiro escolha com o que você quer trabalhar. Em geral, é mais fácil começar com uma "pessoa difícil" por quem você é atraído ou repelido, ou que o inquieta (por exemplo, um namorado ou namorada, um patrão, pai ou mãe). Alternativamente, escolha a imagem de um sonho ou uma sensação corporal que o desconcentra ou faz com que você se fixe nela. Tenha em mente que a inquietação pode ser positiva ou negativa.

Você pode reconhecer a sombra de duas maneiras. Ou o material da sombra:

Faz com que você fique negativamente hipersensível, facilmente provocável, reativo, irritado, zangado, magoado ou perturbado. Ou pode continuar presente como um tom ou um estado emocional que permeia a sua vida.

OU

Faz com que você fique positivamente hipersensível, facilmente apaixonado, possessivo, obsedado, excessivamente atraído ou talvez se torne uma idealização contínua que estrutura as suas motivações ou a sua disposição.

Então, siga os três passos do processo:

3 – Enfrente-a
Observe a inquietação bem de perto e então, usando um diário ou conversando com uma cadeira vazia, descreva a pessoa, a situação, a imagem ou a sensação em detalhes vívidos, usando pronomes da terceira pessoa como "ele", "ela", "eles", "dele", "dela", "deles", "isto", "istos" etc. Essa é a sua oportunidade de explorar plenamente a sua experiência da inquietação, especialmente o que mais o aborrece com relação a ela. Não minimize essa inquietação – aproveite a oportunidade para descrevê-la com o máximo possível de detalhes.

2 – Converse com ela
Comece um diálogo simulado com esse objeto de consciência usando pronomes da segunda pessoa ("tu", "teu", "você", "vocês", "seu", "seus"). Essa é a sua oportunidade de começar a se relacionar com a inquietação: por isso, converse diretamente com a pessoa, a situação, a imagem ou a sensação na sua consciência. Você pode começar fazendo perguntas como "Quem/o que é você? De onde vem? O que você quer de mim? O que tem a me dizer? Que presente está me

trazendo?" Permita então que a inquietação lhe responda. Imagine realisticamente o que ela diria e escreva ou vocalize as respostas. Deixe-se ficar surpreso pelo que vem à tona no diálogo.

1 – Seja ela

Agora, escrevendo ou falando na primeira pessoa, usando os pronomes "eu", "mim", "meu" e "minha", seja a pessoa, a situação, a imagem ou a sensação que está explorando. Veja o mundo, incluindo você, da perspectiva dessa inquietação e permita-se descobrir não só as similaridades que há entre vocês, mas que vocês são *realmente* uma e a mesma pessoa. Finalmente, faça uma identificação: "Eu sou _____" ou "_____ é eu". Em geral, isso parece por natureza discordante ou "errado". (Afinal, é exatamente aquilo que sua psique tem se empenhado em negar!). Mas experimente pra valer, já que isso contém pelo menos uma semente de verdade.

Este último passo (o 1 do 3-2-1) costuma ter uma segunda parte, em que você completa o processo de retomar a plena posse da sombra. Não é só momentaneamente que você deve ver o mundo dessa perspectiva, mas *sinta* de verdade esse sentimento ou impulso antes excluído até que o aceite claramente como seu. Depois, você pode trabalhá-lo e integrá-lo.

Para completar o processo, não deixe que a realidade antes excluída seja registrada só de forma abstrata, mas em múltiplos níveis do seu ser. Isso gera uma mudança na consciência, na emoção e na energia sutil, liberando a energia e a atenção que estavam sendo absorvidas pela negação. Você saberá que o processo funcionou porque se sentirá mais leve, mais livre, em paz e aberto, e às vezes até de barato. Isso torna possível um novo tipo de participação na vida.

---

da taça da vida e está deixando o suco escorrer pelo queixo, não está sentindo o vento no cabelo! Se de vez em quando ele se arriscasse um pouco, estaria se sentindo duas vezes mais vivo. Ele está se traindo. Me deixa doente. Fico maluco perto dele.

2 – CONVERSE COM ELA

Phil: Por que você deixa a sua mulher tomar todas as decisões?

Joe: Eu não deixo. Mas respeito a opinão dela.

Phil: Por que você está contente com esse empreguinho sem futuro?

Joe: É um emprego bom e honesto. E gosto dele.

Phil: Por que não presta consultoria ou abre a própria empresa?

Joe: Prefiro o que tenho. É mais seguro e dá menos trabalho. O que há de errado nisso?

Phil continua a explorar – e o resultado é que Joe quer ficar seguro e não ter dramas na vida, enquanto Phil acredita em correr riscos, em exceder os limites, em visar sempre ao máximo.

1 – SEJA ELA

Phil se torna Joe e diz: "*Eu* quero garantias, segurança, uma vida tranquila e previsível".

Retomando a Posse da Sombra

Phil percebe que rejeitou tanto as próprias necessidades de garantia e segurança que se irrita facilmente com as qualidades de Joe. Como todo mundo, tem necessidades nos dois lados: vibração, animação, risco, paixão, intriga e maiores recompensas por um lado – e segurança, previsibilidade e conforto por outro. Tendo rejeitado um lado, pode se tornar mais inteiro e fazer escolhas conscientes que levem em conta todo o espectro de valores.

Em geral, isso assume a forma de um vislumbre intuitivo e ao mesmo tempo de uma mudança energética. Phil pode compreender ainda mais profundamente e reintegrar a necessidade de garantia e segurança, sentindo-se assim mais livre para fazer novas escolhas na vida. Pode sentir uma nova forma de compaixão e empatia por Joe. Pode perceber, por exemplo, que a sua idealização do pai valentão que perdeu aos 12 anos lançou uma sombra sobre outras partes importantes do seu mundo interior. E pode até ter novas formas de enfrentar os desafios da vida: pode perceber, por exemplo, que é possível aproveitar a companhia de Joe e da sua família por um dia e meio e depois ficar num hotel durante o resto da estadia para evitar uma *overdose*. Isso pode incluir todas essas possibilidades ou pode ser algo mais inespecífico, como um relaxamento da irritabilidade anterior.

Exemplo 2: Kathy Entrega o seu Poder a Bill

3 – ENFRENTE-A

Conheci Bill por intermédio de um serviço de encontros *on-line*, onde especifiquei que procurava um homem *muito inteligente*. Senti uma atração instantânea por Bill quando li a sua biografia. Era professor na Universidade de Chicago, com dois doutoramentos: um em física teórica e outro em filosofia!

Nos nossos primeiros encontros, fiquei fascinada por cada palavra de Bill – apaixonada pela extensão dos seus conhecimentos e das suas ideias. Quanto mais ele falava sobre buracos negros e Teoria-M, Kant e Kierkegaard, mais atraída eu me sentia por ele.

Essa nossa relação já tem três meses e estou começando a perceber uma coisa que realmente me aborrece. *Perco minha voz quando estou perto dele.* Ele sabe tanta coisa sobre tanta coisa que eu não sei com o que posso contribuir para a conversa. Ele já é tão culto que não há nada que possa aprender comigo.

Ainda adoro a companhia dele porque é um cara tão brilhante, mas não sei mais se ele se sente satisfeito com as nossas conversas.

2 – CONVERSE COM ELA

Kathy: Você gosta de ficar perto de mim?

Bill: É claro que eu gosto de ficar perto de você. É por isso que estou sempre querendo encontrar com você nestes últimos meses.

Kathy: Mas as nossas conversas não o aborrecem? Você não aprende nada de novo comigo.

Bill: Ao contrário, Kathy, acho que você é muito inteligente. Você aprendeu mais do que pensa construindo do nada o seu próprio negócio. É preciso mais do que sorte para dirigir uma empresa tão bem-sucedida quanto a sua. Eu nunca fiz nada assim e aprendo muito ouvindo você falar sobre isso.

Kathy: Mas você não percebe como eu fico tímida perto de você?

Bill: Só porque passei metade da vida na escola não significa que estou sempre certo! Eu a convido a me desafiar, a discordar de mim e a falar o que pensa. Dou muito valor a pensadores independentes e a perspectivas diferentes. Adoraria conhecer melhor os seus pontos de vista – especialmente se forem diferentes dos meus!

1 – SEJA ELA

Kathy se torna Bill. Kathy diz: "Eu sou inteligente. Posso contribuir com perspectivas valiosas".

Retomando a Posse da Sombra

Em algum ponto do passado, Kathy aprendeu que demonstrar inteligência perto de um homem não dá certo. Assim, rejeitou e ocultou a própria capacidade intelectual. Nesse caso, a sombra de Kathy era uma qualidade positiva: inteligência. Mas projetou a sua inteligência sobre Bill. A atração inicial que sentiu por ele era tão forte porque estava "abraçando a sombra". A sua paixão não será apenas por Bill, mas também pela própria inteligência rejeitada. Por meio do processo 3-2-1, Kathy resgatou a própria inteligência.

Isso provocou uma reavaliação da sua autoimagem, um processo que ela reforçou anotando tudo no diário durante vários dias. Ao se reconciliar com essa descoberta, sentiu-se mais firme e menos propensa a entregar o seu poder aos outros. Depois de se afastar de Bill por algum tempo, decidiu retomar o relacionamento. Percebeu que não mais idealizava a inteligência de Bill, como se precisasse dela para preencher um vazio em si mesma. Sentiu muito mais respeito por si mesma. Assim, conseguiu perceber o egotismo e as fraquezas de Bill e apreciá-lo como a um igual, um ser humano multidimensional.

Exemplo 3: Tony Medita com um Monstro

Logo depois do divórcio, Tony começou a ter pesadelos horríveis que se repetiam várias vezes por semana. Em todos eles, aparecia o mesmo monstro grotesco de dentes afiados e pele fria e gosmenta que o perseguia implacavelmente por vários cenários de sonho. O monstro malévolo odiava Tony e queria matá-lo. Quando o monstro estava prestes a abocanhá-lo, Tony despertava suando no escuro, o terror pulsando pelo corpo.

Tony, que meditava há muito tempo, levou a questão ao professor de meditação, que o aconselhou a meditar no medo associado ao monstro. Durante várias semanas, Tony seguiu a instrução do professor, testemunhando o medo, entrando no medo, relaxando no medo, para que este pudesse se desenrolar e se "autoliberar". A ideia era Tony deixar a mente relaxar e "apenas ser", de modo que a energia "enrolada" e contraída das emoções pudesse ser libertada para ser então usada mais livremente.

Depois de quatro meses de prática assídua, os pesadelos continuavam iguais e às vezes até se intensificavam. Para Tony, o monstro ainda era assustador como o diabo e ainda estava tentando matá-lo.

Além de meditar, Tony decide praticar o processo 3-2-1. Aqui está um excerto de uma de suas sessões.

3 – ENFRENTE-A

Era quase como se eu estivesse dentro de um computador, em meio a luzes piscantes e dispositivos tecnológicos. Era um ambiente cruel, estranho e não natural. Sentia que alguma coisa estava me perseguindo e me espreitando como se eu fosse uma presa indefesa. Olhando por cima do ombro, via de relance uma figura alta e ameaçadora envolta em escuridão. Sabia que esse monstro me odiava e queria me matar. O medo contraía cada músculo do meu corpo. Desajeitado, tentava fugir e ia tropeçando por aquele mundo estranho. Apesar de todos os meus esforços, o assassino ganhava terreno... ia chegando mais perto até ficar quase em cima de mim. Fechava os olhos com força enquanto o medo me paralisava completamente.

2- CONVERSE COM ELA

Tony: Por que você está me perseguindo?
Monstro: Porque eu o odeio e quero matar você.
Tony: Por que você me odeia e quer me matar?
Monstro: Porque estou com muita raiva de você.
Tony: Por que você está com raiva de mim?
Monstro: Porque você é odioso, desprezível e merece morrer!
Tony: E qual é a sensação que isso dá?
Monstro: É como uma fornalha de raiva rugindo!

Tony e o monstro continuam a explorar os sentimentos e a experiência do monstro.

1 – SEJA ELA

Tony se torna o monstro. Tony diz: "Estou com uma raiva louca!" "Estou fervendo de raiva e fúria e quero matar!"

Retomando a Posse da Sombra

Praticando o processo 3-2-1, Tony percebeu que uma raiva feroz espreitava atrás do seu medo. Depois do divórcio, tinha dissociado a raiva transformando-a num elemento de sombra excluído, que aparecia nos pesadelos como um monstro raivoso. Tony tinha que retomar a posse da raiva antes de trabalhar a repressão da sombra e liberar o poder de um eu mais integrado.

Percebeu que estivera sutilmente deprimido por vários anos. Sentia-se exaurido, já que se privava continuamente da energia bruta da emoção primária que tinha negado totalmente. Começou um treino mais vigoroso na academia, especialmente um curso de *kick boxe*. Descobriu também um bom terapeuta, com quem trabalhou para recapturar e canalizar a energia bruta do seu ser.

A meditação sozinha não conseguiria fazer isso. Tony se saiu muito bem testemunhando o medo nas meditações diárias. Mas o próprio medo era uma emoção *inautêntica*, um sintoma da emoção primária, a raiva. Tony poderia ter testemunhado o medo durante vinte anos (como muita gente faz) e a repressão primária – a raiva – ainda continuaria ali. Sem recuperar a posse dessa emoção autêntica, a raiva de Tony seria

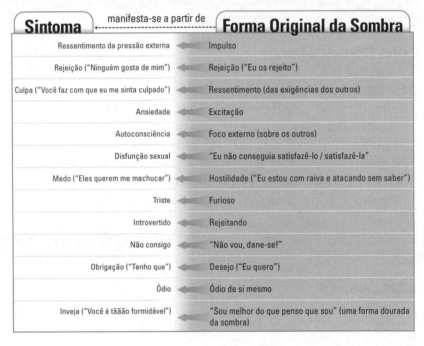

Em geral, é possível traduzir um sintoma de sombra da terceira pessoa para a sua forma original na primeira pessoa. Use a tabela acima como um guia prático de referência. Esses são alguns dos exemplos mais comuns de como a sombra se traduz em sintomas (e vice-versa). À medida que praticar o Processo 3-2-1 da Sombra, você ganhará mais percepção da sua própria dinâmica individual da sombra.

Figura 4.1 Emoções e impulsos secundários e inautênticos traduzidos para as suas formas primárias e autênticas.

projetada para criar monstros à sua volta, o que criaria mais medo dentro dele (que é na verdade o medo da própria raiva e não dos monstros) e, enquanto estivesse em contato com esse medo e pensasse que o estava transmutando – jamais entraria em contato com a emoção primária e autêntica, a raiva, a causa raiz dos pesadelos e do terror.

Como não trabalha com o mecanismo real de dissociação (de 1 para 2 para 3) e com a retomada de posse terapêutica (de 3 para 2 para 1), a meditação se transforma num modo de entrar em contato com o Eu infinito, reforçando ao mesmo tempo a inautenticidade no eu finito do cotidiano, que se partiu em fragmentos e projetou alguns deles em outras pessoas. Esses fragmentos rejeitados se escondem até mesmo do sol da contemplação – um molde da sombra no porão que sabotará cada movimento que você fizer, daqui até a eternidade.

MÓDULO DE UM MINUTO
O Processo 3-2-1 da Sombra

Você pode fazer o processo 3-2-1 sempre que precisar. Os dois momentos mais adequados são logo depois de acordar de manhã e pouco antes de ir para a cama à noite. Depois que souber o 3-2-1, leva só um minuto fazer o processo para qualquer coisa que o incomode.

De manhã: Como primeira coisa da manhã (antes de sair da cama), reveja o seu último sonho e identifique qualquer pessoa ou objeto que tenha alguma carga emocional. *Enfrente* essa pessoa ou coisa, mantendo-a na mente. Depois *converse* com a pessoa ou objeto (ou apenas sinta o que seria estar frente a frente com ela). Finalmente, *seja* essa pessoa ou coisa, assumindo a sua perspectiva. Para o propósito deste exercício, não há necessidade de escrever nada – você pode realizar todo o processo mentalmente.

Noite: Imediatamente antes de ir para a cama, escolha uma pessoa que o perturbou ou atraiu durante o dia. Mentalmente, *enfrente*-a, *fale* com ela e então *seja ela* (com foi descrito antes).

Lembre-se: você pode praticar o processo 3-2-1 sozinho e em silêncio sempre que precisar, a qualquer momento do dia ou da noite.

Formas Mais Avançadas de Trabalho com a Sombra

Tons Mais Leves de Sombra

Existem vários *tipos* diferentes de sombra. Neste capítulo, nós nos concentramos em um dos tipos principais – a sombra inconsciente reprimida: as necessidades, os impulsos e os sentimentos que são tão ameaçadores para a consciência que reprimimos a percepção deles. O material da sombra é a fonte das projeções – negativas ou positivas. O trabalho de iluminá-lo nunca termina.

Vale a pena mencionar outro tipo de sombra. É a sombra das capacidades emergentes, que ainda não assumimos nem habitamos. É a sombra lançada pelas partes *superiores* de nós mesmos, que desejam descer e ser vividas por nós. Muitas vezes, a nossa identidade condicionada nega alguns aspectos da nossa vocação e da nossa capacidade. Nós os mantemos fora da percepção, na sombra. Alguns tipos de crescimento não podem ocorrer até que essa repressão relaxe, permitindo que nos conheçamos e nos mostremos como indivíduos absolutamente únicos.

Em outras palavras, algumas vezes a nossa inteligência, a nossa intuição e as nossas capacidades superiores não se encaixam na imagem que temos de nós mesmos. Nesse tipo de situação, funcionamos de maneira consistente com antigas identidades fixas, incapazes de integrar e encarnar responsavelmente a nossa percepção e os nossos potenciais superiores. Ficamos emperrados, sendo um eu inferior ao que poderíamos ser. É importante perceber que a sombra pode conter não apenas aspectos "inferiores" ou primitivos da psique, mas também alguns aspectos "superiores" e evoluídos. Leve em conta essa possibilidade. E quando reconhecê-la operando em você, encontre a clareza e a coragem de viver as suas capacidades mais elevadas. No posfácio, "O Eu Único", discutiremos o processo de nos abrir ao nosso propósito e ao nosso dinamismo. Esses dois tipos de "sombras douradas" representam uma oportunidade de ouro para o crescimento.

Algumas pessoas, por exemplo, têm uma grande capacidade de liderança mas não gostam, em si mesmas, desse aspecto que deseja estar "no comando". É muito agressivo, masculino, autoassertivo – e além disso, quem são elas para dizer aos outros o que fazer? Ao associar liderança com qualidades negativas de controle e dominação, criaram uma sombra dourada em si mesmas. Podem admirar a capacidade de liderança *nos outros*, mas se ressentem do próprio poder. Explorando um processo 3-2-1, podem enxergar o próprio desejo de liderança – o que pode ser também a ponta de lança da sua prática e do seu crescimento: uma "sombra dourada" que pode se tornar um dom de luz visionária se for recuperada.

A Estranha Lógica da Psique

No trabalho com a sombra, é importante levar em conta a lógica às vezes estranha da psique. Muitas vezes, a psique profunda reage à *imagem oposta* de partes da sombra da mesma maneira que reage a essas partes propriamente ditas. Podemos ficar agitados, imobilizados, desorientados ou retraídos não só como reação à presença das partes de nós mesmos que negamos – a nossa sombra – mas também à presença da sua imagem de espelho, ou opostos emocionais.

No nosso primeiro exemplo, Phil tinha rejeitado as próprias necessidades de segurança e Joe, o amigo de infância relativamente tímido, despertou nele esse elemento da sombra. As mesmas necessidades rejeitadas poderiam despertar novamente, ainda que de maneira diferente, se Phil se visse diante de alguém que fosse o oposto de Joe, digamos um outro amigo, Raul, impetuoso e valente. Na comparação, a sua própria impetuosidade, valentia e intensidade lhe pareceriam pequenas. Se ele então fizesse um processo 3-2-1 com Raul, essa pessoa impetuosa, acabaria dizendo: "A vida é intensidade e vivacidade ou nada é e eu não ligo a mínima para segurança". Isso teria tocado uma importante verdade psicológica. Mas o inverso – a negação da necessidade de segurança a que Phil chegou no nosso exemplo original – poderia ter sido ainda *mais* profundamente revelador.

Assim, na conclusão do processo 3-2-1, ao "provar" o que o despertou originalmente, deixe a sua intuição perceber as partes rejeitadas do eu que você reconhece mais profundamente. Às vezes, elas aparecem no que parece ser o *oposto* do sentimento com que você começou.

Transmutando as suas Emoções Primárias Autênticas

O trabalho com a sombra é importante, mas costuma ser apenas o primeiro degrau para aclarar a nossa vida emocional. Depois de fazer o trabalho com a sombra e não estar mais perdido em emoções secundárias e inautênticas, você tem a oportunidade de retomar criativamente o uso da energia dessa emoção primária autêntica. (Tecnicamente falando, esse não é um verdadeiro "trabalho com a sombra", mas é em geral o passo seguinte na prática com as emoções.)

A energia bruta da sua emoção primária autêntica é uma expressão da energia primordial do seu ser. Toda ela é essencial e necessária para a sua inteireza. Se as suas emoções são aparentemente "negativas", como raiva, medo ou mágoa, pode parecer que estão apenas sabotando a sua eficiência ou lhe envenenando a mente ou o coração. É comum pensar que tais emoções precisam ser eliminadas. Mas essa não é uma opção realística. O esforço para "nos livrar" de emoções negativas tende a empurrá-las para a sombra. Esse era o problema em primeiro lugar! Uma abordagem mais frutífera é transmutar essas emoções em sua energia pura e essencial, para expressão e liberação.

Esta abordagem simples de cinco passos traz a essência da prática tradicional espiritual de transmutar emoções negativas:

1. Perceba o que você está sentindo e como isso se mostra no corpo, tanto no nível físico quanto no energético.
2. Relaxe a tendência a julgar, a suprimir ou a reagir a essa emoção e permita que ela seja o que é, aceitando-a com sabedoria.
3. Se a sua emoção envolve alguém ou alguma coisa, relaxe a sua relação com o objeto. Dê espaço para a energia emocional. Perceba que ela está surgindo dentro de você (em vez de acontecendo a você, como no "ela me faz sentir desse jeito"). Relaxe e aceite a plena responsabilidade pelos seus padrões e energias emocionais.
4. Sinta a energia da emoção e a situação ou relação em que ela está surgindo. Respire e permita que a energia da emoção flua. Perceba como isso pode ocorrer de maneira construtiva e não destrutiva. Inspire o ar várias vezes e perceba como a emoção muda à medida que é canalizada e posta em circulação.
5. Preste atenção até reconhecer a natureza transitória da emoção e permita que a sua energia bruta se libere, como a água fervente tornando-se vapor, como expressão livre, positiva e desobstruída.

A essência desse processo é a *aceitação* e o *reconhecimento* da emoção, o que relaxa a tensão e a resistência que a cercam. Então, deixe a emoção se mostrar a você. Deixe que ela revele a expressão liberada, desobstruída ou desperta das próprias energias brutas.

Considere, por exemplo, a transmutação da raiva. Há uma grande energia por trás da raiva. Se ela for liberada em sua essência pura e autêntica, no que ela se transforma? Em geral, ela se revela como a energia e o empenho para discriminar e penetrar, para atravessar a confusão até a clareza. Às vezes, é a energia e a vontade de mudar que precisa ser modificada. A energia emocional, como a da raiva, não precisa desaparecer: na verdade, pode ser um recurso valioso a serviço da compaixão e da liberdade.

Transmutação Emocional Contínua

As emoções são profundamente habituais. Depois de ter transmutado uma emoção, você muitas vezes percebe que voltou ao antigo padrão. As energias emocionais recém-reveladas precisam encontrar novas formas de se organizar. O sucesso na transmutação de emoções ao longo do tempo exige prática persistente. Embora pareçam se liberar totalmente, elas em geral reaparecem algum tempo depois, de modo que você terá que trabalhá-las outra vez. Resultados duradouros exigem paciência e persistência. Com a prática, você perceberá a rapidez e a força com que as suas emoções reagem às experiências negativas, e ficará surpreso ao descobrir que, com a prática consciente, até mesmo essas emoções viscerais se liberarão naturalmente. À medida que a sua prática se tornar mais natural, você terá mais energia, percepção e habilidade para trabalhar com as emoções e energias difíceis da sua vida.

Como a transmutação de emoções se ajusta ao trabalho com a sombra:

- No processo do trabalho com a sombra, o que era "isso" ou "você" é percebido como uma parte rejeitada do "eu".
- No processo de transmutar emoções, essas dimensões do "eu" são testemunhadas pelo "EU SOU".
- No processo, elas são liberadas e você não mais se identifica com elas. Em vez das suas emoções terem você, você as tem. Em vez de dar forma ao "eu", elas se tornam "minhas".

Em outras palavras, a emoção secundária inautêntica se transforma em emoção primária autêntica, que se transmuta em energia transcendental desperta.

Trabalho com a Sombra e Transmutação de Emoções

Uma das súmulas famosas de Sigmund Freud do processo psicoterapêutico é: "Lá onde Isto estava, lá Eu virei a ser". Isso vale para o trabalho com a sombra e a transmutação de emoções:

O que era "isto"
torna-se "eu".

O que era "eu"
torna-se "meu"

e é testemunhado pelo EU SOU.

Assim, a sua energia é retomada e liberada.

Como as palavras não captam com precisão a fluidez das emoções, nenhuma generalização categórica pode ser totalmente precisa. No entanto, as correspondências mostradas na figura 4.2 podem ser úteis.

Expanda a sua Relação com as Emoções

O processo de transmutar emoções, combinado ao trabalho com a sombra, oferece a oportunidade para uma relação mais espaçosa com a sua vida emocional. Esse espaço a mais permite relaxar e experimentar diretamente os sentimentos. Você pode ser curioso e investigá-los. Tenha a certeza de que o processo será libertador e não apenas doloroso. Valorizando a energia bruta das suas emoções, você pode trabalhar com elas, sabendo que acabarão se abrindo e deixando as suas expressões contraídas para assumir a sua expressão autêntica, livre e desperta. Saiba que quando isso acontecer, você ganhará poder. A tremenda energia que contêm poderá ser usada em forma de mais vitalidade, consciência e crescimento.

O Processo 3-2-1 da Sombra e a Transmutação de Emoções são práticas inerentemente poderosas e valiosas. Os benefícios dessas práticas podem mudar todo o clima da sua experiência interior, aumentando dramaticamente a velocidade do seu crescimento e enriquecendo a

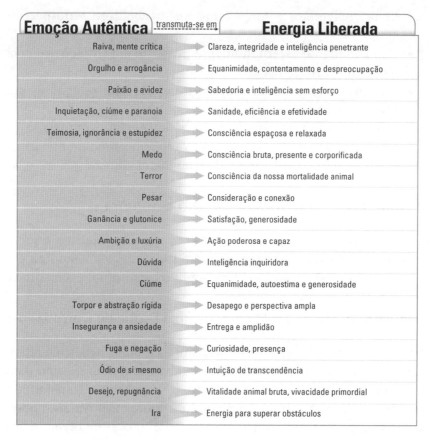

Figura 4.2 Emoção autêntica traduzida em energia liberada.

sua vida. A maior parte das pessoas tem muito medo de experimentar alguns dos próprios sentimentos. Esse medo as impede de estar plenamente presentes na vida.

Isso pode mudar quando você percebe que sentimentos "assustadores" escondem uma oportunidade de se tornar mais vivo e poderoso. Fazer esse trabalho com sucesso não só libera a energia que estava antes ligada a emoções da sombra, mas fornece uma base realista para uma relação rica e compassiva com a própria vida emocional.

Os frutos dessas práticas emocionais podem ser vistos de muitas maneiras:

- Disposição para acolher e viver mais diretamente a vida, incluindo os sentimentos que antes eram difíceis.

- Mais vivacidade e força onde antes você era entorpecido e medroso.
- Capacidade de estar totalmente presente em situações emocionalmente carregadas.
- Abertura sincera e curiosidade tranquila com relação às emoções da sombra.
- Uma atmosfera interior de autoaceitação e autocompaixão.
- Menos tendência a ser sequestrado emocionalmente e, com isso, capacidade de ver a vida com maior clareza.

Integrando Luz e Escuridão, Espírito e Sombra

Podemos agora começar a tirar algumas conclusões relativas à sombra e a fazer algumas ligações cruciais entre trabalho com a sombra e outros aspectos da PVI – especialmente a prática espiritual e a meditação.

Enfrente a Sombra, ou Ela Encontrará uma Forma de Derrubá-lo

Os mestres espirituais nos ensinaram muitas e belas lições. Oculta entre elas há uma lição mais obscura e inadvertida: nem mesmo passar muitas horas em elevados estados meditativos garante a transformação da sombra em luz. A reputação de muitas figuras espirituais, notáveis sob outros aspectos, foi manchada por escândalos envolvendo sexo, poder ou dinheiro, causados (às vezes de maneira sutil e paradoxal) por impulsos inconscientes da *sombra*.

Você Não Consegue Ver o que Não Consegue Ver

Se eu meditar, e meditar muito profundamente, o que pode acontecer? Posso observar o meu medo e a minha tristeza surgirem como objetos na minha consciência. Posso relaxar a minha "identificação" com eles. Posso até mesmo descobrir o presente atemporal em que medo e tristeza não têm importância. **Mas, a menos que, além da meditação, eu faça o trabalho com a sombra, é provável que não enfrente realmente a sombra.** Isso ficou óbvio depois de três décadas de meditação praticada assiduamente por estudantes ocidentais em caminhos do Oriente. Há uma grande diferença entre meditadores avançados que meditam, mas negligenciaram o trabalho com a sombra, e aqueles que praticam as duas coisas.

Trabalhar com a sombra, como no processo 3-2-1, traz o eu relativo de volta à totalidade; não toca o Eu infinito, ou Testemunha – que é intocado de qualquer modo. A meditação nos ajuda a perceber o Grande Eu, mas não lida diretamente com os problemas do eu finito. Uma Prática de Vida Integral faz as duas coisas: cura o eu finito unindo-o à sua sombra e descobre o Eu infinito que não tem eu e nem sombra, já que é vazio e não manifesto em todas as condições.

O Trabalho com a Sombra Inclui um Território Vasto e Rico

Aspectos do trabalho com a sombra permeiam a PVI.

O crescimento exige inerentemente que toleremos o desconforto. Para conseguir enxergar uma escolha mais consciente, temos que tomar consciência da inconsciência dos nossos hábitos ou tendências anteriores. Isso envolve pelo menos um momento de autoconsciência pouco lisonjeira, que em geral nos faz sentir desconforto.

Pessoas imaturas se defendem de maneira automática e persistente contra a autoconsciência pouco lisonjeira. Os praticantes desenvolvem uma reação diferente – curiosidade e interesse relaxados. Na verdade, a nova percepção de tendências e padrões inconscientes improdutivos é uma ótima notícia. Significa a possibilidade de novas escolhas – escolhas que podem produzir melhores resultados na nossa vida.

Essa capacidade central – enfrentar as nossas limitações e aprender com elas em vez de negá-las e reagir defensivamente – é essencial a cada módulo da Prática de Vida Integral.

O Trabalho com a Sombra é para Sempre

O trabalho com a sombra é ao mesmo tempo necessário e sem fim. Não importa o quão consciente você se torne, não há fim para o aperfeiçoamento da psique. A cada momento, a psique pode, de maneira ardilosa e invisível, brincar de esconde-esconde consigo mesma. Assim, o trabalho de lançar luz na sombra não tem fim.

Mas não *espere* até ficar livre da sombra. Você sempre pode ir além de si mesmo – agora mesmo, apesar das suas sombras. Seria um erro ficar preso indulgentemente num "corredor de espelhos" sem fim, onde tudo o que você vê são reflexos distorcidos do ego.

Entretanto, fazer o trabalho é importante. Quem está trabalhando com sinceridade para recuperar as suas projeções se torna maduro, confiável e responsável por si mesmo. É por isso que o trabalho com a sombra é um módulo central. Sessões de psicoterapia podem acabar. Mas o trabalho com a sombra não termina jamais. Ficamos cada vez mais lúcidos – mais capazes de brilhar com a luz da consciência – enquanto o trabalho com a sombra vai ficando mais sutil e profundo. Mas onde há luz há sombra – e queremos integrar uma à outra.

5

O Módulo da Mente

A Prática de Assumir Perspectivas

O Módulo da Mente da PVI tem duas dimensões básicas:

1. A prática de aumentar a capacidade de assumir perspectivas mais matizadas, complexas e precisas.
2. A prática de expandir a estrutura mental que você usa para organizar essas perspectivas.

Grande parte deste capítulo vai se concentrar na Estrutura Integral AQAL. Aprendendo a usar essa estrutura na vida diária, você aumentará radicalmente a sua capacidade de assumir perspectivas, que terão *mais sentido* dentro da sua percepção expandida. Na verdade, muitas vezes chamamos AQAL de estrutura "psicoativa" porque o próprio ato de usá-la expande, intensifica e ilumina a nossa experiência do mundo e de nós mesmos – conseguimos fazer novas conexões, sentir a vida mais profundamente e intuir dimensões mais sutis da consciência.

Aumente a Capacidade de Assumir Perspectivas

Num experimento clássico, Jean Piaget testou a capacidade de crianças pequenas para assumir diferentes pontos de vista. Ele mostrava à criança um cubo com lados opostos azuis e amarelos. Segurando o cubo, perguntava à criança: Que cor você está vendo?" Então perguntava: "Que cor eu estou vendo?" As crianças menores a quem tinha mostrado a superfície amarela achavam que ele também estava vendo o amarelo. Mas crianças com cerca de 5 anos mostravam uma grande transição. Embora também vissem o amarelo, entendiam que o pesquisador estava vendo o azul. A criança conseguia assumir a perspectiva do outro, o que lhe permitia responder corretamente.

Idealmente, essa capacidade de assumir perspectivas continua se desenvolvendo pela vida adulta. O crescimento ocorre à medida que assumimos perspectivas cada vez mais amplas. Antes mergulhados numa perspectiva limitada, nós nos tornamos capazes de adotar uma visão mais abrangente que ultrapassa a verdade limitada do nosso modo de ver anterior. Com o tempo, aprendemos a assumir perspectivas das próprias perspectivas que assumimos! E assim avança a evolução da consciência.

A simples intenção de *ver mais perspectivas* é uma prática fundamental do módulo da Mente. Quando possível, procure perceber outras perspectivas, despertando assim continuamente para perspectivas novas e mais amplas – assumindo perspectivas das próprias perspectivas assumidas. Como praticante, tenha consciência de que cada perspectiva é ao mesmo tempo verdadeira e parcial, *incluindo a sua*. Assim, procure ser menos defensivo a respeito do seu ponto de vista e mais curioso a respeito de novas maneiras de ver as coisas.

Fácil de falar, difícil de fazer. A prática de se abrir para novas perspectivas pode assumir um milhão de formas: ler livros, conversar com novas pessoas, viajar, experimentar uma arte. A mente é realmente

---

O Módulo da Mente e PVI

O módulo da Mente *permeia* toda a Prática de Vida Integral. Na verdade, estamos fazendo uma prática do módulo da Mente neste exato momento: *assumindo uma perspectiva da própria prática*.

Percorrer com sucesso o caminho através da nossa prática de vida exige todas as dimensões do eu – incluindo a mente. Uma mente desenvolvida nos permite assumir múltiplas perspectivas e fazer escolhas melhores ao planejar a nossa prática, enfrentar desafios e despertar para novas realizações. Uma inteligência mental madura nos permite emergir não apenas como expressão da unidade universal mas, de maneira distinta, como cada um de nós é – *o eu único*.

infinita, assim como as perspectivas disponíveis para nós. É isso que torna a Estrutura AQAL uma ferramenta indispensável. Como forma de *organizar* as muitas perspectivas que assumimos, ela realmente abre espaço para mais (e mais profundas) perspectivas. Assim como arrumar um *closet* o ajuda a guardar mais coisas nele (e o ajuda a encontrar o que estava procurando), usar AQAL ajuda a criar "um lugar para tudo na vida".

Elementos da Estrutura Integral

Teoria Integral AQAL

AQAL é uma potente ferramenta para integração mental. Ela identifica algumas distinções simples que podem capacitá-lo a reconhecer, classificar e por fim transcender (e incluir) perspectivas. Vamos dar uma olhada nos elementos-chave de AQAL.

AQAL significa "todos os **quadrantes**, todos os **níveis**, todas as **linhas**, todos os **estados** e todos os **tipos**". É a mais simples série de distinções capaz de dar conta da complexidade do nosso mundo em evolução e da profundidade e extensão da consciência, que a prática autêntica busca.

Dizemos muitas vezes que AQAL "revela o sentido de tudo". No entanto, a estrutura AQAL não é totalizadora. Na verdade, deixa de fora a maior parte dos detalhes, a serem completados por novas descobertas e pela experiência individual. AQAL é uma "teoria de tudo" porque *abre espaço ativamente para todas as maneiras de conhecer de que temos conhecimento e as inclui conscientemente* – da fenomenologia à ciência dos sistemas, dos estudos culturais ao empirismo, da contemplação à psicologia do desenvolvimento e mais.* E o faz com base em milênios de sabedoria, séculos de ciência e décadas de pesquisa transcultural. AQAL nos ajuda a perceber que o Kosmos é muito maior do que antes imaginávamos. Serve, assim, como uma estrutura expansiva para praticamente qualquer atividade humana, incluindo a Prática de Vida Integral.

---

* Tecnicamente, isso é chamado de "Pluralismo Metodológico Integral". É uma forma de respeitar as verdades e *insights* de uma multidão de disciplinas mostrando como as suas respectivas maneiras de saber se encaixam entre si.

AQAL: Todos os Quadrantes, Todos os Níveis, Todas as Linhas, Todos os Estados, Todos os Tipos

Segue-se um resumo dos elementos da Estrutura AQAL:

Quadrantes: combinam duas das distinções mais fundamentais no Kosmos: interior/exterior e individual/coletivo. As quatro intersecções resultantes nos dão *o interior e o exterior do individual e do coletivo* (Eu, Nós, Isto, Istos).

Níveis: estruturas de ordem superior que emergem à medida que a evolução penetra em novos territórios. Essas estruturas refletem altitudes de consciência (como egocêntrico, etnocêntrico, mundicêntrico). Às vezes chamados de "estágios" ou "ondas" de desenvolvimento.

Linhas: áreas específicas em que o crescimento e o desenvolvimento podem ocorrer (por exemplo, interpessoal, moral, musical, cognitiva). Às vezes chamadas de "inteligências múltiplas" ou "cursos" de desenvolvimento.

Estados: formas temporárias, mutáveis e às vezes intensificadas de consciência (por exemplo: de vigília, de sonho, de sono profundo, estados meditativos, "a zona" e experiências de pico).

Tipos: diferenças horizontais (como masculino e feminino, expressões, diferenças culturais ou tipos de personalidade como o Eneagrama ou Myers-Briggs).

Um Lugar para Tudo na sua Vida

A vida contemporânea é opressiva e isso não é segredo. A disponibilidade de tanta informação e de tantas variedades de experiência é ao mesmo tempo uma bênção e uma maldição. A sobrecarga de informação pode ser sufocante, insistente, intimidante, paralisante, atemorizante, cansativa e totalmente exaustiva. Acredite ou não, *uma estrutura Integral simplifica a situação.* AQAL é aspirina para essa dor de cabeça de informação.

Sem organização, a informação perde a sua utilidade. Os dados nada são, a menos que tenham relação com um contexto maior. Fragmentos desconectados de informação formam amontoados inúteis e sem sentido até o momento em que enxergamos os padrões que os unem. *AQAL ajuda a transformar amontoados em conjuntos ao identificar os padrões fundamentais que conectam esses amontoados.* Uma

Mas é só uma Viagem?

Integrar mente, corpo e espírito é uma tarefa crucial de qualquer PVI. Mas isso não significa livrar-se da mente – afinal, ela é central para a equação! Muita gente vê a mente como um obstáculo para o crescimento espiritual. Somos exortados a ir além da mente, a soltá-la, a deixá-la de lado. "Saia da mente e entre no corpo." Ou "Pare de ser tão mental e apenas seja!" "Para ser realmente espiritual, você tem que ouvir de perto a sabedoria do corpo e evitar as distinções intelectuais."

Quando se trata de espiritualidade, há o preconceito de que a mente nos tira da experiência imediata – de que a mente é "conceitual" enquanto o corpo é "experimental". Queremos sentir algum tipo de unidade ou intimidade com o Espírito, mas a mente, com as suas divisões e distinções, mata esse sentimento-experiência. Sem mencionar a enxurrada de pensamentos e distrações (ou "mente de macaco") que surgem na meditação. Assim, na espiritualidade popular, a regra é "Apenas Ser!" – em outras palavras, não ser intelectual demais.

É definitivamente possível atolar na cabeça se você não tem uma prática realmente Integral. Mas a PVI *inclui* a mente e o intelecto: não os deixa de lado. Faz da mente uma dimensão da prática. Usar a estrutura AQAL é por si só uma prática de integração corpo-mente-espírito (e sombra).

O pensamento claro é necessário para cultivar clareza mental, escolha consciente e até mesmo compaixão. Tenho que conseguir primeiro *assumir a sua perspectiva* (um ato mental) para ter *empatia* por você. Para ser realmente espiritual, é preciso ter a mente saudável e desenvolvida.

---

visão Integral revela como aspectos aparentemente não relacionados da nossa experiência se encaixam, simplificando a complexidade da vida sem supersimplificar e oferecendo um lugar para tudo.

Quadrantes

Nenhum mapa pode incluir todos os detalhes, *mas pode abrir espaço para todos eles.* Por exemplo, seria impossível encaixar todas as direções concebíveis no mostrador de uma bússola. No entanto, a bússola abre espaço para cada direção possível com duas orientações simples: Norte/Sul e Leste/Oeste.

Do mesmo modo, os quatro quadrantes criam um lugar para tudo com duas distinções simples:

1. **Interiores** (incluindo pensamentos, sentimentos, significados e experiências meditativas) e **Exteriores** (incluindo átomos, cérebro, corpo e comportamentos).

e

2. **Individuais** (que têm as próprias experiências e formas distintas) e **Coletivos** (que interagem em sistemas e grupos culturais).

Quando fazemos essas duas distinções, surgem as mesmas quatro dimensões ou espaços que percorremos no Capítulo 3: **Eu**, **Nós**, **Isto** e **Istos**.

Uma visão Integral vê como as realidades em cada um dos quatro quadrantes – consciência e sombra no quadrante Superior Esquerdo, valores culturais e relacionamentos no Inferior Esquerdo, comporta-

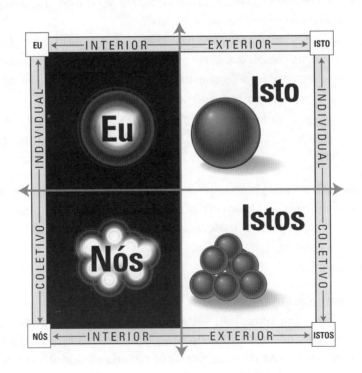

Figura 5.1   Os Quatro Quadrantes

mentos individuais e fatores psicológicos no Superior Direito e sistemas ecológicos e econômicos no Inferior Direito – se interpenetram para gerar cada momento da vida neste planeta e na nossa consciência.

Na verdade, as quatro dimensões representadas pelos quadrantes estão presentes em cada situação da vida. Visualize-se chegando ao escritório de manhã...

Quadrante Superior Esquerdo, espaço "Eu" Interior-Individual: você está empolgado e um pouco nervoso com a reunião de hoje. Pensamentos sobre a melhor maneira de se preparar disparam pela sua mente.

Quadrante Inferior Esquerdo, espaço "Nós" Interior-Coletivo: você penetra numa conhecida cultura empresarial de expectativas, valores e significados compartilhados que são comunicados, de forma explícita ou implícita, todos os dias.

Quadrante Superior Direito, espaço "Isto" Exterior-Individual: o seu comportamento físico é óbvio – andar, dar bom-dia, abrir uma porta, sentar-se à mesa, ligar o computador e assim por diante. A ativi-

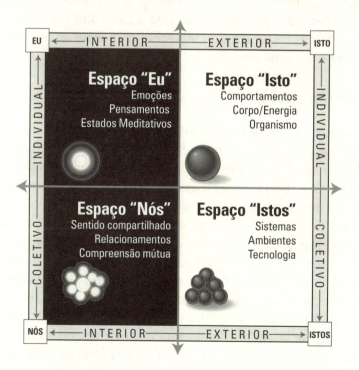

Figura 5.2 O que há nos quatro quadrantes?

dade cerebral, o ritmo cardíaco e a transpiração aumentam à medida que a importante reunião se aproxima.

Quadrante Inferior Direito, espaço "Istos" Exterior-Coletivo: elevadores, movidos a eletricidade gerada a muitos quilômetros de distância, o levam ao seu andar. Você navega com facilidade pelo ambiente conhecido, chega à sua mesa e entra na *intranet* da empresa para ver os últimos resultados de vendas nos vários mercados internacionais da empresa.

Como você vê, os fenômenos surgem nas quatro dimensões ao mesmo tempo. Os quatro quadrantes co-ocorrem (ou, mais precisamente, "tetraocorrem") na experiência de cada *agora*. Além disso, *a Prática de Vida Integral exercita aspectos do seu ser em todos os quatro quadrantes*. A PVI é favorecida ao contemplar todos eles: o **"Eu" Individual Interior**, o **"Isto" Individual Exterior**, o **"Nós" Coletivo Interior** e o **"Istos" Coletivo Exterior**, que já estão sempre presentes a cada momento.

Tendo adotado a PVI e uma vida de prática, você vai perceber vez ou outra que está "esquecendo" de um ou mais dos quadrantes da sua vida, concentrando-se apenas em determinadas partes da realidade e deixando o resto de fora. À medida que a Estrutura Integral se tornar uma segunda natureza, você reconhecerá com mais facilidade as quatro dimensões da situação.

Níveis de Consciência

Esse é o segundo elemento básico da Estrutura AQAL. Sustenta que há *estruturas de consciência superiores e inferiores (ou mais ou menos evoluídas e conscientes)* e que nós, como indivíduos e sociedades, podemos crescer e atingir níveis mais elevados em *estágios* progressivos ou *ondas* de desenvolvimento.

Muitas pessoas acham essa ideia difícil de engolir. Acham que falar de níveis é se pôr acima dos outros ou acham que a própria noção de "consciência superior" é um tanto vaga e típica da Nova Era. Infelizmente, não deixam de ter razão: às vezes as pessoas tentam com arrogância se pôr acima dos outros – usando a sua religião intelectual para imaginar a sua falsa superioridade. E é verdade que às vezes as pessoas falam em "consciência superior" de maneira piegas ou irrefletida – o que desacredita a nobre e profunda questão de despertar no Kosmos.

Mas, por outro lado, se considerarmos a evolução, vemos milhões de minúsculas mudanças incrementais gerando periodicamente *propriedades emergentes* – e algo totalmente novo irrompe (como as células vivas emergindo de uma sopa química primordial, ou a arte emergindo dos primeiros seres humanos). Isso demarca uma *onda*, um *estágio* ou um *nível* de desenvolvimento totalmente novo. Acontece nos quatro quadrantes – na evolução física e biológica (Isto), na evolução socioeconômica (Istos) e cultural (Nós), e na evolução da consciência individual (Eu). E esses estágios de desenrolam num padrão discernível.

Considere a seguinte sequência:

- Fazer o que papai e mamãe lhe dizem para fazer (infância).
- Fazer o que você e os seus colegas de colégio querem fazer (em geral se rebelando contra mamãe e papai – adolescência).
- Fazer o que você acha certo em seus próprios termos, como adulto livre e responsável (vida adulta).

Ou esta:

- Escravidão
- Segregação
- Direitos civis

Podemos dizer que há uma sequência de estágios de consciência cada vez mais elevados nesses exemplos? Será que alguém desejaria *voltar* em alguma dessas sequências?

Aqui há quem não goste de falar em níveis por não querer rebaixar ninguém ou criar uma desculpa para tratar alguém injustamente. Essa é uma preocupação totalmente válida. Mas, em alguns casos, temos que diferenciar níveis maiores e menores de complexidade e consciência. Às vezes é importante defender um ponto de vista superior. É a consciência superior ou a inferior que odeia os homossexuais? É superior ou inferior uma sociedade garantir direitos iguais para os cidadãos? É inferior ou superior ver o mundo em termos polarizados (nós *versus* eles) em vez de valorizar matizes de verdade em todos os lados?

Podemos também ver a evolução biológica como um exemplo de níveis (ver figura 5.3).

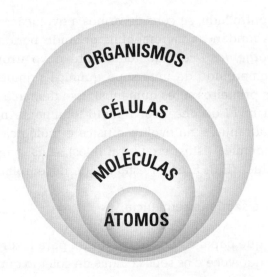

Figura 5.3 Níveis simples de evolução física e biológica.

Como os círculos mostram, as moléculas são "superiores" aos átomos porque os transcendem, embora os contenham na sua constituição. As células vão além das moléculas de maneira semelhante, assim como os organismos com relação às células e assim por diante. Quando um nível mais alto transcende e inclui um nível mais baixo, ocorre uma emergência qualitativa, o que significa que alguma coisa nova, que não estava ali antes, passa a existir. Essa "alguma coisa nova" representa um nível evolutivo.

Há bilhões de anos, quando *big-bang* trouxe o universo à existência, todas as estrelas, planetas e formas de vida não apareceram de repente totalmente formados, mas tiveram que *evoluir até a existência*. Primeiro, havia várias formas de energia e partículas subatômicas, depois moléculas; depois organismos unicelulares; depois organismos multicelulares; depois várias formas de plantas e animais; depois os primeiros hominídeos; e depois, *puf*, os incríveis seres humanos! Homens e mulheres razoáveis podem discordar sobre os detalhes desse processo miraculoso mas, seja como for, podemos dizer que um organismo humano é um nível de existência superior, mais complexo e mais consciente do que, digamos, um átomo de carbono. (E o bom é que não temos que nos preocupar com os sentimentos do átomo de carbono porque ele *não tem* sentimentos – pelo menos do tipo que ficaria ferido com a nossa arrogância.)

Mas veja: enquanto *transcendemos* os átomos de carbono fazendo todos os tipos de coisas e tendo todos os tipos de qualidades que eles não têm e não conseguem fazer, também *incluímos* átomos de carbono em nossa constituição física. Na verdade, *dependemos* deles. Eles são mais *fundamentais*. Se os átomos de carbono fossem eliminados, não haveria seres humanos (ou outros seres vivos). Incluímos aspectos de quase toda a sequência evolutiva, dos átomos às moléculas, às células individuais, às células nervosas, ao sistema límbico, ao nosso complexo neocórtex, que nos permite fazer coisas como usar a linguagem simbólica e contemplar a evolução kósmica. Cada novo nível transcendeu e incluiu tudo o que houve antes, sempre crescendo para graus cada vez maiores de consciência e inovação criativa.

Todos os quatro quadrantes mostram níveis evolutivos. Os quadrantes da esquerda medem o desenvolvimento em termos de *profundidade interior*, ou *consciência*. Os quadrantes da direita medem o desenvolvimento em termos de *complexidade exterior*. No entanto, como os quatro quadrantes "tetraocorrem", um aumento em consciência interior corresponde, em geral, a um aumento em complexidade exterior.

A emergência do complexo neocórtex no quadrante Superior Direito corresponde ao surgimento de inteligência superior no quadrante Superior Esquerdo. Este, por sua vez, se alinha ao florescimento de culturas humanas no quadrante Inferior Esquerdo e ao desenvolvimento de civilizações no quadrante Inferior Direito. As quatro dimensões evoluíram simultaneamente (e continuam a evoluir!) para ondas superiores de consciência e complexidade.

Em termos da nossa *evolução pessoal*, isso significa que podemos nos concentrar intencionalmente em **harmonizar o desenvolvimento nos quatro quadrantes** para alcançar ondas mais elevadas de consciência e compaixão. Na verdade, essa é uma função básica da Prática de Vida Integral. Como os quatro quadrantes são profundamente entrelaçados, o desenvolvimento geral *tem que* ocorrer em todos os quatro quadrantes. Se qualquer um dos quadrantes ficar para trás, ele tenderá a puxar os outros *para baixo*. Por exemplo, se você está tentando atingir um estado de clareza na sua consciência interior Superior Esquerda, não ajudará em nada se os ambientes Inferiores Direitos, como a sua casa ou escritório, estiverem uma bagunça. É por isso que tendemos a limpar instintivamente o nosso espaço (exterior) quando tentamos nos concentrar na nossa mente (interior).

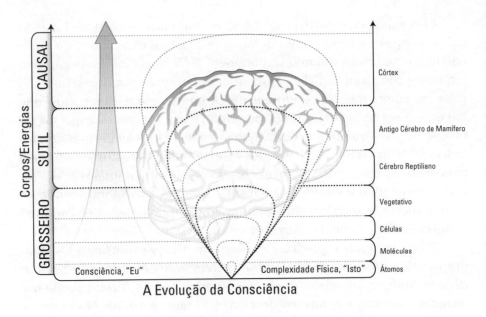

Figura 5.4 Consciência maior = complexidade maior.

A mesma dinâmica funciona na direção oposta. Se, por exemplo, você está tentando atingir um nível mais elevado de bem-estar e saúde física (quadrante Superior Direito), associar-se a pessoas que valorizam o exercício, comer direito e viver de maneira saudável (quadrante Inferior Esquerdo) são coisas que podem *puxá-lo para cima*. E assim vamos percorrendo os quadrantes.

Crescer e atingir níveis mais elevados de consciência e saúde envolve transcender e incluir quem você era antes. O antigo você se desenvolve e se transforma num *novo* você. O novo você mantém algumas características *duradouras* do antigo você e descarta seus aspectos *transitórios*. De cada ponto de vista mais elevado, o que antes era invisível se torna visível. Você já passou por isso, não é? Hoje, você não é mais a pessoa que era há dez anos e sabe disso. Você pode contemplar o antigo você e descrever as muitas maneiras pelas quais superou o seu eu anterior, assim como as muitas características que restaram.

Para mostrar melhor o que está envolvido, vamos usar um modelo muito simples de desenvolvimento moral que tem apenas quatro níveis ou estágios. Ao nascer, o bebê ainda não foi socializado para a ética e

Pesquisadores do desenvolvimento, como Robert Kegan da Harvard University, descrevem o processo de crescimento e desenvolvimento adulto em direção a uma consciência mais complexa como uma questão de se tornar consciente daquilo que antes moldava a percepção: o *sujeito* de um nível se torna o *objeto do sujeito* do nível seguinte.

---

convenções da cultura: é o **estágio pré-convencional**, chamado também de **egocêntrico**, já que a consciência do bebê está em grande parte absorvida em si mesma. Ele não consegue assumir a perspectiva dos outros e, assim, não consegue vê-los como seres semelhantes que merecem consideração moral. Mas à medida que começa a aprender as regras e normas da sua cultura, a criança entra no **estágio convencional** da moral. Esse estágio é também chamado de **etnocêntrico**, já que se concentra no grupo específico da criança, na sua tribo, clã ou nação, tendendo a não dar importância aos que estão fora desse grupo. Mas no estágio seguinte de desenvolvimento moral, o **estágio pós-convencional**, a identidade do indivíduo se expande outra vez, agora para incluir a preocupação por todas as pessoas, sem levar em conta raça, cor, sexo ou credo, sendo esse estágio chamado de **mundicêntrico**. Se o indivíduo continua crescendo (talvez por iniciar uma PVI), ele progredirá para um estágio **pós-pós-convencional** ou **kosmocêntrico** de desenvolvimento moral, tornando-se capaz de se identificar com *todos os seres sencientes* e de se preocupar com eles.

Então, o desenvolvimento moral tende a passar de "eu" (egocêntrico) para "nós" (etnocêntrico) para "todos nós" (mundicêntrico) para "todos os seres sencientes" (kosmocêntrico) – um bom exemplo de como o desenrolar dos estágios de consciência supera o narcisismo e atinge a capacidade de assumir perspectivas mais amplas e mais profundas.*

---

* Lembre que nunca estamos em um único nível, pois tendemos a flutuar em torno de um **determinado nível**, às vezes mais para cima, às vezes mais para baixo mas, espera-se, subindo aos poucos ao longo do tempo. Dizer que alguém está no, digamos, nível mundicêntrico em desenvolvimento moral significa que, em geral, leva em conta todo mundo ao enfrentar dilemas morais – mas *às vezes* será "etnocêntrico" e, às vezes, "egocêntrico". Então, quando alguém se desenvolve até um determinado nível, isso significa que tem uma *probabilidade maior* de operar nesse nível num bom dia. É por isso que às vezes nos referimos aos níveis como "ondas", para enfatizar a sua fluidez.

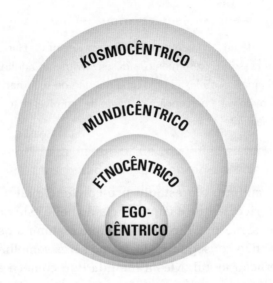

Figura 5.5 Estágios de desenvolvimento moral.

- Egocêntrico = eu
- Etnocêntrico = nós
- Mundicêntrico = todos nós (todas as pessoas e o planeta)
- Kosmocêntrico = todo o Kosmos senciente e em expansão

As *limitadas perspectivas* dos níveis inferiores são deixadas para trás no processo de desenvolvimento. Um aspecto de nível inferior da consciência não pode mais fingir que é o centro do universo. Com a compreensão e a aceitação dos níveis como marcos *progressivos* e *permanentes* ao longo do caminho evolutivo da sua expansão, vem o impulso implícito de crescer para *níveis mais elevados e ajudar os outros a fazer o mesmo*. A Prática de Vida Integral fornece um método abrangente mas elegante para viver esse impulso evolutivo inerente.

Dito isso, há também um sentido em que somos o que somos – o que está certo. Você julgaria com dureza um bebê recém-nascido por ainda não saber andar? Ou uma criança de 5 anos por não entender cálculo? Nenhum nível de desenvolvimento é ruim ou errado. Cada um deles é parte de uma sequência natural e tem o direito de existir. Cada um é *parcialmente* verdadeiro, mas os níveis mais elevados são (por definição) *mais verdadeiros* porque transcendem e incluem os níveis inferiores.

Não há um nível *absolutamente superior* porque sempre podem emergir níveis *ainda mais elevados* – o que certamente vai acontecer, gostemos ou não! Então, temos que ser gentis com nós mesmos – ninguém precisa ser um fanático por desenvolvimento. A nossa tarefa, como praticantes Integrais, é trabalhar com *todos os níveis de que temos conhecimento* – porque todos são reais, todos pertencem a este Kosmos magnífico e, compreendendo-os melhor, poderemos ser mais eficazes e amorosos na nossa vida – gentilmente, naturalmente e no nosso próprio ritmo.

Ter conhecimento dos níveis pode influenciar a nossa prática de muitas maneiras. Por exemplo, podemos escolher em geral o nível em que reagimos à experiência. A escolha de reagir nos níveis mais elevados e verdadeiros favorecerá a prática (assim como o sucesso na vida). Estamos também em constante comunicação e interação com pessoas e grupos que operam num amplo espectro de níveis. Muitas vezes, a prática assume a forma de ir ao encontro das pessoas e de aprender a falar numa linguagem que elas entendam. (Leia mais sobre Comunicação Integral na página 136).

Linhas de Desenvolvimento

Discutimos níveis de desenvolvimento de várias maneiras diferentes – socialmente, biologicamente, moralmente – nos quatro quadrantes. Será que a consciência se desenvolve monoliticamente em todas as áreas ao mesmo tempo? De acordo com AQAL, de forma alguma. Embora possa haver correlações entre o crescimento em diferentes áreas – e embora o crescimento em algumas áreas possa ser necessário para o crescimento em outras – podemos distinguir múltiplas **linhas de desenvolvimento** ao longo das quais o crescimento ocorre de forma relativamente independente. Na verdade, um nível de desenvolvimento é sempre um nível *numa linha específica*. E assim como os níveis são mais como *ondas* fluidas do que como estruturas rígidas semelhantes a degraus, as linhas são mais como *correntezas* sinuosas do que como trilhos retos e estreitos.

Sabe-se que há mais de uma dezena de linhas de desenvolvimento, incluindo as seguintes:

- Cognição
- Necessidades
- Autoidentidade
- Valores
- Emoções

- Estética
- Moral
- Relação interpessoal
- Cinestésica
- Espiritualidade

Cada linha é única na medida em que pode se desenvolver de maneira *relativamente independente* das outras. Em outras palavras, você pode estar bem avançado em uma linha, medíocre em outra e com baixo desenvolvimento em outra. Por exemplo, uma pessoa pode ter desenvolvimento interpessoal avançado e baixo desenvolvimento moral – como um vigarista afável que usa seu traquejo para enganar os outros. Outros podem esbanjar inteligência emocional mas ter pouca compreensão do computador. Você pode ser extremamente avançado em sua linha cognitiva – um sabe-tudo enciclopédico – mas ser emocionalmente um desastre ou, cinestesicamente, incapaz de tocar os dedos dos pés.

A despeito dos altos e baixos, as linhas de desenvolvimento nos mostram os vários tipos de inteligência ao nosso alcance. Howard Gardner tornou um conceito semelhante muito conhecido por meio de sua pesquisa sobre **múltiplas inteligências** na Harvard University. A teoria das múltiplas inteligências inclui um subconjunto de todas as linhas de desenvolvimento.

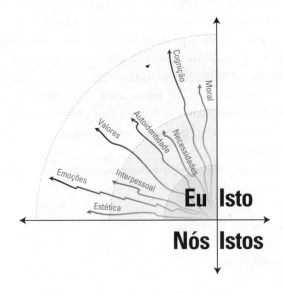

Figura 5.6 Algumas linhas de desenvolvimento.

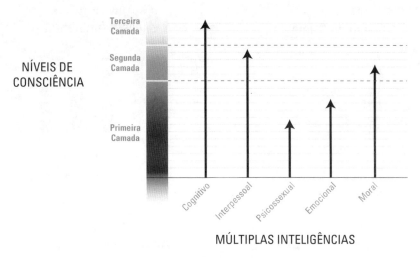

Figura 5.7 Psicógrafo Integral.

AQAL combina níveis e linhas (ou ondas e correntezas) para nos dar uma visão mais abrangente, equilibrada e precisa do desenvolvimento geral. O **Psicógrafo Integral** é uma ferramenta útil para ver a relação entre níveis e linhas numa pessoa.

O Psicógrafo Integral da figura 5.7 ilustra a relação entre níveis e linhas mostrando cinco linhas importantes com desenvolvimento desigual em três níveis.

As figuras de 5.8-5.11 da página 106 representam outros exemplos de psicógrafo. Não são para ser vistos de maneira rígida (lembre-se: níveis e linhas são na verdade fluidos como ondas e correntezas!), mas ajudam a conceitualizar o nosso desenvolvimento geral num simples instantâneo. É claro que isso é muito mais complicado do que qualquer gráfico consegue mostrar, mas um quadro geral pode nos ajudar muito quando se trata de trabalhar com as muitas nuances enganadoras do desenvolvimento humano.

Como você vê, cada Psicógrafo Integral é um zigue-zague diferente de altos e baixos, forças e fraquezas, riquezas e (às vezes trágicos) déficits. Isso nos ajuda a ver como praticamente todos nós nos desenvolvemos de maneira irregular, impedindo-nos de pensar que só porque somos ótimos numa área temos que ser ótimos em todas as outras. Em geral, o oposto está mais próximo da verdade. São muitos os líderes empresariais, professores espirituais e políticos que se deram mal por não compreender essa realidade básica.

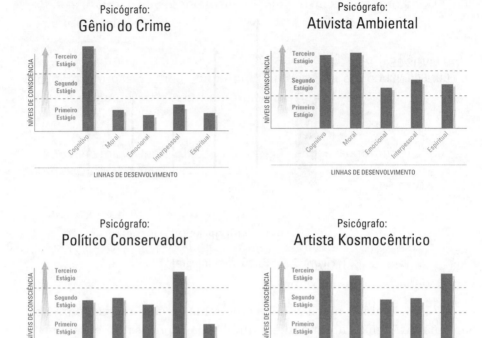

Figuras 5.8-5.11

Conhecer o próprio psicógrafo – cultivar uma autoimagem e uma autocompreensão mais Integralmente informadas – lhe dá mais liberdade (e sabedoria) para escolher a melhor maneira de trabalhar com as suas forças e fraquezas, e também com as dos outros. Na verdade, *você pode personalizar a sua Prática de Vida Integral com base no seu Psicógrafo Integral.*

Uma estratégia simples é se concentrar nas linhas mais altas (para alavancar as suas forças) e nas mais baixas (para aliviar as suas fraquezas mais limitadoras). Dando especial atenção à linha em que você é melhor e expandindo os seus maiores potenciais, você pode oferecer mais plenamente ao mundo as suas dádivas mais profundas. Dirigir a energia da prática às linhas mais fracas pode superar problemas potencialmente debilitantes que poderiam impedi-lo de realizar as suas mais altas intenções. Sejam quais forem as linhas em que prefere se

Tipos de Linhas

- **Linha cognitiva** (necessária mas não suficiente para o crescimento)
- **Linhas relacionadas ao eu** (por exemplo, ego, necessidades, moral, auto-identidade, valores)
- **Linhas do talento** (musical, visioespacial, matemático, cinestésico)
- **Outras linhas importantes** (espiritual, estética, emocional, psicossexual, interpessoal)

As muitas linhas ou correntezas identificadas por pesquisadores do desenvolvimento podem ser agrupadas em quatro categorias principais.

1. Pusemos a **linha cognitiva** na própria categoria porque as pesquisas mostram que ela fornece a capacidade de assumir perspectivas, sendo "necessária mas não suficiente" para o crescimento na maior parte das outras linhas. Isso a torna (assim como o módulo da Mente na PVI) extremamente importante. A principal razão da linha cognitiva ser necessária mas não suficiente para as outras linhas é que você precisa ter conhecimento de alguma coisa para agir sobre ela, senti-la, identificar-se com ela, precisar dela ou ter consideração por ela.

2. As linhas ou correntezas **relacionadas ao eu** estão especialmente associadas às necessidades, aos valores, à identidade e ao desenvolvimento do eu através das principais ondas de consciência. Embora as muitas linhas relacionadas ao eu sejam diferentes entre si, são também intimamente relacionadas. As muitas linhas relacionadas ao eu de uma pessoa costumam estar quase no mesmo nível de consciência.

3. Howard Gardner identificou múltiplas **linhas de talento** ou inteligências, como inteligência linguística, espacial, matemática, musical e cinestésica. As linhas do talento se desenvolvem com relativa independência umas das outras, o que significa que algumas podem estar em plena florescência enquanto outras estão apenas brotando ou ainda latentes.

4. **Outras linhas importantes** não estão listadas entre as linhas relacionadas ao eu, mas são mais centrais para a maturação geral do que os talentos. Entre elas estão as linhas de desenvolvimento espiritual, estética, emocional e interpessoal.

---

concentrar, a Estrutura AQAL garante que você ao menos tenha conhecimento de todas elas – dentro de você mesmo e em todas as pessoas que encontra.

A Prática de Vida Integral não exige (nem recomenda) que você se torne hiperdesenvolvido em cada uma das linhas, como uma espécie de declateta da consciência, ou um faz-tudo do desenvolvimento. Se quiser, você pode se tornar um declateta em níveis e linhas, mas provavelmente não terá tempo para isso. E isso por certo não é necessário para a Prática de Vida Integral. Você não precisa dominar todas as linhas de desenvolvimento: basta que as perceba. *Por si só, essa percepção exercerá uma força de equilíbrio na sua vida* porque você começará naturalmente a adaptar o seu comportamento para nivelar as suas forças e compensar as suas fraquezas. Por exemplo, você pode acrescentar ou subtrair práticas para corrigir desequilíbrios. Compreendendo a Estrutura AQAL – um mapa cujo território é você – a sua autoconsciência vai crescer e se aprofundar naturalmente, de modo que você possa tomar decisões melhores na vida pessoal, no trabalho e nas suas contribuições para o mundo.

Respondendo às Perguntas da Vida

Podemos ver as linhas de desenvolvimento como perguntas que a vida coloca para nós, repetidamente. A vida nos faz essas perguntas e nós as respondemos.

- Do que eu tenho conhecimento? (cognição)
- Do que eu preciso? (necessidades)
- Quem sou eu? (autoidentidade)
- O que é importante para mim? (valores)
- Como eu me sinto a esse respeito? (inteligência emocional)
- O que é belo ou atraente para mim? (estética)
- Qual é a coisa certa a fazer? (desenvolvimento moral)
- Como devemos interagir? (desenvolvimento interpessoal)
- Como devo fisicamente fazer isso? (habilidade cinestésica)
- Qual é de suprema importância? (espiritualidade)

Cada uma dessas perguntas tem uma longa história. Algumas mais longas e mais desenvolvidas, outras mais curtas e menos desenvolvidas. As pessoas têm refletido sobre elas à medida que evoluímos. E justamente porque nos são apresentadas pela própria vida, as nossas maneiras de respondê-las se desenvolveram. Esse desenvolvimento se dá *horizontalmente* – em cada nível, as respostas podem ser mais ou menos saudáveis – e *verticalmente*: os níveis são hierarquias de quão inteligentemente respondemos às questões da vida.

Examine por um momento a sua história e veja como respondeu a essas perguntas de maneiras diferentes ao longo da vida. Você sabe hoje mais do que sabia há dez anos? Você tem hoje uma autoidentidade mais ampla do que quando era adolescente? Os seus valores mudaram desde que você terminou o colégio? Suas preocupações fundamentais se aprofundaram ao longo dos anos? Quando pomos tudo isso na mesa e examinamos como respondemos a essas perguntas ao longo do tempo, é fácil ver a natureza em evolução das nossas linhas de desenvolvimento.

Lembre-se de que não inventamos simplesmente essas linhas e os níveis através dos quais elas se desenvolvem. AQAL incorpora a pesquisa feita por centenas de estudiosos do mundo todo.* Cada pesquisador fez uma série de perguntas a milhares de pessoas – às vezes numa só cultura às vezes em várias –, observou o padrão ou estrutura por trás das respostas e acompanhou as reações ao longo do tempo. É assim que sabemos que cada linha de desenvolvimento tem os próprios níveis de realização – baixo, médio, alto, muito alto (sem indicação até agora de um limite superior). A abordagem AQAL "todos os níveis/todas as linhas" junta todas as diferentes peças do quebra-cabeça para nos dar um quadro mais abrangente do potencial humano até agora.

Níveis e Linhas: Muitos Caminhos, uma Montanha

Vamos recuar um pouco e examinar o quadro geral. Há um denominador comum entre todas essas linhas de desenvolvimento e os seus níveis? Há alguma semelhança entre o desenvolvimento em uma linha e o desenvolvimento nas outras? Segundo AQAL, há sim. O denominador comum para todo e qualquer desenvolvimento no interior de uma pessoa é a **própria consciência**, e·a equivalência que todos os níveis compartilham é a sua **altitude** de consciência.

Imagine uma montanha com, digamos, dez caminhos que representam as linhas de desenvolvimento. A montanha, é claro, parece

---

* Alguns pesquisadores importantes em psicologia do desenvolvimento que teorizaram e/ou mediram linhas e níveis incluem: cognitivo – Jean Piaget, Robert Kegan, Michael Commons e Francis Richards; necessidades – Abraham Maslow; emocional – Daniel Goleman; autoidentidade – Jane Loevinger e Susanne Cook-Greuter; valores – Clare Graves, Don Beck e Chris Cowan; moral – Lawrence Kohlberg e Carol Gilligan; espiritual – James Fowler. O psicólogo cognitivo Howard Gardner introduziu o conceito de inteligências múltiplas, definindo oito: linguística, lógico-matemática, espacial, corporal-cinestésica, musical, interpessoal, intrapessoal e naturalista.

bem diferente dependendo do caminho em que você está – e esses caminhos singulares não podem ser igualados. Mas você pode dizer que todos os caminhos passam pelos mesmos gradientes de altitude – 900 metros, 1.500 metros, 2.000 metros e assim por diante. Essas medidas por si sós (1.200 metros, 2.000 metros etc.) *não têm conteúdo* – são "vazias" assim como a consciência tomada isoladamente – mas cada um dos caminhos (linhas de desenvolvimento) pode ser medido em termos da sua altitude na montanha. A "altitude" significa o grau de desenvolvimento, o que é outra maneira de indicar a "quantidade" de profundidade e complexidade que a consciência pode habitar.

Usar a altitude como marco universal de desenvolvimento nos permite relacionar semelhanças gerais entre as várias linhas. Mas a altitude por si só, como os "metros" ou os "pés", **não tem conteúdo**: é vazia. Ninguém diz: "Tive que parar a construção da casa porque acabaram os metros". Essas são apenas unidades de medida abstratas – mas extremamente úteis. Isso vale para "consciência", quando usada desse modo. Não se trata de uma coisa ou de um fenômeno. Não tem descrição. *A consciência não é por si só uma linha entre outras linhas, mas o espaço em que todas as linhas se estendem e todos os níveis emergem.*

Como representamos isso? Pode ser de várias maneiras. Escolhemos uma série de cores dispostas de acordo com a sua ordem no espectro do arco-íris, como um sistema taquigráfico fácil de lembrar (ver a figura 5.12).

Cada cor representa uma altitude ou nível geral de consciência que se aplica a qualquer uma das linhas que discutimos.* Além disso, cada linha avança de maneira relativamente independente e seu Psicógrafo Integral será uma mistura de altitudes altas, médias e baixas – a cognição **Turquesa** pode provavelmente aparecer numa pessoa com valores **Âmbar**, necessidades **Verde**, desenvolvimento moral **Vermelho**, habilidade cinestésica **Magenta**, inteligência emocional **Azul esverdeado** e espiritualidade **Laranja** (um paraplégico brilhante, sociopata e fundamentalista, por exemplo!)

---

* Quem conhece o modelo da Dinâmica Espiral perceberá que algumas das cores correspondem (Vermelho, Laranja, Verde, Turquesa) e outras não (Infravermelho, Magenta, Âmbar, Azul esverdeado). O modelo de Altitudes de Consciência introduzido aqui inclui a linha de valores da Dinâmica Espiral, além de outras linhas de desenvolvimento. Então, cada nível da Dinâmica Espiral corresponde a uma determinada altitude de consciência, quer as cores correspondam diretamente ou não: Púrpura-Magenta, Vermelho-Vermelho, Azul-Âmbar, Laranja-Laranja, Verde-Verde, Amarelo-Azul esverdeado, Turquesa-Turquesa.

As cores proporcionam uma linguagem simples e útil para falar sobre níveis de desenvolvimento com referência a qualquer linha específica. Assim, de que altitude você está respondendo às questões da vida? Sempre que surge uma situação em que é preciso responder implicitamente a uma das questões da vida, você fala a partir de sua altitude de desenvolvimento nessa linha. A maioria das pessoas responde às questões da vida automaticamente: Qual é a coisa *certa* a fazer? – Resposta **Âmbar**; O que eu *preciso*? – Resposta **Laranja**; A que dou *valor*? – Resposta **Verde**; Como devemos *interagir*? – Resposta **Vermelho**; e assim por diante.

Ter conhecimento de níveis e linhas abre uma possibilidade de escolha, mesmo que pequena. A percepção de sua posição no mapa psicográfico lhe dá um pouco mais de espaço para ter uma reação diferente das suas reações automáticas e para responder de um lugar um pouco mais alto. E quanto mais você fizer isso, mais fácil se tornará. No fim, será um traço permanente. Se conseguir responder de um lugar sempre mais alto, você crescerá e fluirá mais profundamente através de cada onda e correnteza.

O primeiro passo é saber que as linhas existem! O passo seguinte é pôr a sua inteligência superior em ação nas linhas de desenvolvimen-

Linhas AQAL e Módulos PVI

A prática nos **módulos** da Prática de Vida Integral estimula o crescimento em muitas **linhas de desenvolvimento** independentes (e relacionadas). Módulos e linhas não são a mesma coisa, mas são relacionados.

Por exemplo, o módulo do Corpo envolve mais do que o simples desenvolvimento da linha cinestésica. A paternidade/maternidade envolve muitas linhas em todos os quadrantes. Muitas práticas em todos os módulos favorecem o crescimento nas linhas de desenvolvimento cognitivo e relacionado ao eu.

A prática em cada módulo da Prática de Vida Integral estimula naturalmente o crescimento em determinadas capacidades e, assim, promove o crescimento num grupo de linhas de desenvolvimento. O treino cruzado Integral ocorre quando há prática em todos os módulos centrais simultaneamente. Essa prática é especialmente poderosa porque o todo é mais do que a soma das partes. A sinergia entre elas turbina e reforça o crescimento em *muitas* das principais linhas de desenvolvimento. É por isso que a PVI favorece a maturação *integrada*.

to mais morosas, que podem atrasá-lo. Talvez você seja cognitivamente e espiritualmente brilhante, mas amarrado emocional e interpessoalmente. Como as suas emoções e dinâmicas interpessoais restringem a sua capacidade de participar da complexidade da vida? Enxergar o padrão pode ajudá-lo a focalizar a sua prática e o seu crescimento para o máximo de resultados.

Um Espectro de Visões de Mundo

O espectro de cores – Magenta, Vermelho, Âmbar e assim por diante – torna mais fácil falar sobre as várias altitudes de consciência. Numa conversa, é mais simples dizer um código de cor taquigráfico do que o nome técnico de um nível. Lembre-se, no entanto, que as cores designam altitudes e podem se referir a *qualquer linha de desenvolvimento*. Assim, às vezes é essencial especificar exatamente de que linha você está falando.

Uma linha especialmente útil é a linha da **visão de mundo** porque tangencia as suposições fundamentais de uma pessoa ou de uma cultura sobre o mundo.* Como não vivemos num mundo predeterminado que todos experimentam da mesma forma, existem diferentes visões de mundo – diferentes maneiras de categorizar, apresentar, representar e organizar nossas experiências. A visão de mundo de uma pessoa é subjacente à maneira pela qual se orienta em seu ambiente e dá sentido à sua existência.

Cada altitude básica de consciência tem a própria visão de mundo, sua própria maneira de interpretar e entender as coisas. À medida que se sucedem, cada visão de mundo abarca um pouco mais de consciência e complexidade, sabedoria e compaixão. Todas as visões de mundo descritas nas páginas seguintes são verdadeiras... mas parciais. E cada passo para uma altitude mais elevada marca uma visão *mais verdadeira* e *menos parcial* do que o passo anterior. Em geral, essas visões de mundo se manifestam como híbridos complexos, já que as pessoas e os grupos estão sempre aprendendo, evoluindo e, assim, fazendo transições para novas perspectivas. Todos nós temos uma visão de mundo

---

* Embora intimamente relacionadas, a linha da visão de mundo não é idêntica à linha dos valores (como foi estabelecida pelo trabalho de Clare Graves e pela Dinâmica Espiral). Concentra-se na evolução da "criação de sentido" e da compreensão do mundo e não na evolução de valores (o que consideramos importante), especialmente o que é mais valorizado.

Visão de Mundo	Descrição
Azul esverdeado/ Turquesa	INTEGRAL – kosmocêntrico, pode alternar entre todos os níveis anteriores e enxergar neles verdades relativas
Verde	PLURALÍSTICO – multimundicêntrico, o estágio de divindade em todos os seres, todos os caminhos são iguais
Laranja	RACIONAL – mundicêntrico, o nível da razão, da tolerância e do interesse universal
Âmbar	MÍTICO – etnocêntrico, o estágio de verdades tradicionais absolutas, crenças tribais/étnicas; mitos
Magenta/Vermelho	MÁGICO – egocêntrico, o mundo dos poderes mágicos, sacrifícios, milagres

Figura 5.13 Principais Visões de Mundo.

"centro-de-gravidade", de onde operamos na maior parte do tempo – embora às vezes operemos mais abaixo ou mais acima. Vamos examinar as expressões mais essenciais e extremas de algumas cores-chave no espectro de visões de mundo. Em certo sentido, essas descrições são apenas caricaturas e ninguém funciona exatamente como está descrito. Elas não pretendem transmitir a complexidade de cada estrutura. No entanto, é provável que você reconheça muitas das características em pessoas que conhece ou de quem ouviu falar, ou até em você mesmo.

Na dimensão individual, todo mundo começa do zero. **Infravermelho** funciona como a visão de mundo de bebês recém-nascidos em todo o globo até que cresçam através de **Magenta**, **Vermelho** e **Âmbar** e talvez além. Você conhece alguém que tenha uma visão de mundo **Magenta** (uma criança pequena?), **Verde** (um professor de humanidades?) ou **Turquesa** (um consultor de negócios zen?) Ao ler as descrições a seguir, procure reconhecer esses níveis em pessoas que você conhece, incluindo você mesmo. Não custa repetir que a questão não é julgar, mas compreender melhor a diversidade e se comunicar com mais eficiência.

"Nenhum problema pode ser resolvido no mesmo nível de consciência que o criou."

– Albert Einstein

INFRAVERMELHO – Visão de Mundo Arcaica

A sobrevivência é a missão e o propósito implacáveis da visão de mundo arcaica. Os instintos básicos de sobrevivência dominam para suprir necessidades como alimento, água, segurança e calor. O mundo aparece como uma massa indiferenciada de atividade sensorial. Os bebês recém-nascidos – como os primeiros *Homo sapiens* – têm uma visão de mundo arcaica, sem separação entre eles e o mundo.

MAGENTA – Visão de Mundo Mágica

Na visão de mundo mágica, sujeito e objeto se sobrepõem parcialmente, de modo que "objetos inanimados" como rochas e rios são diretamente sentidos como seres vivos e dotados de alma. Lugares, objetos, rituais, histórias e acontecimentos sagrados podem influenciar o mundo e, por isso, têm que ser respeitados e protegidos. Os costumes tribais são transmitidos por meio de uma antiga linhagem, incluindo ritos de passagem e ciclos sazonais.

Em busca de segurança, os indivíduos se juntam e se identificam (se fundem) com uma tribo para perseverar e se proteger contra estranhos. O chefe, os pais, os ancestrais, os costumes e o clã merecem fidelidade e admiração. Os sinais místicos e os desejos dos poderosos seres espirituais têm que ser atendidos para a segurança e o bem-estar da tribo.

VERMELHO – Visão de Mundo do Poder

Essa visão de mundo marca a emergência de um senso de eu (ego) distinto da tribo, embora muitas vezes atue impulsivamente pelo bem do grupo. Vendo-se como centro do mundo (egocêntrico), o eu individualizado Vermelho procura se expressar e satisfazer imediatamente as suas vontades e desejos. "É tudo sobre mim." Pessoas com visão de mundo Vermelha não planejam o futuro, mas agem impulsivamente para conseguir agora o que desejam.

O Vermelho se vê como o centro da sua própria saga de herói, que inclui deuses, deusas, pessoas e forças a serem enfrentadas. A vida é uma selva com predadores e presas. Para evitar as ameaças e sobreviver, o Vermelho exerce o próprio poder e procura se aliar a um líder poderoso. O Vermelho vive e morre pela "sobrevivência do mais apto", a máxima da selva. Intimidar e dominar os outros é a maneira do

Vermelho fazer as coisas. Mas se você é um indivíduo ou um grupo mais fraco, é melhor se submeter a um chefe, aceitando o seu lugar na estrutura de poder dominante em troca de proteção e de uma parte do produto da pilhagem.

ÂMBAR – Visão de Mundo Mítica

O deus ou deuses da visão de mundo mítica governam como poderes impactantes que intervêm diretamente nos assuntos terrenos de homens e mulheres. Em vez de serem unidos apenas pelo sangue e pelo parentesco, os indivíduos Âmbar de diferentes clãs e tribos podem acreditar no mesmo deus e, assim, ser todos unidos como irmãos e irmãs sob esse deus.

Podem viver juntos pacificamente sob regras que mantêm o modo de vida estabelecido e promovem a estabilidade. Cada indivíduo tem que fazer sacrifícios por Deus e por seu país, o que dá ordem e significado à vida. Os nossos sacrifícios e sofrimentos nos enobrecem. A violência e o Caos dos impulsos Vermelhos ameaçam este mundo ordeiro. A ordem e a bondade dependem de leis rigorosas, de uma polícia forte e soldados. Essas pessoas são heróis. Todos os que trabalham muito, obedecem as regras e cumprem os seus deveres sociais, são dignos de respeito.

As regras dão à vida direção, propósito e um significado claro e absoluto. Há princípios superiores que têm que ser seguidos. Todo mundo tem seu lugar na sociedade, cuja coesão é mantida pelas leis e pelos mandamentos religiosos. Conservadora e tradicional, a visão de mundo Âmbar enfatiza a ordem, a consistência e a convenção.

Prevalecem as perspectivas polarizadas, preto-e-branco, etnocêntricas. Você é um fiel ou um infiel, um santo ou um pecador, está do nosso lado ou é contra nós. A autoridade mostra o verdadeiro caminho para uma vida correta. A culpa controla a impulsividade por meio da adesão disciplinada a modos de vida tradicionais e bem estabelecidos. O sacrifício e a estabilidade garantem recompensas no futuro. Um céu glorioso espera por aqueles que seguem diligentemente as regras do Único Caminho Verdadeiro.

LARANJA – Visão de Mundo Racional

Laranja – a visão de mundo racional da modernidade – transcende as lealdades de grupo e aplica princípios e sistemas universais a todos os seres humanos. É a primeira visão de mundo verdadeiramente mundicêntrica. Os ideais de igualdade, liberdade e justiça para todos vieram de Laranja. Como demonstra a história da modernidade, Laranja luta por progresso, sucesso, independência, realizações, *status* e afluência. O futuro não é predeterminado nem fixado pelas tradições. Um novo amanhã pode ser criado por medidas tomadas hoje.

Laranja joga para vencer num mercado competitivo de ideias e oportunidades. Vencer é resultado de estratégia, planejamento e testes pelas melhores soluções. O método científico exemplifica a convicção Laranja de que o domínio subjetivo é fundamentalmente separado do domínio objetivo. O sucesso fenomenal da ciência e da tecnologia Laranja fortalece continuamente os padrões de um modo de vida material no mundo todo.

VERDE – Visão de Mundo Pluralística

A visão de mundo Verde pode se pôr do lado de fora dos sistemas monolíticos do Laranja e ver múltiplos pontos de vista. Como o Verde não pode fazer ainda julgamentos de profundidade, o pluralismo e o igualitarismo se tornam as respostas mais adequadas. Tudo é igualmente interconectado na rede holística da vida. O Verde age para "desmarginalizar" as vozes da minoria, as vozes alternativas e sem representação. A visão de mundo pluralista tenta dar igual reconhecimento a uma diversidade de perspectivas.

O Verde se deu a conhecer pela primeira vez no palco mundial nos anos 1960. Na verdade, todas as importantes revoluções sociais dessa época têm pegadas Verdes, como o movimento ambientalista, o movimento da saúde holística e o movimento do potencial humano. Com forte senso de sensibilidade pluralística, o Verde quer ter certeza de que ninguém ficou com os sentimentos feridos ou se sentindo excluído. Daí resulta a correção política, a ênfase na comunidade e processos de tomada de decisões com base no consenso.

Azul esverdeado – Visão de Mundo dos Sistemas Integrais

À medida que penetra em Azul esverdeado, a consciência percebe uma coisa essencial: cada perspectiva captura extremamente bem alguns aspectos importantes da realidade e, mesmo assim, cada uma delas desenfatiza, ou marginaliza, outros aspectos das coisas (ou seja, cada uma delas é verdadeira, mas parcial). Azul esverdeado percebe também que algumas visões são *mais* verdadeiras e menos parciais do que outras. Em outras palavras, as visões não são todas iguais: existe a profundidade.

Aqui, as visões de mundo são vistas em conjunto como uma "hierarquia aninhada" (ou holarquia) de profundidade de desenvolvimento e complexidade cada vez maior. Azul esverdeado reconhece que as visões de mundo mundicêntricas têm mais profundidade do que as visões etnocêntricas, que têm mais profundidade do que as egocêntricas. A visão de mundo Verde não consegue fazer esse julgamento.

Azul esverdeado reconhece também que nenhuma das visões anteriores vai desaparecer. Como todas se desenrolam numa dança evolutiva, cada uma delas (e toda a existência) merece atenção e respeito. Azul esverdeado abrange profundidade e extensão. A visão de mundo Azul esverdeado tem capacidade de assumir perspectivas mais amplas e mais diversas, que lhe permitem ver e trabalhar com mais eficácia com sistemas complexos e interconectados (estejam eles no domínioda psicologia, dos relacionamentos, das organizações ou das instituições globais). Isso produz "um salto significativo" em clareza, criatividade, eficiência e capacidade comunicativa para as pessoas que operam numa altitude Azul esverdeado.

Em Azul esverdeado, as necessidades *vindas da carência* são substituídas por necessidades *do ser* – necessidades que vêm da plenitude e não da falta. Nesse estágio, as pessoas muitas vezes veem os "problemas" como desafios criativos e procuram com otimismo criar soluções "ganha-ganha". Superam a psicologia de vítima e conseguem ter empatia pelas experiências dos outros sem se identificarem ou se prenderem emocionalmente. Mantêm uma visão abrangente, vivendo com plenitude e responsabilidade como quem são no momento e como quem estão aprendendo a ser. A consciência é libertada para aproveitar a magnificência da própria existência. As pessoas adquirem autointeresse e um egoísmo saudável, preocupadas com o próprio desenvolvimento pessoal e com o bem-estar de todos.

TURQUESA – Visão de Mundo Integral Holística

A visão de mundo Turquesa reconhece mais profundamente que todas as ideias são constructos, até mesmo o próprio senso de eu. Quando desponta esse nível de consciência, as pessoas percebem os limites automáticos de todos os processos conceituais. E começam naturalmente a ter empatia, não por todas as perspectivas, mas pelo *espaço em que surgem todas as perspectivas*. Turquesa é capaz de usar uma variedade de ferramentas complementares para interpretar os mistérios inerentes da existência. Turquesa aprecia compassivamente as virtudes de cada nível de consciência, sem deixar de perceber suas limitações.

Turquesa traz não apenas um aumento de consciência sistêmica mas também a tendência a se identificar com esses sistemas mais do que com o eu individual. Esse é o início dos modos transpessoais de consciência. Os indivíduos Turquesa, quando acordados, tendem a se sentir identificados – ou "um com" – a natureza, ou o Espírito, e se sentem motivados por essa abundância.

As pessoas Turquesa muitas vezes acham difícil localizar outras pessoas que consigam compreender e simpatizar com a sua dimensionalidade plena e a sua profundidade de consciência. Até mesmo os seus processos mundanos de pensamento começam a levar em conta não apenas a nossa complexidade multidimensional, mas também a unidade essencial de todas as pessoas, criaturas e sistemas vivos. Tornam-se ainda mais interessadas e determinadas a despertar e a prestar serviço para os outros e para o mundo.

ÍNDIGO e Além – Visão de Mundo Superintegral

Índigo é a primeira visão de mundo realmente transpessoal, o que significa que a autoconsciência se estende além do pessoal. Vai além de uma identificação exclusiva com a personalidade, incluindo ao mesmo tempo a personalidade em sua singularidade característica. Por natureza, a visão de mundo Índigo começa a transcender a separação entre sujeito e objeto. Percebe que ambos surgem numa unidade interconectada. Esse nível é marcado também pela passagem a uma relação intuitiva, flexível e fluente com a experiência e os fenômenos. Na visão de mundo Índigo, a existência é vista como um tecido radicalmente interconectado, uma ecologia de fluxos de luz, vida, matéria, energia, tempo e espaço.

As totalidades são vistas em lampejos intuitivos. Turquesa pensa através de visões (lógica-visão), enquanto Índigo simplesmente enxerga as totalidades sem ter que amarrar as coisas. Totalidades sistêmicas e transpessoais são simplesmente aparentes, incluindo totalidades ecológicas, políticas e culturais, que transcendem a individual. O senso de eu pessoal se abre nesses sistemas maiores, identifica-se com eles e sente em geral um profundo senso de unidade, especialmente no estado de vigília e no domínio grosseiro.

A visão de mundo Índigo não apenas vê através do eu-ego de características grosseiras, mas o abandona como centro e ponto de ancoragem, a partir do qual costuma ser vista a dança complexa de relações, processos e experiências. Isso relaxa a tensão ou stress entre individualidade e unidade interconectada. A vida é vista numa escala temporal radicalmente elástica, que vai de minutos a anos, a vidas inteiras, a milênios, ao tempo profundo, à atemporalidade radical ou à pura eternidade. As pessoas Índigo sentem-se motivadas no Kosmos, no fluxo natural de nascimento, crescimento, envelhecimento, morte, alegria e sofrimento.

Longe de formar uma lista exaustiva, as visões de mundo descritas acima incluem os estágios mais óbvios que os pesquisadores localizaram, além dos mais elevados, dos quais a evidência preliminar está se tornando disponível. Não podemos esquecer de reconhecer e de respeitar cada nível de visão de mundo pelo papel essencial que desempenhou e continua a desempenhar na evolução da consciência. Cada visão de mundo funcionou e continua a funcionar com bela eficiência, dado o seu tempo e lugar na espiral de desenvolvimento. Pense só: cada uma das visões de mundo descritas acima foi – em algum ponto do passado cultural da humanidade – revolucionária, pioneira, um salto para a frente brilhante e criativo.

Como Participamos da Criação das Visões de Mundo

Cada visão de mundo, que opera de maneira coletiva e inconsciente na maior parte do tempo, apresenta o mundo como factual. A Teoria Integral (ao incorporar ideias-chave do pós-modernismo) explode esse *mito do dado* – o mito de que existe um mundo objetivo, pré-dado, para todos verem.

As visões de mundo nunca foram fixas ou predeterminadas no sentido metafísico. Foram sendo penosamente esculpidas por geração após geração de seres humanos que percorreram os mesmos caminhos estruturais, estabelecendo novos hábitos kósmicos a serem seguidos por futuros viajantes. E como mais gente percorreu o caminho das primeiras estruturas de visão de mundo, esses primeiros níveis são mais desgastados, com ranhuras mais profundas do que os recentes. Então, se Magenta é o Grande Cânion, Turquesa é um sulco e Índigo uma linha na areia. Quando totalmente digerido, esse *insight* incrível – de que o *Kosmos não é completo e fixo, mas evolui continuamente através de nós* – torna-se fortemente inspirador e libertador.

A onda Integral evoluiu naturalmente. A consciência Integral Azul esverdeado já surgiu espontaneamente em milhões de pessoas do mundo todo, milhares estão começando a entrar em Turquesa e algumas até mesmo em Índigo. A teoria Integral não *criou* essas possibilidades: ela simplesmente as *leva em consideração* com nova clareza e especificidade. Não pretende substituir a evolução, mas a favorece ainda mais. E o ajuda a ter um vislumbre da incrível realidade desta vida como ela é – em todas as escalas temporais simultaneamente.

A criatividade transborda dos confins da evolução num desdobramento momento a momento de novas possibilidades. À medida que alcançam visões de mundo mais avançadas, as pessoas estão na verdade *cocriando* as formas específicas que essas visões de mundo assumirão. A Prática de Vida Integral existe num contexto *pós-metafísico*, no qual os próprios praticantes – incluindo você – se aventuram num novo território kósmico como agentes conscientes da própria evolução.

Os Quatro Quadrantes Recarregados

Há linhas de desenvolvimento em todos os quatro quadrantes? Certamente! *A evolução ocorre dentro de cada quadrante.* Há múltiplas linhas de desenvolvimento com níveis mais elevados ou mais baixos em *todos os quatro quadrantes*. Os quadrantes da direita, ou exteriores, têm níveis de complexidade *material e energética* (em indivíduos e coletivos). Os quadrantes da esquerda, ou interiores, têm níveis de consciência (também em indivíduos e coletivos).

Na figura 5.14, as setas em diagonal representam as muitas linhas de desenvolvimento em cada quadrante e os círculos concêntricos significam os níveis ou altitudes de consciência e complexidade por meio dos quais cada linha evolui.

Observe que nenhum quadrante é o principal. Você nunca encontra um exterior sem um interior ou um indivíduo sem um coletivo. Então, não podemos dizer que a atividade de um dos quadrantes vem sempre primeiro e causa a atividade nos outros. Mas podemos estudar

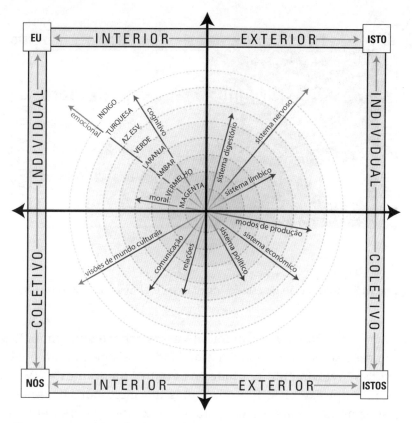

Figura 5.14 Linhas de desenvolvimento em todos os quatro quadrantes.

o impacto e a influência que os quadrantes causam uns nos outros. Pense c*orrelação, não causação.*

Considere como exemplo estados da mente e do cérebro (ver figura 5.15). Segundo AQAL, um não causa o outro, mas há uma correlação muito real entre os dois, como você vê no exemplo a seguir, que usa estados de consciência (experiência interior, subjetiva) e as ondas cerebrais correspondentes.

Em filosofia, o problema mente/cérebro só é um problema se tentarmos afirmar que só um quadrante é importante, negando a significância dos outros. Quando aceitamos que tanto o quadrante Superior Esquerdo quanto o Superior Direito (para não mencionar o quadrante Inferior Esquerdo e o Inferior Direito) são reais e irredutíveis, podemos deixar de lado a inútil discussão a respeito de qual lado – consciência ou cérebro – é "realmente real", concentrando-nos nas questões fasci-

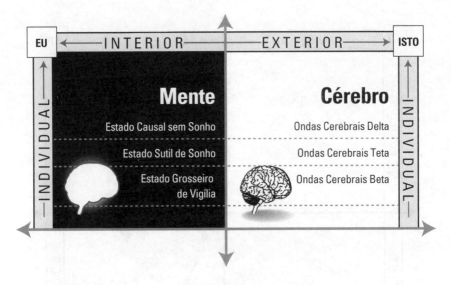

Figura 5.15 Correlação de estados mentais e cerebrais nos quatro quadrantes.

nantes em torno de *como* exatamente esses aspectos igualmente válidos do nosso ser se inter-relacionam. Ainda mais pertinente é o nosso próprio desenvolvimento em todos os quatro quadrantes – PVI não é meramente um exercício filosófico, mas um meio para ficarmos mais integrados no nosso nível atual (saúde horizontal) e para penetrar em níveis superiores de integração (saúde vertical). A PVI inclui práticas que otimizam as funções da mente e do cérebro.

Estados de Consciência

Atualmente, uma das áreas de pesquisa mais interessantes – e um campo maduro para a prática – são os **estados de consciência**. Os estados vêm, ficam por algum tempo e então passam. São temporários e mutáveis. Passamos por estados todos os dias – estados de alegria, enfado, medo, desapontamento, irritação, alerta, curiosidade... e assim vai.

Em todos os quatro quadrantes, os fenômenos passam por estados – tanto os quadrantes superiores individuais quanto os inferiores coletivos. Quando uma companhia sofre uma forte queda econômica e depois se recupera em poucos meses, ela passou por uma mudança de estado temporária no quadrante Inferior Direito. Ou considere o quadrante Inferior Esquerdo e o medo e o ódio que se propagam por uma cultura depois de um ataque terrorista. As mudanças de estado transitórias ocorrem em cada um dos quadrantes. A figura 5.16 oferece alguns outros exemplos.

Os estados podem funcionar também como janelas pessoais para os extraordinários potenciais da consciência, breves vislumbres de outros mundos. As experiências de pico ou êxtase são uma poderosa categoria de estados. Você já fez amor tão apaixonadamente que se sentiu totalmente absorvido no parceiro? Já jogou tênis com tal concentração que conseguia rebater em qualquer ponto da quadra? Ao andar numa floresta, talvez já tenha sentido uma união radical com a tapeçaria de verdes radiantes à sua volta. Já escutou uma música tão bela que deixou o seu coração vulnerável e exposto, aberto ao êxtase e à dor da vida? Pense na última vez que teve uma experiência de pico, que o levou além da percepção normal da realidade e lhe deu um instantâneo do que é possível. Esses estados são às vezes intencionalmente cultiva-

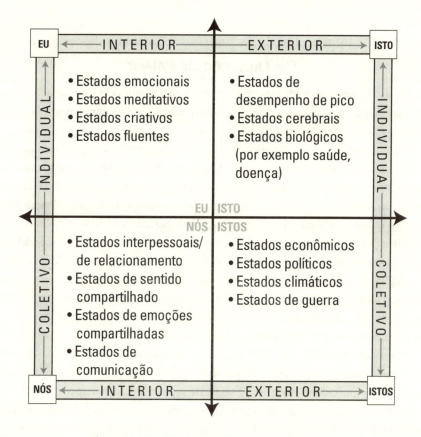

Figura 5.16   Estados nos quatro quadrantes.

dos por agentes de meditação e místicos que aprendem a estabilizar um acesso mais livre a estados elevados de consciência.

Os três estados mais básicos – vigília, sonho e sono profundo – são tão comuns que nós os experimentamos todos os dias. Neste momento, você está num estado de vigília e ciente da realidade física. Pode se beliscar para ter certeza. Hoje à noite, quando for dormir, você entrará no estado de lucidez do sonho, no qual as emoções e os pensamentos se tornam imagens vívidas. Então, depois de um tempo, você entrará num sono profundo e sem sonhos, vazio de conteúdo.

Todo mundo está familiarizado com os estados de vigília, de sonho e de sono profundo – os três principais estados de consciência. Mas qual é o seu *grau* de consciência durante cada estado? Ficar consciente no estado de vigília é a parte fácil. Consciência durante o estado de sonho é chamada de sonho lúcido, e os que conseguem ficar totalmente conscientes durante o sono profundo sem sonhos realizam o vazio sem forma.

Um Quarto Estado e Além?

Algumas das grandes tradições de meditação descrevem dois estados adicionais que só praticantes altamente desenvolvidos supostamente atingem. Ambos vão "além" dos três estados básicos: vigília, sonho e sono profundo sem sonhos.

No estado *turiya* (que significa literalmente "o quarto"), a atenção da pessoa não se fixa na experiência desperta, densa, *nem* nos fenômenos mais sutis que ocorrem no sonho e na experiência visionária. Na verdade, a atenção não está mais fixada em *nenhum* fenômeno – nem mesmo na quietude e no silêncio *muito sutil* do sono profundo e sem sonhos. Coisas podem ou não surgir – e mesmo assim, a consciência permanece constante. É lúcido e desperto, descansando puramente como sujeito ou testemunha de toda a experiência – por meio do estado de vigília, de sonho e de sono profundo sem sonhos. Essa percepção-testemunha fica tão forte que a percepção da pessoa permanece estável o tempo todo! Seja o que for que aconteça, e seja o que for que o corpo-mente esteja fazendo, a percepção repousa calmamente como ela mesma e em si mesma.

No estado *turyatita* (que significa "além do quarto"), o testemunhar estável se fortalece e se desenvolve até que toda a separação entre a testemunha e o que é testemunhado se dissolve. O senso de separação entre "experimentador" e "experimentado" desaparece. A pessoa experimenta a não dualidade com todos os fenômenos interiores e exteriores, além de qualquer divisão sujeito/objeto!

Você pode se treinar para manter consciência plena através dos estados de vigília, de sonho e de sono profundo com práticas como a meditação.

Mas você não precisa esperar a hora de ir para a cama para experimentar estados de vazio e lucidez como os do sonho. Como correspondem a *energias* que estão sempre presentes (embora normalmente não sejam usadas na consciência desperta), esses estados estão abertos a todo mundo, dos bebês aos Budas. Você pode entrar nesses estados agora porque tem acesso a eles a qualquer momento... se souber onde procurar.

Treino de Estados

Alguns estados vêm e vão espontaneamente. Uma euforia natural repentina. Uma sonolência inesperada. Um voo de fantasia num estado de devaneio. Mas você pode também *se treinar* para entrar em estados elevados de consciência e para transformá-los numa parte normal de sua experiência de vida. Na verdade, é isso que os mestres das grandes tradições espirituais têm feito há milhares de anos, deixando um longo histórico de validações experimentais, transculturais.* Entrar repetidamente em *estados* mais elevados por períodos mais longos pode muitas vezes (mas nem sempre) ajudar a acelerar o desenvolvimento para estágios mais elevados. Um dos principais benefícios da Prática de Vida Integral é que o ajuda a desenvolver sua capacidade para esses *estados de consciência treinados.*

Assim, a Prática de Vida Integral recorre à sabedoria coletiva das escolas e tradições espirituais da humanidade. Essas tradições são o repositório de nosso aprendizado coletivo sobre cada aspecto dos cami-

---

* A pesquisa moderna parece validar os métodos antigos, mostrando que os praticantes podem estabilizar o acesso a certos estados superiores *por estágios* – aprendendo a entrar de modo consciente e intencional em estados de sonho, de sono profundo sem sonhos e em outros estados, incluindo estados de pico de consciência. Diferenciamos esses "estágios-estado" dos "estágios-estrutura", que marcam o surgimento de capacidades duradouras (por exemplo, uma visão de mundo verde-azul ou uma inteligência emocional turquesa). Os estágios-estado são em geral associados ao treino contemplativo em que, por meio de práticas como a meditação, a pessoa aprende a estabilizar o acesso a estados **místicos** de consciência. As experiências de estados elevados tendem a acelerar o crescimento para níveis mais elevados de consciência, mas não há uma ligação causal absoluta. O treinamento meditativo não altera necessariamente o nível de qualquer outra linha de desenvolvimento. Um meditador excelente pode continuar subdesenvolvido interpessoalmente ou matematicamente, por exemplo.

MÓDULO DE UM MINUTO
Estados de Consciência (um rápido *tour*)

Use os cinco sentidos para entrar em contato com o domínio físico. Olhe o ambiente à sua volta. O que você vê? Sente algum cheiro ou sabor? Fique atento a qualquer barulho que esteja presente, como o som da própria respiração. Observe quaisquer sensações no corpo grosseiro. Há calor... pressão... dor... peso... coceira... ou tensão? Deixe que tudo esteja presente enquanto testemunha o estado de vigília da percepção.

Comece a transição para estados mais sutis voltando a atenção para sensações associadas às emoções. Há tristeza... alegria... ansiedade... excitação... ou irritação? Como é a energia das suas emoções? Você sente uma concentração de energia, vibrações ou sensações de formigamento em qualquer área específica... talvez a alguns centímetros da pele? Consegue sentir a energia no espaço à sua volta?

Vá para estados ainda mais sutis. Dirija a consciência ao plano mental. Há ali lembranças... ideias... imagens... ou impulsos? Pensamentos sobre o passado... ou sobre o futuro? Agora entre na mente intuitiva superior. Será que você intui energias ainda mais sutis girando logo acima da cabeça? Desloque a perspectiva um pouco mais, para a área à sua volta... deixe que a sua percepção se expanda ainda mais.

Agora observe como você consegue testemunhar e sentir visões e sons físicos, sensações, emoções, energias, pensamentos e intuições sutis, sem ser idêntico a nenhum deles. Observe-os de perto e reconheça que são todos objetos fugidios e impermanentes que surgem na consciência sempre-presente que você realmente é. Experimente tudo surgindo na consciência espaçosa que é Você. Sinta que você não está no universo: o universo está em Você. Repouse na quietude e seja o espaço vazio, a Quididade de toda a manifestação. Você é aquele que sempre esteve presente: sem nunca mudar, nunca se mover, nunca oscilar. Sinta o estado causal imóvel e silencioso da consciência sem forma, ilimitada e irrestrita, radicalmente livre, plena, completa e perfeita.

Inspire profundamente e aproveite... E agora traga a atenção de volta para o domínio físico, mas permaneça conectado com o sentimento de fluxo e abertura associado aos estados de sonho e de sono profundo no decorrer do seu dia.

---

nhos universais para a profundidade e o despertar. Aprenderam a ajudar as pessoas a romper com a tendência a usar a atenção apenas em experiências físicas e numa estreita faixa de pensamentos e emoções. Sabem como cultivar uma relação consciente, livre e saudável com

Pílula Vermelha ou Pílula Azul?

Algumas pessoas usam substâncias químicas ou plantas psicodélicas, às vezes chamadas de enteógenos, para experimentar poderosos estados alterados de consciência. Modificando a química do cérebro (no quadrante Superior Direito), podemos induzir um estado de consciência alterado ou de pico (no quadrante Superior Esquerdo). Devido aos problemas e perigos do uso de drogas, incluindo questões legais, culturais e até médicas, não as recomendamos. No entanto, não são inválidas a princípio, e alguns praticantes as usam como ferramentas para o treino de estados.

As máquinas mente/cérebro – máquinas de luz e som e tecnologia audiotonal – também podem induzir estados mais elevados. No entanto, é importante complementar qualquer método *exógeno* de indução de estados (como drogas e tecnologia de som) com um método *endógeno*, como a meditação.

---

experiências mais sutis. Sabem cultivar e transcender a Testemunha quieta, silenciosa de todas as experiências que surgem. Têm até mesmo um profundo repositório de compreensão profunda sobre os desafios e complicações das jornadas e aventuras por meio das quais diferentes tipos de seres humanos atravessam essas profundezas – em relação consigo mesmo, com Deus, com os outros e com o mundo. E têm um rico vocabulário de dicas e técnicas para percorrer o caminho de maneira segura e eficaz. A PVI usa livremente esses ricos recursos, de tal modo que a prática avançada está mergulhada nos meios mais eficazes acumulados pelas nossas maiores tradições espirituais.

Qual é o seu Tipo?

Nem todas as diferenças são verticais, ou de desenvolvimento. Duas coisas podem ser radicalmente dessemelhantes entre si sem que uma seja superior ou inferior à outra. A Estrutura AQAL usa a palavra **tipos** para descrever tais diferenças *horizontais*. Existem exemplos de tipos em todo lugar:

- Tipos de música: *jazz*, *rock*, clássica, *heavy metal*

- Tipos de nuvem: cúmulo, estrato, cirro, nimbo
- Tipos de linguagem: indo-europeia, sino-tibetana, austronésia
- Tipos de relacionamento: pais-filho, fraterna, de amizade, profissional, romântica
- Tipos de cor de cabelo: loiro, castanho, branco, ruivo, preto
- Tipos de geografia: deserto, floresta, savana, pântano, tundra, montanhas

Observe que você sempre prefere um tipo a outro. Por exemplo, pode gostar mais de *jazz* do que de *heavy metal*, preferir viver perto do mar e não nas montanhas, ser atraído por loiras mais do que por morenas, ou ter fetiche por nuvens nimbo. Mas não podemos dizer que um tipo seja mais profundo, mais evoluído ou melhor do que o outro. São apenas diferentes – ponto. Cada tipo tem propriedades únicas, as próprias forças e fraquezas, talentos e defeitos, mas nenhum é mais fundamental e nenhum deve ser ignorado, segundo AQAL. Hélio e carbono são dois *tipos* de átomos. As moléculas, ao contrário, existem num nível mais elevado de complexidade do que os átomos porque *transcendem* e *incluem* os átomos na sua constituição. Os níveis representam diferenças verticais; os tipos representam diferenças horizontais.

Dê uma olhada nesta lista de nomes: Napoleão Bonaparte, Helen Keller, Henry Ford, Friedrich Nietzsche, Michelangelo, Pat Robertson, Marie Curie, Jack o Estripador, Babe Ruth, Mark Twain e Joana d'Arc. Fora o fato de serem famosos, formam um grupo bem diverso, não é? Não há dúvidas de que as respostas que dariam para questões da vida tais como "Quem é você?" ou "Do que você precisa?" ou "Qual é o seu maior interesse?" formariam um saco de gatos. Mas, embora os seus níveis de consciência sejam diferentes, todos da lista compartilham um **tipo** cinestésico comum: *são canhotos*. Você pode ser um selvagem canhoto, um cientista canhoto ou um santo canhoto. (Talvez, ao longo da vida, os três.) O seu tipo permanece essencialmente o mesmo quando você se desenvolve através de níveis mais elevados e mais profundos nas várias linhas de desenvolvimento.

Vamos examinar a classificação por tipos mais de perto usando a linha moral de desenvolvimento que, como você lembra, vai de egocêntrico a etnocêntrico a mundicêntrico (e além). Pesquisadores descobriram que homens e mulheres se desenvolvem através de uma sequência moral idêntica, mas descobriram também que o fazem com ênfase ou voz diferente. Quem tem uma orientação mais masculina

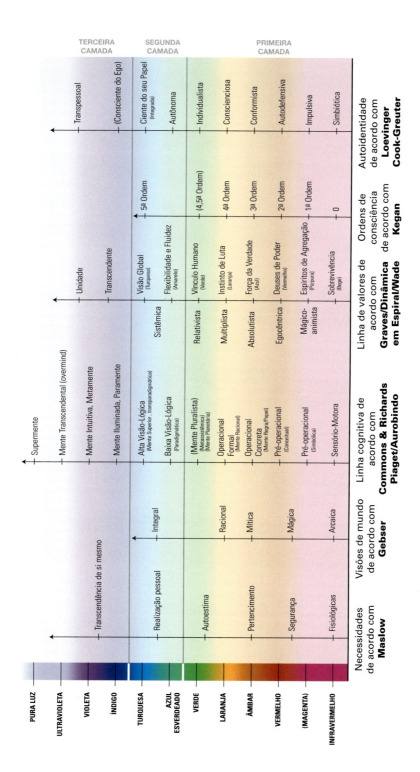

Figura 5.12 Altitudes de consciência através de algumas das principais linhas de desenvolvimento.

crescerá através dos *mesmos estágios verticais*, mas com ênfase em *direitos e justiça*, enquanto quem tem uma orientação mais feminina dará mais ênfase à *responsabilidade* e *consideração.* *

O seu tipo – seja masculino ou feminino – define a *textura*, não a estrutura, do crescimento em termos de desenvolvimento. *Tanto os homens quanto as mulheres têm lados femininos e masculinos* (assim como têm uma mão direita e uma mão esquerda). Só que nos homens o polo masculino tende a ser mais dominante, enquanto nas mulheres a orientação feminina tende a se expressar com mais força (assim como uma das mãos é em geral mais dominante do que a outra). É claro que alguns homens podem ser predominantemente femininos, e algumas mulheres mais masculinas. Isso indica uma diferença horizontal na sua orientação energética.

Mundicêntrico	justiça para todos nós direitos humanos	consideração por todos nós responsável pela família global
Etnocêntrico	justiça para nós nossos direitos	consideração por nós responsável pelo grupo
Egocêntrico	justiça para mim meus direitos	consideração por mim responsável por si mesmo
Estágios de Desenvolvimento Moral	**Desenvolvimento Moral Masculino**	**Desenvolvimento Moral Feminino**

Figura 5.17   Estágios masculino e feminino de desenvolvimento moral.

À medida que cresce a nossa percepção Integral, conseguimos favorecer todos os aspectos do nosso ser, incluindo as energias masculinas e femininas dentro de nós e nos outros. Isso não significa que precisamos silenciar os dois lados para que nenhum deles domine. Pelo contrário! Podemos ser *mais masculinos ou mais femininos*, dependendo do nosso tipo sexual e das necessidades do momento. A diferença é

---

* Lawrence Kohlberg e Carol Gilligan são os pesquisadores mais conhecidos de desenvolvimento moral masculino e feminino respectivamente.

que não acionamos o lado masculino à custa do feminino – e nem vice-versa. Por exemplo, podemos ser mais agressivos (ou masculinos) no trabalho e, ao chegar em casa, acionar um modo mais suave, mais solícito e mais feminino. Isso só depende de como estão operando dentro de nós as tendências masculina e feminina e de como preferimos trabalhar o mundo em cada situação.

A personalidade é outro exemplo de tipo. Cada um de nós navega pela vida com o próprio estilo, com a sua voz única. As tipologias da personalidade fazem distinção entre os padrões humanos individuais mais comuns. Elas são apenas outra ferramenta que nos ajuda a ver a dinâmica das tendências que operam dentro de nós. Em qualquer tipologia da personalidade, como o Eneagrama ou a de Myers-Briggs, você provavelmente reconhecerá em si mesmo aspectos de cada um dos tipos. De fato, a sua personalidade contém inúmeras facetas e uma enorme complexidade – muito mais do que uma única tipologia poderia abarcar. No entanto, um tipo sempre se destaca mais do que os outros – e assim é aceitável dizer "Esse é o meu tipo".

Quanto mais sofisticado e matizado for o sistema de tipologia com que você estiver trabalhando, menos ele parecerá uma estática "caixa de identidade"– e mais percepção você terá da sua individualidade dinâmica e fluida. Às vezes, as pessoas usam dois ou mais sistemas tipológicos. O objetivo de trabalhar com tipos (ou níveis) não é absolutamente enquadrar ninguém, mas reconhecer os padrões que operam dentro de nós e nos outros, de modo a favorecer a comunicação e o crescimento. Quando você consegue *ver* um padrão, não está mais totalmente limitado por ele – na verdade, está mais livre para mudá-lo (ou pelo menos trabalhar criativamente com ele) se desejar.

Identifique o seu Tipo Myers-Briggs

Você pode ter uma ideia melhor do que queremos dizer dando uma rápida passada pelas distinções da tipologia Myers-Briggs. Este é um rápido resumo, só para ilustrar o princípio de "tipos" em AQAL.

Myers-Briggs – uma das tipologias de personalidade mais usadas do mundo – tem quatro pares de distinções de tipos baseados na obra do psicólogo Carl Jung. O primeiro é introversão *versus* extroversão. Se você fica energizado ao lidar com outras pessoas, coisas, situações e com o mundo externo em geral, então se inclina mais em direção à *extroversão*. Se você dá mais atenção a ideias, informações, explanações, reflexões e ao seu mundo interior, tende para a *introversão*. Em suma, você gosta de "pôr para fora" (extrovertido) ou de "pensar direito" (introvertido)? Na tipologia Myers-Briggs, a categoria de cada tipo recebe uma letra, que neste caso seriam: Extrovertido (E) ou Introvertido (I).

A segunda distinção diz respeito a como você processa as informações. Você presta atenção a detalhes práticos e factuais e gosta de seguir instruções passo a passo? Nesse caso, você pode ser um tipo *sensorial*, que percebe primeiro o que é específico. Ou prefere lidar com ideias, gerar novas possibilidades, descobrir novos padrões e significados, e antecipar o que não é óbvio? Os tipos *intuitivos* percebem primeiro o contexto geral. Esses dois tipos são conhecidos como Sensorial (S) e Intuitivo (I).

A distinção seguinte diz respeito à sua maneira de tomar decisões. Se você faz escolhas usando uma abordagem mais analítica e distanciada, baseada na lógica objetiva, tem uma orientação *racional*. Alternativamente, se as suas decisões dependem mais de valores pessoais, sentimentos e relações com os outros, então você tem provavelmente uma orientação *emocional*. Esses tipos são chamados de Racional (T de *thinking*) e Emocional (F de *feeling*).

Finalmente, considere como você organiza a sua vida. Se prefere uma vida planejada, estável e orientada a metas, então a sua orientação é mais *avaliativa*. Os que preferem uma vida mais espontânea, flexível e não planejada – adaptando-se e reagindo a situações inesperadas à medida que surgem – são tipos mais *perceptivos*. Os tipos avaliativos querem uma conclusão, mesmo que as informações sejam incompletas. Os tipos perceptivos resistem à conclusão para obter mais dados. Esses tipos são conhecidos como Avaliativo (J de *judging*) e Perceptivo (P).

O seu tipo Myers-Briggs é composto da sua preferência dominante em cada categoria. Assim, o seu tipo pode ser expresso com quatro letras – por exemplo, "ENFP" ou "ISTJ".

Como os Tipos de Personalidade Informam a sua Prática

Compreender o tipo da sua personalidade pode ser uma faceta extremamente poderosa da Prática de Vida Integral. Há abundantes recursos que explicam vários tipos de personalidade e como as preferências ligadas à sua personalidade influenciam praticamente todos os aspectos da vida, incluindo escolhas, relacionamentos e trabalho. Aprender mais sobre si mesmo em termos tipológicos o ajudará a criar uma PVI que funcione para a sua orientação única na vida.

Compreender a gama total de tipos de personalidade lhe permitirá perceber melhor a si mesmo, apreciar as diferenças entre as pessoas e interagir mais habilmente com personalidades diversas. Conhecendo os pontos fortes do seu tipo, você pode aplicá-los melhor às suas intenções e metas de vida.

Saber onde você extrapola também é útil. Por exemplo, se você é hipermasculino e a sua luta de herói por autonomia e independência o deixou se sentindo desconectado e solitário, relaxar a orientação masculina e cultivar algumas qualidades femininas, como receptividade, tato e comunhão, pode ser uma prática valiosa. Você pode, ao contrário,

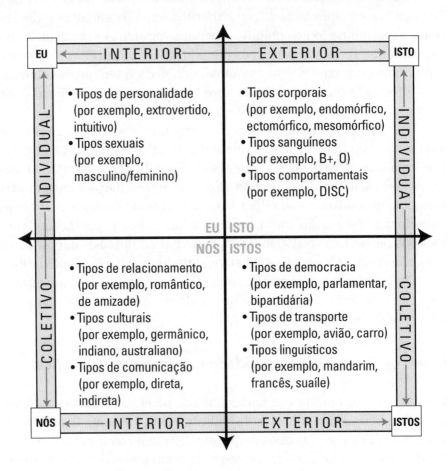

Figura 5.18 Tipos nos quatro quadrantes.

sentir-se fundido a todo mundo que encontra e ter dificuldade para perceber a diferença entre você e os outros ou de afirmar as suas necessidades e desejos. Nesse caso, seria bom trabalhar no sentido de entrar em contato com o seu lado masculino como parte da PVI. Seja qual for o caso, nem o masculino nem o feminino é superior ou melhor: são simplesmente dois tipos a cada nível de consciência.

Aplicações da Estrutura Integral

Use AQAL para Ver um Mundo Maior

Como a ponta do seu nariz, os elementos AQAL estão sempre intimamente presentes, embora nem sempre você lhes dê atenção. Mas, além

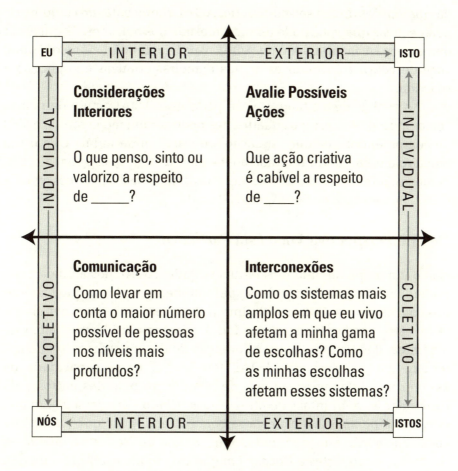

Figura 5.19 Use AQAL para avaliar qualquer situação.

133

MÓDULO DE UM MINUTO
Quad Scan

Um Quad Scan lhe permite perceber rapidamente o que você pensa/sente ("Eu"), a perspectiva dos outros ("Nós"), as interconexões com sistemas mais amplos ("Istos") e as ações possíveis ("Isto") numa dada situação. Para tomar uma decisão de relativamente pouca importância, você pode escanear os quadrantes em menos de um minuto. Considere cada quadrante por quinze segundos – "Eu", "Nós", "Isto" e "Istos" – e veja o que surge. Praticar um *Quad Scan* vai ajudá-lo a tomar decisões *mais* inteligentes e informadas em *menos* tempo.

---

das *dimensões* do seu ser-no-mundo, AQAL representa um conjunto de *perspectivas* que você pode ter de si mesmo, dos outros ou de qualquer outra coisa. A flexibilidade de AQAL vai surpreendê-lo à medida que você descobrir e inventar as muitas maneiras criativas de aplicá-lo à sua vida.

Ao avaliar uma situação, você pode usar AQAL muito ou pouco, como preferir. Percorrer os quadrantes pode ser um modo rápido e fácil de compreender qualquer situação – de uma briga íntima com o seu parceiro a uma guerra internacional – dando atenção especial a considerações interiores, *feedbacks* de outras pessoas, ações possíveis e interconexões com outros aspectos da vida.

De que Perspectiva Você Está Partindo?

Como um mapa da unidade-na-diversidade, AQAL nos ajuda a compreender as pessoas e as coisas aparentemente malucas que fazemos uns com os outros. Com a visão Integral, podemos ver mais claramente as estruturas universais que todos nós compartilhamos, além da dinâmica, das texturas e das diferenças de desenvolvimento que nos tornam únicos. Aprender AQAL fortalece a nossa capacidade de assumir múltiplas perspectivas, de nos pôr na pele dos outros e de responder às perguntas: *De onde está partindo essa pessoa? Em que quadrante-perspectiva ela está se concentrando? Em que altitude de consciência ela está operando? Que linhas de desenvolvimento se destacam como fortes e fracas? Em que estado ela está? Qual é o seu tipo de personalidade?* Quanto mais soubermos de onde está partindo a outra pessoa, melhor será a nossa relação com ela e mais harmonia poderemos criar.

Isso não significa de forma alguma que temos que concordar com a visão dos outros. Neste mundo diverso e multicor, nem sempre vamos concordar uns com os outros ou chegar a um bom consenso por meio do diálogo. Embora nem sempre seja possível chegar a um "sim", uma compreensão mais Integral nos permite chegar a um "não" com maior compreensão mútua e maior abertura para soluções inovadoras. Compreender mais integralmente de onde estão partindo as pessoas não acabará necessariamente com os conflitos, mas nos ajudará a escolher respostas mais inteligentes e apropriadas para os conflitos que enfrentamos.

A política é um exemplo perfeito. No sistema político norte-americano, os republicanos tendem a operar numa altitude Âmbar-Laranja (mais conservadora, tradicional, etnocêntrica e religiosa) e os democratas partem em geral de uma visão de mundo Laranja-Verde (mais progressista, mundicêntrica e pluralista).* Além disso, os republicanos apontam para as falhas morais, as más decisões e a falta de motivação do *indivíduo* como a principal razão por trás de muitos problemas sociais (quadrante Superior Esquerdo) e os democratas culpam em geral as doenças sociais e o *sistema* injusto (quadrante Inferior Direito). A reação de um típico republicano/conservador ao problema dos sem-teto: reduzir a ajuda do governo, o que fará com que os sem-teto assumam responsabilidade pela própria vida e voltem para o trabalho. A reação de um típico democrata/liberal: aumentar o orçamento dos programas de bem-estar social para criar oportunidades para os marginalizados pelas injustiças do sistema econômico.

O uso de alguns poucos elementos AQAL já permite enxergar mais facilmente a política de partidos como um duelo perigoso de verdades limitadas e parciais. Fica também aparente por que algumas das políticas propostas divergem tanto (facções Âmbar e Verde; foco diferente no quadrante) e outras parecem tão semelhantes (os dois partidos compartilham uma visão Laranja). A **Política Integral** destaca também as impropriedades gritantes dos dois partidos, devidas em parte à falta de uma visão ampla o suficiente para abordar as questões complexas que enfrentamos hoje.

---

* Os traços vermelhos (egocêntricos) dos dois partidos complicam o quadro.

Seja o presidente ou o seu vizinho, é incrivelmente libertador perceber que se alguém não concorda com você (por exemplo, em questões de política, religião, arte, economia etc.), pode ser apenas porque se encontra num nível diferente de consciência (mais baixo ou mais elevado) nessa determinada linha. Isso vai ajudá-lo a compreender por que você não *consegue* que essa pessoa concorde com você, por mais que tente. As disparidades de desenvolvimento ocorrem quando você se comunica num nível acima da compreensão da outra pessoa.* Tente discutir democracia racionalmente com um guerreiro tribal ou debater os pontos mais sutis da física quântica com uma criança de 5 anos. Boa sorte ao tentar convencer um fundamentalista de que muitas religiões diferentes são caminhos que sobem a mesma montanha espiritual. Há maneiras melhor de passar uma noite de sábado.

Quanto mais profundamente você compreender e praticar a Estrutura AQAL, mais efetiva será a sua comunicação com os outros. Quando perceber realmente de onde está partindo a outra pessoa, poderá falar aos valores e preocupações dessa pessoa numa linguagem que ela entenda. Faz parte da **Comunicação Integral** adaptar ou *traduzir* a sua maneira de falar ao *tipo* de personalidade do outro (como linguagem sensorial, linguagem intuitiva), ao seu *estado* (linguagem extática, linguagem melancólica), ao *quadrante* focalizado (linguagem Nós, linguagem Eu), às suas *linhas* (linguagem musical, linguagem matemática) e aos seus *níveis* (linguagem Âmbar, linguagem Verde), continuando a ser o seu autêntico eu – não é tarefa fácil, admitimos, mas é um esforço extremamente compensador.**

Embora a boa *tradução* de um espaço-perspectiva para outro seja muito importante, há também um impulso inato em direção à *transformação* ou crescimento evolutivo, e é aí que a Prática de Vida Integral tem um papel central. Trocar uma crença por outra não iguala o crescimento vertical. O verdadeiro desenvolvimento – de um estágio para o outro – leva em média cerca de **cinco anos** (e isso quando a pessoa está realmente crescendo – o que nem sempre é o caso). Assim como uma

---

* É claro que o oposto pode ser o caso: *você* pode estar no nível mais baixo numa determinada linha. Dada essa possibilidade, é sensato querer que os outros o compreendam no *seu* nível e atuem com compaixão para ajudá-lo a ser mais feliz e saudável onde você está (já que provavelmente vai permanecer aí por algum tempo) e também para empurrá-lo um pouco mais para cima.

** Para mais informações, acesse a tese de pós-graduação de Adam Leonard, "Integral Communication", em www.Integral-Life-Practice.com.

bolota não se transforma num carvalho num só dia, os seres humanos não passam da moralidade egocêntrica para a mundicêntrica da noite para o dia. Muitos debates não podem ser decididos com evidências e fatos *objetivos* porque as discordâncias vêm da interpretação desses fatos a partir de diferentes níveis *subjetivos* de consciência. Uma pessoa egocêntrica pode levar dez anos ou mais para se desenvolver até se tornar mundicêntrica e, até aí, ela não concordará com argumentos mundicêntricos e pode ser que nem mesmo os compreenda.

Assim, o verdadeiro desafio é criar espaço para que todos, incluindo nós mesmos, tenham segurança – incluindo uma passagem segura de uma estação da vida para a seguinte – de egocêntrico a etnocêntrico a mundicêntrico a cosmocêntrico e além. É só a partir de uma visão pós-convencional, mundicêntrica, que as pessoas chegam a reconhecer as implicações e o escopo global da crise ambiental, da epidemia de AIDS, da pobreza internacional ou da fome no mundo, e é só uma saudável base tradicional que lhes dá a fortaleza moral para fazer uma diferença significativa.

O que Não é Integral

Muita gente pensa que tem a *resposta*, que a sua abordagem é a *melhor*, que tem a *verdade*. Você já deve ter conhecido pessoas assim. Porém, não podem estar todas 100% certas porque senão entrariam em contradição entre si. Mas o oposto também não faz sentido: *ninguém é esperto o suficiente para estar 100% errado o tempo todo*! Em vez disso, todo mundo parte de uma *perspectiva*, ou *ponto de vista,* que é por natureza limitado e parcial. E quanto mais perspectivas você levar em conta, melhor poderá entender alguma coisa, seja você mesmo, a relação com outra pessoa ou uma situação do mundo. Ao contrário, quanto menos perspectivas considerar, mais suscetível estará a *falácias* ou equívocos, resultantes de uma visão limitada. Uma falácia ocorre quando alguém reduz o que compreende como "realidade" ao ignorar perspectivas importantes, chegando assim a conclusões enganosas.

A Estrutura Integral AQAL tenta incorporar o maior número possível de perspectivas neste ponto da história Kósmica. AQAL usa quadrantes, níveis, linhas, estados e tipos não apenas para identificar, mas também para encaixar as inúmeras verdades parciais que estão disponíveis para nós. Ao procurar deixar um lugar para tudo, fica muito mais fácil detectar falácias – verdades parciais que se recusam a admitir que são parciais. Nesta seção, vamos examinar brevemente quatro falácias, a sua tentativa de reduzir a realidade e como AQAL pode ajudar a gerar uma visão mais inclusiva.

A Falácia Absolutista

A primeira e talvez mais difundida falácia ocorre quando uma perspectiva limitada dá o passo maior que as pernas. Uma verdade parcial tenta se fazer passar pela verdade toda, ultrapassando o seu campo de *expertise* e se intrometendo em outras áreas. Como a falácia absolutista pode ocorrer com qualquer elemento AQAL, vamos tomar em primeiro lugar o *absolutismo nos quadrantes*. As abordagens extremas

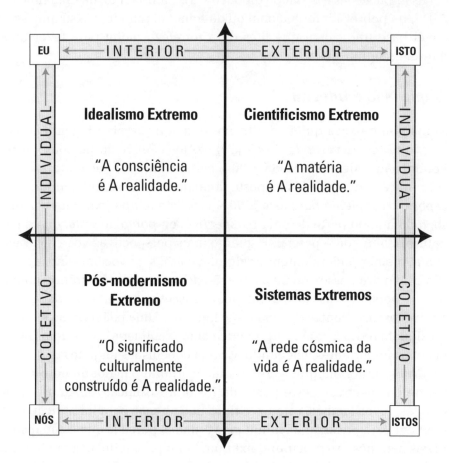

Figura 5.20 Absolutismos nos quadrantes.

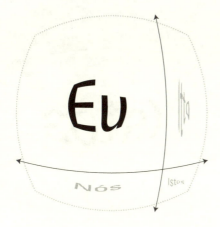 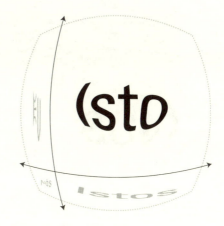

Figura 5.21 Absolutismo no quadrante Superior Esquerdo.

Figura 5.22 Absolutismo no quadrante Superior Direito.

pegam o seu quadrante favorito e proclamam triunfantemente que isso é tudo o que existe! O gráfico da figura 5.20 apresenta quatro abordagens extremas que reduziram a realidade ao seu quadrante preferido.

Uma abordagem Integral reconhece e respeita as importantes verdades parciais de todas as quatro perspectivas – abrandando os extremos para que possam funcionar juntas. Uma tal abordagem respeita e incorpora as descobertas valiosas de todos os especialistas legítimos – até mesmo os absolutistas. Toda metodologia (ou prática) válida revela verdades importantes. A estrutura Integral dá aos especialistas – físicos, antropólogos culturais, teóricos dos sistemas ou místicos – um espaço para compartilhar a verdade revelada por suas metodologias e o faz de modo a não diminuir a verdade revelada por outros métodos válidos. Em suma, os quadrantes liberam cada abordagem ao *delimitá-la* à área específica que ela tem mais capacidade para iluminar.

O mesmo vale para todos os elementos AQAL. Os primeiros pesquisadores do desenvolvimento tendiam a supor que havia uma coisa chamada desenvolvimento, que eles estavam estudando. Assim, os pesquisadores cognitivos acreditavam que a linha cognitiva era a única linha fundamental, e os pesquisadores de valores acreditavam na mesma coisa a respeito da linha de valores, para dar dois exemplos de *absolutismo nas linhas*.

O *absolutismo nos níveis* ocorre quando não conseguimos reconhecer a existência de níveis de desenvolvimento porque supomos

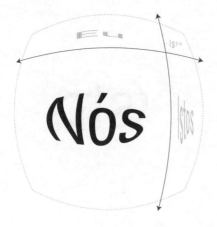
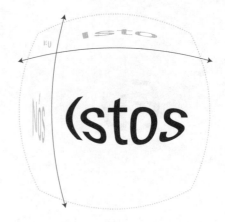

Figura 5.23 Absolutismo no quadrante Inferior Esquerdo.

Figura 5.24 Absolutismo no quadrante Inferior Direito.

que o nosso nível (em qualquer linha de desenvolvimento) seja o único válido. Acontece o mesmo com o *absolutismo nos tipos*: quando não se reconhece a diversidade dos tipos de personalidade, é mais fácil concluir que o meu estilo de abordagem à vida é certo ou melhor. Finalmente, quem tem uma experiência de estado transpessoal sem conhecer a natureza dos estados nem o espectro total de possibilidades de estados, pode acreditar falsamente que o seu estado responde a todas as perguntas da vida – isso é *absolutismo* no que diz respeito aos *estados*.

A Falácia Pré/Trans

Será que os bebês são iluminados? Será que todos os estudantes que participam de um protesto são motivados por "justiça para todos"? Responder sim a qualquer uma das duas perguntas exemplifica a *falácia pré/trans*, que ocorre sempre que um estágio inferior de desenvolvimento (pré-) é confundido com um estágio superior (pós- ou trans-), ou quando um nível superior é erradamente identificado como um nível inferior. Vamos considerar esses exemplos um por vez.

Será que os bebês são iluminados? As teorias românticas do desenvolvimento humano alegam que, ao nascer, o bebê está em contato total com o Espírito – a base divina da existência – e então, à medida que o eu começa a ganhar força, o bebê vai perdendo o contato com essa base divina. Nessa visão, o desenvolvimento psicoespiritual é o processo de reclamar o que foi perdido na infância: um retorno à divindade sem ego. A visão Integral, ao contrário, vê o desenvolvimento humano como um processo evolutivo que se desenrola dos estágios pré-pessoais aos estágios pós-pessoais (ou transpessoais).

Pré-pessoal significa anterior ao desenvolvimento do ego, ou senso de "eu"; pessoal significa ter desenvolvido um ego funcional; e pós-pessoal (ou transpessoal) significa ter transcendido e incluído a identificação com o ego, tornando-se assim transparente a graus maiores de realidade suprema. Esses níveis são todos tocados igualmente pelo Espírito: a diferença é o grau em que o eu *percebe* a sua união sempre-presente com o fundamento divino.

Os românticos misturam pré-pessoal (inconsciente) com transpessoal (superconsciente). Nenhum bebê entra no mundo num *nível* transpessoal de eu. Todos nós começamos a vida no quadrado um, com um eu indiferenciado, inconsciente, pré-pessoal, totalmente fundido com o mundo material.* O autodesenvolvimento não vai de Céu inconsciente para Inferno consciente para Céu superconsciente, mas de Inferno inconsciente para Inferno consciente para Céu superconsciente. Em suma, a evolução se move para a frente em direção à santidade e não para trás, em direção ao estado de bebê.

Será que todos os estudantes que participam de protestos são motivados por "justiça para todos"? Nas últimas décadas, os colégios e as universidades têm sido palco de protestos em torno de questões como *sweatshops* (literalmente, "fábricas de suor"), comércio justo, ecologia, direitos das mulheres, liberdade de discurso, diversidade, guerra e assim por diante. Ao observar um grupo de estudantes protestando (quadrante Inferior Direito), parece que os ativistas estão unidos na solidariedade em torno de uma determinada causa e engajados em ações semelhantes, como carregar cartazes, marchar e assinar petições.

Apesar dessas semelhanças no comportamento exterior, as motivações interiores dos participantes tendem a diferir bastante. Estudos de desenvolvimento moral durante a Guerra do Vietnã mostraram que apenas uma minoria de estudantes ativistas era motivada por razões pós-convencionais (mundicêntricas), como preocupação com a vida de americanos *e* vietnamitas ou pelo desejo de dar fim a uma política

---

* Um bebê pode, no entanto, acessar praticamente qualquer *estado* de consciência. Ver "Falácia Estado/Estrutura", página seguinte.

de guerra injusta. A maioria dos participantes dos protestos estavam em níveis pré-convencionais de desenvolvimento moral, protestando para desafiar a autoridade ("Não me diga o que fazer!") ou por medo de serem recrutados para a guerra. Pode ser difícil detectar a falácia pré/trans porque o *pré*-convencional e o *pós*-convencional são ambos *não* convencionais e, assim, vão ambos contra as maneiras convencionais de fazer as coisas.

A Falácia Estado/Estrutura

A *falácia estado/estrutura* comete o erro crítico de supor que estados de consciência e estruturas (ou estágios) de consciência são a mesma coisa. Os estados vão e vêm como *flashes* temporários de experiência fugaz. Podemos experimentar estados emocionais, mentais ou espirituais a qualquer momento, e todo mundo percorre diariamente estados de vigília, sonho e sono profundo. As estruturas, por outro lado, são mais estáveis e a longo prazo, durando em geral muitos anos. Temos que *construir* estruturas ao longo de uma série de estágios, em geral por intermédio da prática assídua, enquanto simplesmente experimentamos estados. (A exceção são os estados/estágios meditativos, como grosseiro a sutil a casual a não dual, o que requer prática para se estabilizar e tende a se desenrolar sequencialmente, como que por estágios, embora estes sejam ainda mais fluidos do que as estruturas.)

Então, será que um místico e um fundamentalista podem experimentar um estado espiritual semelhante? Sim – e não. *Sim* porque até os estados mais sutis e causais são acessíveis para todo mundo em quase todos os níveis de consciência. Mas será que um místico e um fundamentalista habitam e interpretam a experiência da mesma maneira? *Não*, definitivamente não, porque o estágio-estrutura de consciência (o Psicógrafo Integral) de cada um influencia o significado dado às suas experiências. O significado acrescenta dimensionalidade à intenção com que se experimenta. A treliça da figura 5.25 mostra como o significado de *um estado muda dependendo da estrutura-estágio de desenvolvimento da pessoa.*[*]

Toda intersecção representa uma experiência de estado interpretado (nesta treliça aparecem nove). Um artista mundicêntrico visio-

---

[*] Ken Wilber e Allan Combs colaboraram para a criação desse diagrama, conhecido também como "Treliça Wilber-Combs".

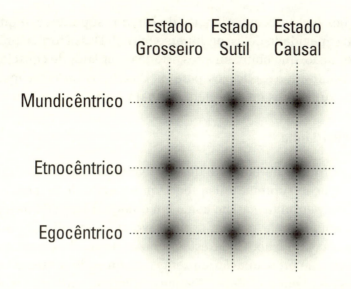

Figura 5.25   O quadro de estados e estágios.

nário e uma criança de 2 anos egocêntrica podem ter ambos uma experiência de estado sutil, mas lhe darão significados totalmente diferentes. A criança de 2 anos pode ver um "anjo dourado" descer na sua mãe e através dela banhá-la em luz e energia. O artista visionário pode experienciar o seu corpo sutil se abrindo em profunda comunhão com a luz delicada que tudo anima, segundo a sua percepção. E a interpretação é tão importante quanto a experiência, já que a nossa interpretação da experiência determina em grande medida o impacto a longo prazo que ela terá sobre a nossa vida. Você pode pensar em AQAL como uma estrutura interpretativa criada a partir de uma onda Integral de consciência para nos ajudar a entender os muitos estados (e estruturas, corpos e sombras) que podemos ver com precisão e exercitar conscientemente por meio da Prática de Vida Integral.

A Conexão Estado/Estrutura

A importante distinção entre estados e estruturas (ou estágios) às vezes parece se desfazer. Isso porque experiências prolongadas de *estados* superiores de consciência podem turbinar o crescimento para *estágios* superiores de consciência. Pessoas em níveis ou estágios superiores de desenvolvimento têm mais probabilidade de internalizar plenamente as implicações das suas experiências de estados superiores, o que redefine a sua capacidade de assumir perspectivas. Dessa forma, práticas como a meditação, que cultivam altos estados treinados de consciência, se tornam catalisadores eficazes para *os dois* tipos de crescimento – para estados superiores de consciência e para estruturas superiores.

A Falácia Nível/Linha

Lembra da pergunta da linha de desenvolvimento espiritual: "Qual é a sua preocupação suprema?" Há todo um espectro de respostas parciais para essa pergunta – assim como em qualquer linha de desenvolvimento – subindo pela grande espiral evolutiva em direção a mais consciência e compaixão. Cada estágio ou onda de desenvolvimento espiritual tem uma preocupação suprema diferente, de Âmbar a Laranja a Turquesa e assim por diante. Da mesma forma, cada estágio espiritual tem um deus diferente, como é mostrado abaixo.

Ocorre uma *falácia nível/linha* quando um nível específico (dentro de uma linha de desenvolvimento) é confundido com a própria linha. Hoje em dia, uma das mais significativas e perigosas falácias nível/linha diz respeito à linha espiritual. Por um lado, os seguidores de religiões tradicionais (Âmbar) se fixam rigidamente num nível Âmbar de desenvolvimento espiritual – adorando um deus mítico antropomórfico e defendendo-o ferozmente contra quaisquer detratores possíveis. A lógica racional ou os *insights* místicos que não estejam de acordo com a sensibilidade Âmbar são rejeitados como ofensivos, heréticos e blasfemos. Desse modo, a religião é definida não como uma busca espiritual de desenvolvimento evolutivo contínuo, mas como um nível específico de desenvolvimento: Âmbar.

Por outro lado, os que atingiram uma visão de mundo racional (Laranja) caem na mesma falácia nível/linha. Em vez de defender o deus Âmbar, rejeitam-no com a força total do raciocínio lógico e científico. Mas Laranja não se limita a rejeitar o deus mítico. Como vê erradamente todas as religiões como expressões da perspectiva Âmbar, Laranja descarta e suprime qualquer linha de inteligência espiritual em desenvolvimento – de Infravermelho a Índigo e além. Assim, Laranja também é congelado pela falácia nível/linha, que agrupa erradamente as expressões inferiores de espiritualidade (Âmbar) com formas superiores (Laranja, Verde, Azul esverdeado, Turquesa) e as rejeita todas. Essa falácia nível/linha alimenta as clássicas batalhas entre a ciência Laranja e a religião Âmbar.

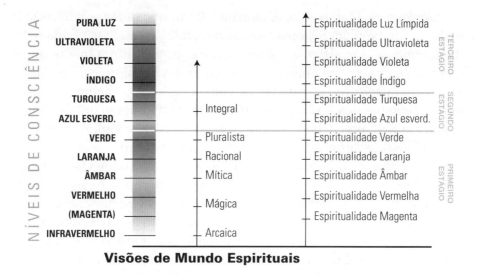

Figura 5.26. A linha espiritual de desenvolvimento.

A saída: reconhecer que religião e espiritualidade não param em Âmbar. Desenvolve-se a inteligência espiritual! O deísmo Laranja dos nossos pais fundadores poderia ser um caminho de vida profundamente espiritual – assim como o existencialismo verde de Heidegger – ou a consciência integral Azul esverdeado ou Turquesa. Cada nível tem a própria versão de espiritualidade com as próprias práticas.

Um Sistema Operacional Integral

Falamos muito de AQAL neste capítulo, mas a questão permanece: o que é isso afinal?

- Uma filosofia
- Uma estrutura
- Um modelo
- Uma teoria
- Um mapa
- Dimensões
- Perspectivas

A resposta é todas as opções acima. E por que parar por aí? AQAL pode ser também um Sistema Operacional Integral ou SOI. Numa rede de informação, um sistema operacional é a infraestrutura que permite que vários programas operem. A metáfora é a seguinte: se você está rodando um *software* na sua vida – como negócios, trabalho, diversão ou relacionamentos – precisa do melhor sistema operacional que encontrar, e SOI preenche esse requisito. Versátil e completo, permite que rodemos os "aplicativos" mais eficazes e avançados.

Quando você aprender, ou tiver "baixado" o Sistema Operacional Integral (como você já começou a fazer ao ler este capítulo), ele começa a "atualizar" a sua mente abrindo novos espaços e dando-lhe um vislumbre de um número maior de perspectivas entre as várias que temos disponíveis para compreender o nosso complexo mundo hiper-rápido. O módulo da Mente, no entanto, não pode ser reduzido ao mero estudo intelectual de AQAL. O SOI funciona como um sistema **psicoativo** que você pode rodar através do corpo e da mente para ativar quaisquer potenciais que não esteja usando ou que nem conheça.

Quando baixamos o SOI, ele começa automaticamente a buscar áreas que a estrutura Integral sugere que você tem, mas que pode não ter percebido conscientemente – qualquer quadrante, nível, linha, estado, tipo ou corpo. O SOI os ativa, os ilumina e o ajuda a perceber que os tem como possibilidades da sua própria consciência e estar-no-mundo. Fornecendo um tesouro de distinções essenciais, que oferecem claras coordenadas no espaço Kósmico multidimensional, ele pode infundir precisão, profundidade estereofônica e clareza na sua mente e nas suas comunicações importantes. De maneira substancial, o seu mundo mudou – ficou maior – e nunca mais você será o mesmo.

6

O Módulo do Corpo

Redefinindo Integralmente o Corpo

Neste capítulo, voltaremos a atenção para o quadrante Superior Direito, ou a dimensão individual exterior da prática: o corpo. E que coisa complexa, multifuncional e milagrosa é esse seu corpo! Do nascimento à morte, é graças a ele que são possíveis todas as suas experiências, grandes ou pequenas – comer, trabalhar, brincar, fazer amor e muito mais.

Mas, é claro, o corpo também está sujeito a doenças, ferimentos, dor, envelhecimento e, finalmente, à morte. Em algumas tradições, o corpo é mal visto por essas mesmas razões. "Transcenda o corpo", costuma-se dizer. "A carne é intrinsecamente má." Mas a visão Integral está mais do que disposta a aceitar a nossa existência corporal. Afinal, o corpo é o único veículo terreno que temos para viver uma vida iluminada. E embora seja impossível eliminar a dor ou o envelhecimento e até mesmo tornar perfeito o nosso corpo, podemos por certo fazer um uso sábio daquilo que temos.

Um dos valores mais importantes que sustentamos, culturalmente e como espécie, é a saúde física e, no entanto, muitas vezes deixamos de cultivá-la. Na cultura moderna, ser saudável significa apenas a ausência de doenças graves. E quando a doença (quase que inevitavelmente) aparece, tentamos eliminá-la ou controlá-la com remédios ou cirurgia. Às vezes, é claro que medidas *extrínsecas*, como a prescrição de remédios, são necessárias, sendo a única maneira de salvar uma vida ou de administrar doenças crônicas. No entanto, a verdadeira saúde é um bem-estar equilibrado, que resulta em grande parte de um estilo de vida saudável – uma qualidade *intrínseca* que exige prática.

Uma abordagem Integral à prática corporal visa não apenas estabelecer um padrão de saúde e bem-estar mas também revelar o potencial para uma saúde *extraordinária* – permitindo-nos não apenas sobreviver, mas *florescer* com vitalidade inteligente. Uma prática corporal Integral faz com que mais do *humor* consciente da vida flua através do corpo. Na verdade, prepara o veículo corporal para lidar com ele.

Como ser para a vida a "suprema máquina de dirigir"? *Integralmente,* é claro. Tudo começa com um *insight* extraordinário:

Você tem na verdade *três corpos* – não apenas um – e para ser plenamente saudável, tem que exercitar todos os três.

Um Tango a Três

Quais são esses três corpos? Primeiro, há o corpo físico ou **material** – o corpo de carne e osso, órgãos e células, saliva e sangue. Segundo, você tem um corpo **sutil**, de vários tipos de energia, algumas vezes chamadas chi ou prana, e outros sistemas sutis (como os centros de energia ou chakras e os meridianos da acupuntura), que normalmente não são

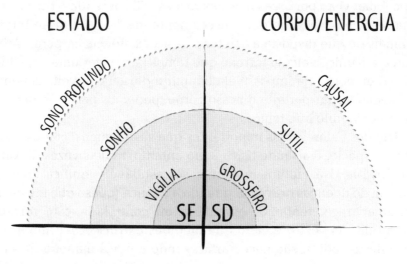

Figura 6.1 Estados de consciência correlacionados a corpos e energias.

reconhecidos pela psicologia ocidental. Terceiro, você tem um corpo **causal** de infinita quietude, que é o corpo com que entra em contato com a prática meditativa.

Esses corpos e energias *exteriores* têm uma importante ligação com a sua realidade interior. Relembre os três mais importantes estados de consciência: vigília, sonho e sono profundo. Na verdade, esses três **estados** e os três **corpos** são interdependentes e interligados. Todo *estado* subjetivo de consciência tem uma energia ou *corpo* objetivo a ele associado (ver figura 6.1 na página 148).

Grosseiro, sutil e *causal* se referem às energias ou corpos associados aos três principais estados de consciência (vigília, sonho e sono profundo). Em correlação com o espectro de estados de consciência no quadrante Superior Esquerdo, há um espectro de corpos ou energias no quadrante Superior Direito.

A consciência em vigília corresponde ao corpo grosseiro (ou físico). A consciência sutil ou do sonho corresponde a um corpo sutil. E a consciência sem forma (ou do sono profundo) corresponde a um corpo causal, ou *muito sutil*, como os tibetanos o chamam. Cada um dos estados de consciência tem um suporte corporal energético.

Pense nisso por um momento. Essa é uma informação importante, não é mesmo? Se você tem uma forma *exterior* para cada estado *interior*, as implicações são enormes. Isso significa que, exercitando ou treinando os três corpos, você está ao mesmo tempo exercitando a sua experiência interior consciente — você está *aprofundando* ou fortalecendo os seus estados naturais de percepção. Vamos mergulhar um pouco mais fundo em cada um dos três corpos e nos seus estados correspondentes.

Grosseiro

O estado de vigília é intimamente associado ao **corpo físico grosseiro.** Esse é o corpo que nos permite ter a experiência do mundo natural com os nossos sentidos. A ciência empírica estuda os padrões ou leis aos quais essa natureza física obedece. Quando está em vigília, você tem a experiência de dados sensoriais grosseiros: rochas, árvores, edifícios, pessoas, vozes, sons, cheiros e assim por diante. Se alguém belisca o seu corpo físico, você sente o beliscão. Ao chutar uma bola, você sente a reação igual e oposta contra o pé e a perna. Vê que a bola obedece às leis da física e voa no ar antes de descer de volta à terra, atraída pela gravidade. O reino grosseiro quase sempre se comporta de acordo com as leis da ciência, assemelhando-se a uma máquina incrivelmente complexa. Esse é o seu aspecto previsível e ordenado (há os que não são, como por exemplo as possibilidades que existem no mundo quântico). Mas esse reino também é milagroso — *você* é uma incrível formação orgânica de incontáveis partes e processos, todos trabalhando juntos em harmonia para fazer surgir a sua realidade física.

Sutil

Mas quando você adormece à noite, a história é totalmente diferente o corpo grosseiro desaparece da sua percepção. Não há mais rochas, árvores nem edifícios físicos. Agora, você percebe emoções, imagens, visões, ideias, mundos de sonho e arquétipos. Está num reino em que a física terrena sai pela janela e desce pela toca do coelho.

Nos estados de sonho, o veículo energético não é um corpo sólido e grosseiro, mas um espectro de energias sutis – relativamente rarefeitas ou densas – de radiância, mente, som, emoção e força vital. Esse é o **corpo sutil**. Faixas desse espectro têm sido tradicionalmente associadas aos *chakras* e o corpo sutil é às vezes subdividido em diferentes níveis, identificados por nomes como *vital, etérico, sexual, emocional, astral, mental e psíquico*, numa alusão aos estados Superiores Esquerdos, aos quais estão correlacionados.

O corpo de sonho pode mudar de forma, atravessar paredes e até mesmo voar. O corpo sutil flui livremente através de domínios fluidos, através de êxtases e pesadelos e através de diferentes tempos e lugares. Pode ser associado a realidades sensoriais grosseiras, mas não está preso a elas. Está intimamente alinhado a intuições, sentimentos, ideias, intenções, desejos e emoções. O corpo sutil é, em certo sentido, *mais livre* porque não é limitado por circunstâncias físicas. E não só enquanto você dorme. Você pode ter um sonho ou visão idealista que o inspira e inspira os outros à ação. O carisma do corpo sutil pode liderar o caminho para mudanças revolucionárias — na sua vida, nas suas expressões criativas e até mesmo numa sociedade inteira.

As energias sutis mais densas têm uma relação mais próxima com o corpo físico grosseiro, e você as encontra fluindo em auras, meridianos de acupuntura e sensações corporais de força vital. As mais sutis estão associadas à sexualidade e às emoções; as ainda mais sutis à mente e à percepção ao *insight*; e as mais sutis de todas à inteligência supramental, extática e intuitiva — uma espécie de coroação da radiância do ser sutil.

Causal

Quando termina o sonho, você cai num sono profundo e sem forma. Nesse e em qualquer estado *causal,* cessam todas as experiências, grosseiras e sutis. Você é liberado para um reino imóvel e silencioso. Nada acontece nesse espaço vasto e infinito.

Paradoxalmente, a percepção está totalmente aberta, presente e desobstruída. A consciência simplesmente *é,* imperturbada pelos objetos móveis da experiência. Embora não estejam surgindo quaisquer qualidades ou experiências, esse nada é caracterizado inerentemente pelo absoluto bem-estar, a completa ausência de sofrimento.

Essa expansão consciente quase infinita tem um corpo ou energia extremamente sutil, quase indescritível — o **corpo causal**. Imóvel e silencioso, infinito e infinitesimal, esse corpo desafia a descrição e as categorias conceituais. É a corporificação energética da consciência-Testemunha sempre-presente. É a abertura em que todas as experiências se dão. O domínio causal é a causa, o espaço e o apoio a partir do qual as energias e corpos sutis e grosseiros podem surgir. É intimamente presente como a fonte mais profunda de *você.*

Os seus três corpos — grosseiro, sutil, causal — existem simultaneamente neste momento, em consciência desperta. Sempre que entra em estados sutis por meio de meditação, pensamentos, visões ou emoções, você está animando o corpo sutil. Sempre que descansa no silêncio da pura percepção e se libera para o infinito, você entra em sintonia com o corpo causal.

As práticas corporais Integrais o ajudam a prestar atenção a todas as três dimensões da existência corporal: grosseira, sutil e causal. Por meio das práticas corporais Integrais, você poderá exercitar conscientemente todas as dimensões do seu corpo-mente-espírito-sombra, incluindo os aspectos mais elevados do seu ser.

À medida que for avançando na prática Integral, poderá até mesmo *trazer a percepção para os estados de sonho e de sono profundo sem sonhos.* Em outras palavras, o seu corpo físico pode estar dormindo, mas *você* continua "acordado", enquanto habita o corpo sutil e o corpo causal. O que você pode aprender com uma experiência assim? Como isso mudaria a sua compreensão da realidade? Você vai descobrir se seguir uma prática para os Três Corpos durante algum tempo.

Kung Fu ou um MBA?

Um amigo nosso, que levava muito a sério a sua carreira nos negócios, começou a se dedicar a uma arte marcial chinesa. Estava num momento da carreira em que considerava a possibilidade de tirar um ano sabático e concluir o mestrado em Gestão de Negócios. Mas percebeu que o tempo exigido pelo MBA o forçaria a deixar de treinar a sua arte marcial. Percebeu que a sua prática era muito importante na época e deixou o MBA de lado.

Ironicamente, a sua carreira avançou ainda mais depressa do que possivelmente avançaria se tivesse feito o MBA. Foi promovido várias vezes. Percebeu então que, mesmo que sua única motivação tivesse sido avançar na carreira, a decisão de não abandonar a arte marcial teria sido a decisão correta. "O Kung Fu me ajudou a avançar na carreira porque instilou em mim qualidades como agilidade, presença, adaptabilidade, flexibilidade de mente e corpo, foco, disciplina e clareza. Trazer a prática para o trabalho foi o que me fez ser promovido."

Mas os benefícios de uma prática corporal Integral são também práticos e imediatos – e são estes que vamos focalizar primeiro.

Na próxima seção, apresentamos o **Treino para os Três Corpos**, uma Prática da Estrela Dourada que pode ajudá-lo a iniciar ou a aprofundar a sua prática corporal Integral. Veremos depois outras formas de prática que você pode incorporar à PVI, incluindo áreas tradicionais como o treinamento de força, aeróbica, esportes, dança (e condicionamento neuromuscular em geral) e nutrição. Finalmente, exploraremos algumas práticas para o corpo sutil, com o objetivo de aumentar a sua *condutividade*, ou capacidade de conduzir a energia da vida. Estas incluem práticas sexuais Integrais e práticas de respiração consciente. Terminaremos com uma breve discussão sobre exercícios para o corpo causal e uma evocação da sua percepção-Testemunha, que você poderá manter através de *todos* os aspectos da prática Integral corporal (como verá).

Um ponto importante para se ter em mente: embora o capítulo seja dividido em termos dos três corpos, nenhuma prática envolve *apenas* um ou outro corpo. Você pode levantar pesos, correr, fazer amor ou respirar empregando conscientemente *os três corpos* ao mesmo tempo. Mas, como a *ênfase* está em geral em um dos corpos, organizamos cada prática na sua respectiva seção de acordo com a sua ênfase. Observe o quanto você mobiliza os seus três corpos, seja qual for a prática que estiver fazendo.

O Treino para os Três Corpos

O Treino para os Três Corpos lhe permite usar os três corpos em um só programa de exercícios. Como isso funciona? Como a própria Prática de Vida Integral — é modular, escalável, flexível e personalizável de acordo com as suas necessidades. É também uma rotina matinal perfeita, uma forma de despertar, se concentrar e se energizar antes de começar as atividades do dia. Você pode até fazer um Módulo de Um Minuto dos Três Corpos como uma forma rápida de conectar e exercitar o corpo em todos os níveis.

Abordando o Treino para os Três Corpos como um **conjunto de princípios**, você pode montar a rotina que lhe servir melhor. Esses princípios podem ser enunciados com muita simplicidade: *faça **pelo menos um exercício** que enfatize cada um dos três corpos – causal, sutil e grosseiro – e mantenha a percepção e o envolvimento de **todos os três** enquanto realiza qualquer exercício.* Isso pode parecer um pouco difícil no começo (como no malabarismo) mas, com um pouco de prática, vai se tornar uma segunda natureza (como andar de bicicleta).

Você pode fazer qualquer exercício em qualquer ordem e em qualquer hora do dia. Faça os que funcionam melhor para você. Há aspectos grosseiros, sutis e causais em *todas* essas práticas (é por isso que você pode fazer todos eles com percepção dos três corpos), mas a *ênfase* normalmente recai sobre um dos corpos.

Eis alguns exemplos de exercícios que você pode fazer para cada um dos seus corpos:

Corpo Grosseiro
    Levantamento de pesos
    Corrida
    Aeróbica
    Esportes (esqui, basquete, tênis, vôlei, *frisbee*, futebol etc.)

Dança
    Flexão, agachamento, pressão (exercícios que usam só o peso do corpo)

Corpo Sutil
  Yoga
  T'ai Chi
  Qigong
  Prática de Respiração Sutil (incluindo órbita microcósmica e pranayama)
  Visualização
  Sonho lúcido

*Corpo Causal**
  Meditação como testemunhar
  EU SOU: Meditação com Mantra
  Inquirição Integral
  Grande Mente
  Oração Centralizadora
  As Três Faces do Espírito

Há gente que prefere desmembrar o Treino para os Três Corpos ao longo do dia ou fazê-lo em diferentes lugares (por exemplo, meditar em casa e levantar pesos na academia). **No entanto, pode ser muito eficaz combinar em uma rotina contínua todos os exercícios escolhidos.** Nos seminários de Prática de Vida Integral e no PVI – Kit Básico** (ILP Starter Kit), ensinamos uma versão de 35 a 45 minutos de um Treino para os Três Corpos completo, que apresentamos também nas páginas a seguir. Essa rotina segue uma ordem específica (vai do causal ao sutil ao grosseiro e volta ao causal), com o objetivo de fazê-lo passar por um ciclo completo de estados (com o testemunho causal como fundamento).

Eis os cinco passos básicos:

1. Firme-se no corpo **causal** por meio da prática de percepção/ meditação que você escolher.

---

* O corpo causal é explorado no final deste capítulo, enquanto os exercícios são apresentados no Capítulo 7, já que entramos em contato com o corpo causal mediante a prática espiritual e meditativa.

** O Kit Básico do Treino para os Três Corpos é uma experiência de aprendizado multimídia que inclui cinco DVDs, dois CDs e três livretos com mais de 150 páginas ilustradas. Você pode saber mais sobre esse kit e sobre os seminários de PVD visitando o site em inglês *www.Integral-Life-Practice.com*.

2. Energize o corpo **sutil** por meio da(s) prática(s) de energia sutil que escolher. *Ao mesmo tempo, mantenha-se conscientemente ancorado no corpo causal.*

3. Fortaleça o corpo **grosseiro** por meio do(s) exercício(s) físico(s) que escolher. *Ao mesmo tempo, mantenha-se conscientemente ancorado no corpo causal e energizado no corpo sutil.*

4. Passe da consciência do corpo **grosseiro** à consciência do corpo **sutil** com um alongamento ou com um relaxamento.

5. Permaneça no corpo **causal** durante um período de meditação sentada.

A Diferença Integral

A maior parte dos exercícios ignora o corpo causal. Muitos não se preocupam com o corpo sutil. É extremamente raro encontrar uma rotina de exercício que treine *os três corpos ao mesmo tempo*. Esse é o poder do Treino para os Três Corpos, uma forma condensada, eficiente e inteligente de fazer um treino realmente *Integral*.

Além disso, ele torna o exercício mais *interessante* porque você não está mais apenas queimando calorias – está trazendo consciência e consideração a cada movimento e a cada momento. Quanto mais praticar, mais fortes se tornarão *todos os seus três corpos*. Uma coisa é ter músculos grandes e resistência aeróbica, outra coisa é ter *também* energia fluindo livremente e uma profundidade de presença consciente.

Passo 1: Ancore o Corpo Causal

Comece respirando profundamente e tomando consciência de *você mesmo*. Use qualquer forma de meditação que evoque um estado de puro testemunho ou percepção não dual (no Capítulo 7, há várias que você poderá usar). Por exemplo, tente ler ou recitar em silêncio as instruções a seguir. Elas o ajudarão a atingir um estado de *Quididade não dual sempre-presente* aberto à realidade consciente do seu eu mais profundo e de todas as coisas. À medida que relaxar e entrar na meditação, deixe que as palavras o guiem suavemente em direção a uma desidentificação com os objetos imediatos da experiência, de modo que permaneça como *Testemunha* de todos os objetos. Nesse estado expansivo, sinta o corpo causal.

Instruções Não Duais

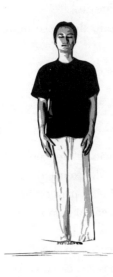

Perceba os sons à sua volta e perceba as suas sensações corporais.

Perceba que você não é idêntico a esses sons e sensações.

Todos os sons e sensações são objetos que se dão à consciência que você na verdade é.

Perceba os seus pensamentos, sentimentos, lembranças, motivações e impulsos.

Perceba que você não é idêntico aos seus pensamentos, sentimentos, lembranças, motivações ou impulsos.

Todos eles se dão como objetos à consciência que você é.

Você é o Um que sempre esteve presente.

Nunca houve um momento em que você estivesse ausente.

Você sempre foi você.

Então, perceba Você.

Perceba a Quididade que você é.

Não finja que está procurando, encontrando ou esquecendo o Um que você verdadeiramente é.

Repita essa meditação quantas vezes desejar ou substitua por uma das práticas do módulo do Espírito (Capítulo 7), como por exemplo a EU SOU: Meditação com Mantra p. 256), o Questionamento Integral (p. 261) ou as Três Faces do Espírito (p. 261).

As imagens ilustrativas do Treino para os Três Corpos são de Huy Lam, que teve um papel importante na sua criação.

Passo 2: Energize o Corpo Sutil

Agora você pode passar para uma rotina baseada em qualquer prática do corpo sutil que lhe agrade, como yoga, qigong, t'ai chi ou trabalho respiratório. Abaixo, uma sugestão de uma série de exercícios baseados em princípios de yoga e qigong. Para outras ideias, consulte os exercícios para o corpo sutil ainda neste capítulo (pp. 190-211).

Primeiro, uma série de movimentos relaxantes para abrir o corpo.

- Gire a cabeça, alongando o pescoço, e depois vire-a, olhando para a esquerda e para a direita.
- Gire os ombros em círculos para a frente e para trás.

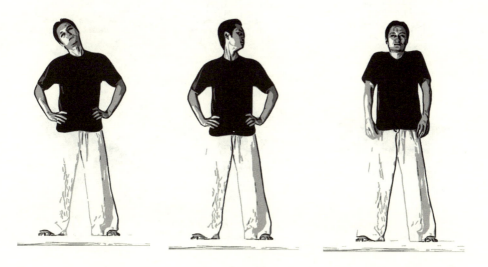

- Gire os braços acima da cabeça descrevendo círculos amplos, para a frente e para trás.
- Abra o peito levando os braços para os lados e girando-os para a frente e depois para trás várias vezes.
- Ponha as mãos nos quadris e gire-os no sentido horário e depois anti-horário.
- Incline-se para a frente, com as costas retas.

- Flexione o joelho e segure o pé com a mão. Erga o pé em direção à nádega, alongando o quadríceps. Repita o movimento com a outra perna.

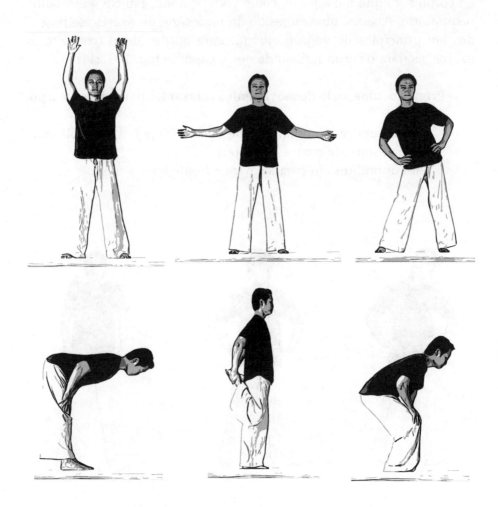

- Com as mãos sobre os joelhos, flexione-os levemente para cima e para baixo e depois gire-os suavemente.

A seguir, alguns exercícios estimulantes despertam os centros e canais de energia do corpo.

Com o punho frouxamente fechado ou com a mão aberta, dê tapinhas suaves sobre toda a superfície do corpo: braços, peito, região abdominal e pernas. Não deixe de incluir a parte da frente e a parte de trás dos braços e das pernas.

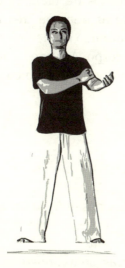 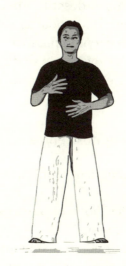

Finalmente, fique imóvel por alguns minutos numa "postura para cultivar o chi".

Fique de pé, com os olhos fechados e os pés afastados a uma distância equivalente à largura dos ombros, joelhos ligeiramente flexionados, coluna solta e alongada e braços pendendo a poucos centímetros dos lados do corpo, com as mãos abertas. Toque suavemente o céu da boca com a língua, logo atrás dos dentes da frente. Respire com a barriga, expandindo-a ao inspirar e relaxando ao expirar, circulando e cultivando a energia da vida através do corpo, permanecendo ao mesmo tempo no corpo causal.

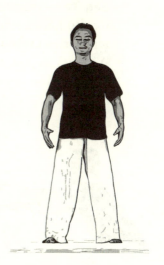

Passo 3: Fortaleça o Corpo Grosseiro

O seu Treino para os Três Corpos pode passar agora a uma série de exercícios físicos. Se você tem uma academia em casa, pode usá-la aqui como parte do Treino para os Três Corpos (nas pp. 165-174 há uma discussão sobre treino de força). Se não tem equipamento, faça uma série de agachamentos, flexões de solo, extensões lombares e abdominais, como a descrita abaixo. Faça os exercícios de maneira lenta e consciente, faça poucas repetições e segure as duas ou três últimas pelo maior tempo possível. Tenha cuidado para não se machucar: lembre que só você pode sentir os limites do seu corpo. Às vezes, é incluído aqui um exercício cardiovascular (como o Módulo Aeróbico de Um Minuto da p. 179).

Agachamentos Lentos

(Cinco repetições lentas, segure as duas últimas)

- Posicione os pés separados pela largura dos ombros ou um pouco mais.
- Estenda frouxamente os braços à sua frente.
- Projete lentamente as nádegas para trás, sentando-se numa cadeira imaginária. Mantenha os joelhos acima dos tornozelos, estendendo as nádegas e arqueando as costas.
- Visualize a energia do seu centro vital e envie-a para as pernas.
- Segure o agachamento por um momento e, ao expirar, empurre o chão para baixo e volte à posição em pé, pronto para começar a repetição seguinte.
- Ao fazer os agachamentos, respire devagar e de maneira uniforme, inspirando ao descer e expirando ao subir.
- Segure os dois últimos agachamentos um pouco mais, continuando a respirar uniformemente.
- Fique nas sensações; torne-se as sensações; deixe que elas surjam e se dissolvam no interior da sua percepção-testemunha.

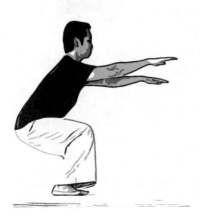

Flexões de Solo Lentas

(Cinco repetições lentas, segure as duas últimas, com apoio nos pés ou nos joelhos)

- Comece numa postura de "mesa", apoiado nas mãos e joelhos.
- Coloque as mãos diretamente abaixo dos ombros.
- O torso deve ficar reto, dos joelhos aos ombros ou dos pés aos ombros.
- Inspire ao baixar o corpo e expire ao subir.
- Pare nas duas últimas flexões, embaixo ou a meio caminho, o suficiente para forçar com segurança os músculos (tremer um pouquinho é bom!), respirando de modo regular.
- Continue, levando energia e atenção aos braços e ao peito.
- Preste atenção às sensações; torne-se as sensações; deixe que elas surjam e se dissolvam no interior da sua percepção-testemunha.

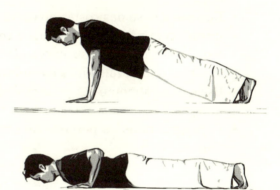

Extensões Lombares

(Três repetições, duas paradas)

- Deite-se com o rosto para baixo.
- Estenda e alongue a coluna, levantando os ombros e os pés do chão.
- Estenda a energia, levando o topo da cabeça para longe dos calcanhares. Segure essa posição por um momento e depois relaxe.
- Inspire ao subir e expire ao descer.

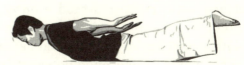

- Tente manter os pés juntos durante todo o movimento.
- Continue respirando nas paradas.
- Preste atenção às sensações; torne-se as sensações; deixe que elas surjam e se dissolvam no interior da sua percepção-testemunha.

Abdominais Lentos

(Cinco repetições lentas, segure as duas últimas)

- Deite-se de costas com os joelhos dobrados e os pés logo abaixo das nádegas.
- Ponha as mãos sobre o abdômen para ajudá-lo a se concentrar nele.
- Encoste a base das costas no chão.
- Inspire com a barriga e prenda a respiração.
- Expire ao erguer o torso, curvando as costas para cima, tentando diminuir o intervalo entre o esterno e o osso púbico.
- Esvazie totalmente os pulmões, diminuindo ainda mais esse intervalo.
- Faça uma pausa e perceba as sensações nos músculos abdominais.

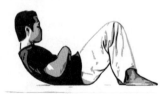

- Desça para o chão na inspiração. Repita o movimento assim que tiver completado a inspiração.
- Fique nas sensações; torne-se as sensações: deixe que surjam e se dissolvam no interior da sua percepção-testemunha.

Passo 4: Alongamento e Relaxamento do Grosseiro ao Sutil e Arrefecimento

Quando o tempo permitir, o Treino para os Três Corpos pode continuar com uma série de alongamentos (ver exemplos ao lado) Pode ser um alongamento muito relaxado e agradável ou um alongamento mais profundo e intenso – vale tudo, de uns poucos alongamentos suaves a vinte saudações ao sol, como no hatha yoga! Flua suavemente para o alongamento, arrefecendo depois do exercício físico. Com isso, a sua

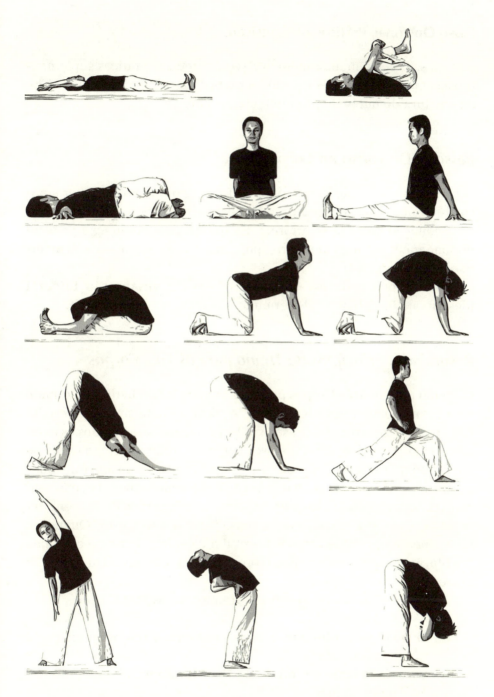

atenção voltará naturalmente da ênfase no corpo grosseiro para o corpo sutil. Uma chave importante para essa prática é manter a percepção-sentimento em todos os três corpos – grosseiro, sutil e causal.

Passo Opcional: Práticas de Transição

Às vezes, esse é o melhor momento para introduzir práticas suplementares como as afirmações (p. 320), a prática de respiração sutil (p. 199) ou a leitura de um texto profundo ou sagrado.

Passo 5: Descanso no Corpo Causal

O penúltimo passo do Treino para os Três Corpos envolve voltar à âncora no Corpo Causal sempre-presente por um período, curto ou longo, de meditação sentada sem forma. Se quiser, essa meditação pode se prolongar em outra de um outro tipo, como Troca Compassiva ou amorbondade (ver p. 264).

Aqui, você pode acrescentar também a **Consagração Integral** (descrita na p. 167) antes de terminar e continuar com o seu dia.

Resumindo: Princípios do Treino para os Três Corpos

O Treino para os Três Corpos pode ser feito de forma livre ou seguindo uma rotina como a sugerida acima. A ideia é muito simples: exercite cada um dos três corpos – causal, sutil e grosseiro – e faça todos os exercícios com percepção total dos três corpos. A rotina ensinada aqui se baseia primeiro na percepção d'Aquilo que nunca muda, em que todas as coisas se dão (o causal), e na evocação da relação livre da consciência com todas as coisas. Depois, exercita os três corpos de maneira integrada, usando a respiração, a sensação e a percepção. Quando o tempo permite, retorna através do sutil e completa o círculo com uma meditação do corpo causal. Isso o prepara para reentrar no mundo com presença, leveza e clareza.

Eis mais algumas dicas sobre o Treino para os Três Corpos:

- **Encurte ou prolongue** o treino conforme a sua programação e as suas necessidades.
- Você pode fazer o **Módulo de Um Minuto** (p. 165) quando não tiver muito tempo.
- Você pode fazer um rápido **treino de dez minutos** num dia muito ocupado.

- Você pode **prolongar o Treino para os Três Corpos** por uma hora, duas ou até mais, incluindo rotinas completas, como qigong, yoga, pilates, treino de força e/ou cardiovascular.
- **Adapte o nível de dificuldade** de modo que o seu programa de exercícios seja ao mesmo tempo agradável e um pouco puxado – melhorando assim a sua forma e a sua vitalidade ao longo do tempo. Aperfeiçoe o seu programa periodicamente para manter o interesse, o desafio e a novidade.
- Use os **princípios dos três corpos** para elaborar um treino que você possa fazer em diferentes momentos do dia ou em lugares diferentes. Lembre-se: basta um exercício para cada um dos três corpos – mas faça cada um deles com plena percepção dos três corpos.
- Você pode seguir uma **rotina de três corpos** específica que complete um ciclo que vai do causal ao sutil e ao grosseiro, voltando depois ao causal. Essa pode ser uma maneira especialmente condensada e eficaz para entrar em forma nos três corpos.

MÓDULO DE UM MINUTO
Treino para os Três Corpos

O Treino para os Três Corpos de Um Minuto é uma forma bela e eficaz de se conectar aos três corpos e integrá-los. Ele começa percebendo e ancorando o corpo causal, depois ativa o corpo sutil com respiração e movimento e fica finalmente ancorado fisicamente no corpo grosseiro. Uma boa maneira de terminá-lo é com a Dedicação Integral.

Corpo Causal

1. Fique de pé, ereto e de olhos fechados. Respire naturalmente. Junte as palmas das mãos à frente do coração.
2. Diga mentalmente as seguintes palavras: *Perceba a Quididade e o "é" deste e de cada momento.* (Faça isso.) *Eu sou essa Quididade. Eu sou a abertura em que todas as coisas se dão.*
3. Inspire e expire. Ao inspirar, cruze lentamente as mãos abertas sobre o coração e a parte superior do peito.
4. Ao expirar, descruze as mãos e erga os braços para o lado, com as palmas abertas voltadas para a frente.

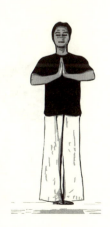

5. Diga mentalmente as palavras: *Eu me solto para o infinito.*

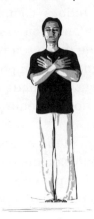 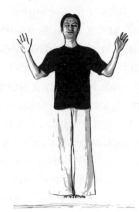

Corpo Sutil

6. Abra os olhos. Ao inspirar, faça um círculo com as mãos para fora e para baixo, até juntá-las de forma que os dedos fiquem levemente entrelaçados, com as palmas voltadas para cima, exatamente abaixo do umbigo. Diga: *Eu respiro na plenitude da vida.*
7. Expire, levando as mãos entrelaçadas para cima, ao longo da linha central do corpo. Quando as mãos passarem pelo coração e pelos ombros, gire-as voltando as palmas para o céu e então estenda totalmente os braços acima da cabeça. Enquanto isso, diga silenciosamente: *Eu solto o ar e retorno à luz.*
8. Inspire enquanto leva as mãos entrelaçadas para a frente e para baixo, até a sua posição original frouxamente entrelaçadas, com as palmas voltadas para cima, logo abaixo do umbigo. Ao fazer esse movimento, diga mentalmente: *Completando o círculo, sou livre e pleno.*

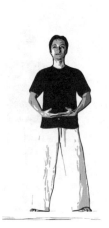 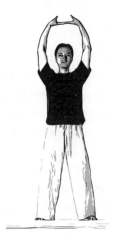 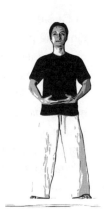

Corpo Grosseiro ou Físico

9. Toque a barriga com as mãos inspirando profundamente e depois expire falando as seguintes palavras: *Liberdade e plenitude infinitas se manifestam na forma deste precioso corpo humano.*
10. Agache-se suavemente e toque o chão com as duas mãos, dizendo: *Tocando a terra, estou conectado a todos os seres.*

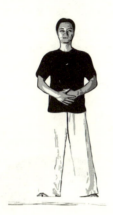
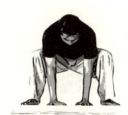

Consagração Integral

Para terminar, você pode consagrar os frutos da sua prática ao bem de todos os seres sencientes. Essa consagração evoca especificamente a intenção de praticar em todos os quatro quadrantes da sua existência, reconhecendo todas as dimensões do seu ser e incorporando a totalidade de maneira simples mas profunda. Cada quadrante será evocado nas palavras da consagração: *Possa a minha consciência* (o seu interior individual, o quadrante Superior Esquerdo) / *E o meu comportamento* (o seu exterior individual, o quadrante Superior Direito) / *Estar a serviço de todos os seres* (o seu interior coletivo, o quadrante Inferior Esquerdo) / *Em todos os mundos* (o seu exterior coletivo, quadrante Inferior Direito). A consagração termina evocando a liberação de todos os quadrantes do Kosmos consciente na Quididade sempre-presente.

Essa mesma consagração pode ser usada também para terminar uma sessão de meditação sentada.

1. Fique de pé, com os pés juntos e as palmas das mãos voltadas para o coração, e faça uma reverência dizendo silenciosamente: *Possa a minha consciência...*
2. Vire-se para a direita e faça uma nova reverência, dizendo silenciosamente: *... e o meu comportamento...*

3. Vire-se novamente para a direita e, com outra reverência, diga silenciosamente: ... *estar a serviço de todos os seres...*
4. Vire-se mais uma vez para a direita e faça uma reverência. Diga silenciosamente: ... *em todos os mundos...*
5. Vire-se novamente para a direita (retornando à direção original) abrindo os braços e as mãos. Volte as palmas das mãos para a frente e diga em silêncio: ... *liberando tudo...*
6. Desça os braços aos lados do corpo com as palmas das mãos ainda voltadas para a frente e diga silenciosamente: ... *para a Quididade...*
7. Solte e relaxe os braços e as mãos ao terminar silenciosamente a frase: *deste e de cada momento.*
8. Com isso, você completou a sua consagração e está pronto para tocar o dia.

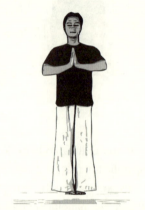

Possa a minha consciência

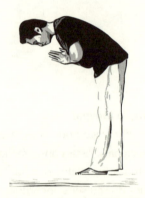

e o meu comportamento

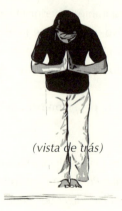

(vista de trás)

estar a serviço de todos os seres

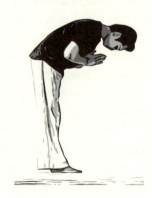

em todos os mundos

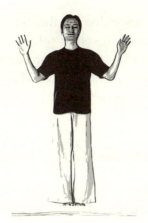 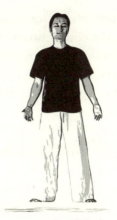 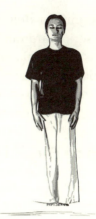

liberando tudo *para a Quididade* *deste e de cada momento.*

Práticas do Corpo Grosseiro

Exercício Físico é Essencial!

Vamos agora focalizar a atenção no nível físico ou grosseiro da prática corporal. Novas pesquisas continuam a expandir e a enfatizar a importância já conhecida do exercício físico. O exercício físico tem sem dúvida profundos efeitos positivos sobre a saúde, o humor, a clareza cognitiva, a longevidade e o bem-estar geral. Os seres humanos evoluíram enquanto viviam um estilo de vida ativo e parece que funcionamos melhor quando nos mantemos ativos e em forma.

Assim, o velho e bom exercício físico – caminhar, correr, treino de força e aeróbico, yoga, artes marciais, esportes e assim por diante – ainda é um módulo central da prática para otimizar a saúde física, com efeitos benéficos reverberando por todas as áreas da vida. Portanto, a sua PVI deve incluir exercício físico regular, até mesmo de vários tipos.

Personalize o seu programa de exercícios para se adequar a você. Você tem forças e vulnerabilidades só suas, de modo que não há substituto para o exercício consciente e inteligente. Desafie-se a entrar em forma, mas tenha cuidado para escolher exercícios adequados e praticá-los de modo que não lhe causem danos.

O seu programa de exercícios pode ser simples ou complexo na medida em que você desejar. Simples pode significar caminhadas diárias ou exercícios com pesos de uma a três vezes por semana; complexo pode significar dois ou três exercícios diferentes todos os dias ou um treino sério para um esporte competitivo. Fornecemos uma seleção de Práticas da Estrela Dourada e Módulos de Um Minuto como um excelente ponto de partida para renovar ou atualizar a sua prática. Mas fique à vontade para adotar qualquer outra atividade de que goste de praticar regularmente.

Treino de Força: Uma Prática Central para uma Ótima Saúde

Construir força muscular é *um dos* mais importantes resultados do exercício físico. Um treino de força é uma prática que pode ser mantida com apenas uma ou duas sessões de vinte minutos por semana e pode produzir resultados significativos.

Os **benefícios** do treino de força incluem mudanças positivas em:

- Massa muscular magra
- Força muscular
- Força de tendões e ligamentos
- Níveis hormonais (melhorando os níveis de hormônios "bons" e "ruins")
- Tolerância à glucose
- Sensibilidade à insulina
- Porcentagem de gordura corporal
- Níveis e proporções de colesterol e triglicérides no sangue
- Pressão sanguínea
- E mais

Nenhum outro tipo de exercício tem impactos tão impressionantes sobre a saúde geral quanto o treino de força. O metabolismo muda à medida que a massa muscular aumenta, tornando mais fácil perder peso e manter a saúde. Os músculos podem na verdade ser considerados como "o motor da juventude". O treino de força é a prática mais próxima de que dispomos para viajar no tempo.

Como isso funciona: Sempre que você trabalha os músculos – seja com agachamentos, flexões de solo, abdominais etc. – o tecido muscular efetivamente sucumbe. Os músculos passam por uma minimorte e, quanto mais intenso o exercício, mais o músculo "morre". Logo que o exercício termina, o corpo começa a reconstruir as camadas do tecido muscular, tornando-o mais forte do que antes. O crescimento muscular resulta da supercompensação para proteger o corpo de stress futuro. Por meio de uma prática regular de destruir e reconstruir, os músculos se fortalecerão e crescerão.

O seu corpo já destrói e reconstrói todos os músculos a cada quinze ou trinta dias. O treino de força acelera esse processo, de modo que a regeneração muscular atinge o seu ponto máximo em 24 a trinta horas depois do treino e continua em ritmo aumentado por até 72 horas. Com o treino de força, você queima gordura e cria músculos durante o sono!

Trabalhar um grupo muscular leva apenas alguns minutos. Trabalhando um grupo muscular por dia, você pode criar uma rotina de treino de força com um mínimo de investimento de tempo.

PRÁTICA DA ESTRELA DOURADA
Treino de Intensidade de Foco (TIF)

O Treino de Intensidade de Foco (TIF) é o estado da arte em termos de treino de força, fazendo uso consciente e coordenado dos corpos grosseiro, sutil e causal.

Ao praticar o TIF, fortalecemos o corpo grosseiro ou físico levantando pesos ou treinando contra a resistência; fortalecemos o corpo sutil focalizando a percepção e circulando energia através do corpo; e fortalecemos o corpo causal mantendo contato com a Testemunha sempre-presente que percebe as sensações, visões, sons e sentimentos durante cada treino.

O TIF age fluindo entre a intensidade focalizada e o relaxamento profundo.

O Treino de Intensidade de Foco envolve:
1. Períodos pronunciados de *concentração firmemente focalizada* combinada a *alta intensidade física e emocional*...
2. ... alternados com períodos profundamente pronunciados de *relaxamento com baixa ativação física e emocional* e *percepção ampla, aberta e receptiva*.

O especialista em saúde e boa forma Shawn Phillips criou o processo do Treino de Intensidade de Foco para fornecer uma abordagem mais integral ao levantamento de pesos tradicional mediante um engajamento consciente dos corpos grosseiro, sutil e causal. O treino de resistência é muitas vezes considerado uma prática estritamente física (corpo grosseiro), mas a geração intencional de energias sentidas (corpo sutil) e a permanência na Testemunha (corpo causal) podem aumentar radicalmente a eficácia de algo aparentemente tão simples como levantar um peso e baixá-lo.

O TIF Expande Radicalmente a sua Faixa de Funcionamento

Em geral, as pessoas não relaxam profundamente nem buscam a intensidade quando treinam. Limitam-se a uma faixa estreita e habitual de funcionamento. Expandindo radicalmente a zona em que você treina, o TIF lhe permite amplificar os resultados.

Exercícios Pré-Treino	Técnicas Centrais do TIF	Exercícios Pós-Treino
Centramento	Ancorar	Revisão/Registro
Plano/Visualização	Elevar	Fecho/Dedicação
Intenção/Dedicação	Focalizar	Refletir/Integrar
Aquecimento	Recuperar	Diário (opcional)

Fases do TIF.

Comparado ao treino de força convencional, o TIF:

- Requer menos tempo
- Gera melhores resultados em termos de músculos e força
- Oferece benefícios multidimensionais (a todos os três corpos)
- Proporciona uma experiência de treino profundamente agradável

O TIF nos dá a preciosa oportunidade de ultrapassar limites, de nos conectar ao nosso mais profundo senso de potencial humano e de abrir caminho em direção à compreensão direta de algo profundamente além da agitação e da ansiedade da vida cotidiana. À medida que pratica, você encontra inevitavelmente muitas barreiras físicas, emocionais e psicológicas, já que está à beira de algo que empurra os limites do seu crescimento. A consciência-Testemunha associada ao corpo causal não combate a dor nem resiste a ela, mas continua presente e aceita todas as sensações como energia dançante.

O treino de resistência pode ser uma **experiência genuinamente transcendente** porque, para transformar realmente o corpo, você precisa passar por uma espécie de minimorte nos músculos e na mente. Nesses momentos de morrer para a própria ideia de eu e do que esse eu é capaz de fazer, o seu Eu Superior pode se mostrar. Para muita gente, o treino de força pode ser parte de uma prática verdadeiramente integral para tocar os seus potenciais mais elevados de maneira profundamente significativa. As academias e os campos de esportes funcionam como igrejas para muitos homens e mulheres em todo o mundo.

O TIF cultiva qualidades como foco, concentração, paixão, compromisso, receptividade e presença. Como qualquer prática, todas as lições e benefícios do TIF remetem a outras áreas da vida. Aqui, não é só levantando pesos que se ultrapassa limites e barreiras, mas vivendo a vida com dinamismo e criatividade, assumindo riscos para gerar algo novo, fortalecendo os músculos da consciência, os músculos do coração, os músculos do trabalho e os músculos do serviço. Da mesma forma, praticar *ciente daquilo que é* e *aceitando aquilo que é* resume belamente a prática de viver com atenção. O Treino de Intensidade de Foco traz a prática de meditação destilada das tradições de sabedoria para as academias do século XXI.

No TIF, Cada Sessão de Treino é uma Meditação

Antes de treinar, você estabelece uma estrutura consciente para o treino.

Você pode fazer isso por meio de *rituais de concentração,* como se vestir e dirigir com atenção, respirando conscientemente ao mesmo tempo.

Por meio de *planejamento* e de *visualização* você pode identificar exatamente o que fará durante a sessão de treino e se visualizar treinando e incorporando ao mesmo tempo a sua consciência superior.

Você pode introduzir no treino uma *consagração* ficando alguns minutos em meditação sentada, conectando-se à sua *intenção.* Pode até mesmo consagrar a sessão de prática a alguém ou a alguma coisa além do seu eu individual.

O ciclo central de execução do TIF tem quatro estágios:

1. **Ancorar:** Faça algumas inspirações normais levando o ar para a barriga e fique totalmente presente. Conecte-se à sua intenção ou consagração, ao campo energético dos corpos sutil e causal e à energia física do ambiente que o cerca. Você pode, por exemplo, visualizar a energia que circula entre o seu corpo e a terra sob você, até sentir que está conectado a um fundamento equilibrado e sólido.
2. **Elevar:** Faça de três a cinco inspirações curtas e explosivas levando o ar à parte superior do peito para ativar o sistema nervoso simpático, aumentar a oxigenação e intensificar as correntes de energia sutil. Essa é a sua oportunidade, logo antes de começar o treino, de carregar o corpo todo, física e emocionalmente, preparando-se para o esforço.
3. **Focalizar:** Comece o treino com atenção unifocalizada. Canalize a energia dos três corpos num raio *laser* de concentração focalizada. Dê atenção

especial aos músculos que está trabalhando, às correntes do corpo sutil, à respiração e à forma geral do exercício que está fazendo. Mantenha o foco no momento presente e aceite todas as sensações que surgirem. Se surgirem pensamentos distrativos, volte a focalizar o momento através da respiração ou de uma contagem das repetições (1, 2, 3...).

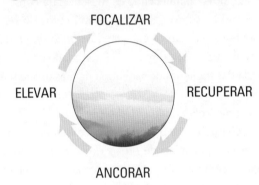

4. **Recuperar:** Assim que terminar o treino, relaxe. Respire profundamente a partir do diafragma, abra a percepção e se solte. Perceba a agradável liberação de energia sutil que ocorre naturalmente e deixe que ela circule. A cada expiração, visualize toda a tensão fluindo para fora do corpo, talvez para baixo, entrando pelo chão. Repouse na Testemunha, soltando-se para o infinito. Sinta o relaxamento profundo à medida que mergulha num extenso oceano de cura e recuperação.

Depois do treino, traga esse período de prática à conclusão consciente. Você pode fazer isso *revendo* e *registrando* os exercícios, os pesos, os descansos e outras variáveis que quiser rastrear. Pode também escrever algumas palavras sobre a sua atenção, as suas sensações e os seus sentimentos. É importante que isso seja *depois do treino* porque, durante o ciclo central de execução, diminuiria a sua capacidade de se recuperar e de se entregar profundamente. Não se preocupe se não conseguir rastrear tudo no começo. À medida que ficar mais familiarizado com o treino, conseguirá rastrear tudo com facilidade.

Sente-se meditativamente por alguns momentos e *complete a intenção e/ou consagração* a que iniciou antes do treino. Perceba quais as qualidades dessa consagração você trouxe para o treino. Traga um fecho formal para o treino.

Finalmente, *reflita* sobre a experiência do treino. Perceba qualquer coisa que se destaque: um período de distração, um estado de intensidade ou uma lembrança ou emoção que foi despertada. Isso integra o treino e esclarece a relação dele com o resto da sua vida e das suas práticas. Você pode *registrar* por escrito essas reflexões. Isso ajuda a solidificar o aprendizado.

O mesmo ciclo de execução pode ser usado para qualquer exercício físico, seja ele cardiovascular ou muscular, dure o treino um minuto ou duas horas.

A eficácia extraordinária do TIF vem da alternância entre foco e liberação, concentração e expansividade, intensidade total e desligamento total, masculino e feminino. Quanto mais alto e mais intenso o pico, mais profundo e mais extenso o vale. Esse fluxo ondulatório gera uma sinergia dos três corpos, o que permite que os músculos físicos trabalhem mais, se recuperem mais rápido e fiquem maiores. É também uma prática meditativa, que ajuda a integrar espírito, mente e corpo.

MÓDULO DE UM MINUTO
Treino de Força

Neste Módulo de Um Minuto, você fortalece os músculos desafiando-os de modo a entrarem rapidamente em colapso, deixando depois que se recuperem. Usando esse princípio de desafio, colapso e recuperação, os treinos podem ser extremamente curtos e eficazes.

Escolha um grupo de músculos para trabalhar. Você pode usar uma barra com anilhas, halteres, um aparelho ou o próprio peso do corpo (em agachamentos, flexões de solo ou extensões lombares).

Faça um aquecimento *para prevenir lesões*. Este Módulo de Um Minuto é muito eficaz, mas levar esse princípio ao extremo – sobrecarregando um músculo totalmente frio, por exemplo – traz riscos de lesão. Portanto cuide-se, fazendo um aquecimento rápido mas adequado! Além disso, nem é preciso dizer, você tem que saber alguma coisa sobre a técnica correta ao realizar qualquer exercício que envolva pesos. Não cabe aqui fornecer instruções detalhadas, mas os recursos são muitos e você pode também consultar um *personal trainer*.

Quando estiver aquecido e souber usar a técnica correta, realize as seguintes etapas:

1. Inicie o ciclo central de execução do TIF: Ancorar, Elevar, Focalizar e Executar, e depois Recuperar.

2. Ao focalizar e executar, repita o exercício até levar o grupo de músculos à exaustão.
3. A exaustão completa é alcançada quando você não consegue fazer outra repetição, por mais que queira.
4. Se estiver usando pesos, isso deve ocorrer entre a oitava e a décima segunda repetição.

E é isso – *acabou!* Um dia, um treino, um grupo muscular.

Para a próxima sessão de treino de força, escolha um grupo muscular diferente e repita. Percorra os principais grupos de músculos num período de sete dias e comece outra vez. Para isso, você pode usar exercícios que treinem vários músculos ao mesmo tempo, como agachamentos (glúteos, quadríceps e tendões das pernas) ou flexões de solo (peito e tríceps).

Grupos de Músculos

Ao selecionar exercícios para a prática do treino de força, é importante escolher ao menos um exercício para cada um dos principais grupos musculares, para equilibrar. Abaixo, você encontrará os principais grupos musculares e exercícios que visam a cada um deles:

Abdominais – Esses músculos incluem o músculo grande e chato que cobre a extensão do abdômen e os músculos que descem pelos lados e pela frente do abdômen. Os exercícios incluem abdominais diretos, abdominais reversos (quando os quadris se erguem em vez da cabeça e dos ombros) e abdominais que envolvem uma rotação ou torção.

Bíceps – A frente do antebraço. A flexão de bíceps pode ser feita usando uma barra com anilhas, halteres ou um aparelho. Outros exercícios, como puxadas na barra fixa e remadas altas também envolvem o bíceps.

Panturrilhas – Os músculos das panturrilhas ficam na parte de trás das pernas. Os exercícios incluem a elevação de pés, de pé ou sentado.

Deltoides – As "ombreiras". Os exercícios incluem flexões de solo, supinos, elevações frontais com halteres e elevações para trás com halteres (sentado e dobrado na cintura, ou deitado de bruços num banco).

Glúteos – Esse grupo muscular inclui o *gluteus maximus*, que é o grande músculo que recobre as nádegas. Os exercícios mais comuns são o agachamento e os aparelhos para pressão de pernas. Os glúteos também entram em ação nos avanços e nos saltos.

Tendões das pernas – Esses músculos formam a parte de trás da coxa. Os exercícios incluem agachamentos, avanços, aparelhos para pressão e flexão de pernas.

Abdutores e adutores dos quadris – São os músculos internos e externos das coxas. Os *ab*dutores ficam na parte externa e afastam a perna do corpo. Os *a*dutores ficam na parte interna e aproximam as pernas, uma na direção da outra e atravessando a linha central do corpo. Esses músculos podem ser trabalhados com vários tipos de levantamento lateral de pernas, puxada com cabo e aparelhos *multihip*. Os agachamentos são uma das maneiras mais intensas de trabalhar esses músculos, se feitos corretamente.

Latíssimo do dorso – Músculos grandes no meio das costas. Os exercícios incluem flexões de solo, puxada na barra fixa, remada curvada unilateral, mergulho nas barras paralelas e o aparelho conhecido como *pulley*.

Base das costas – Os exercícios incluem o aparelho para extensão das costas e exercícios de extensão pronada das costas. Esses músculos também entram em ação durante o agachamento e o levantamento.

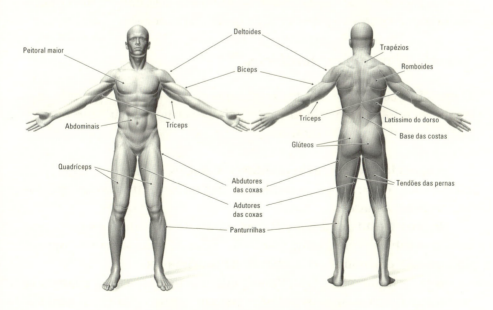

Figura 6.2 Grupos de músculos.

Peitoral maior – Grande músculo em forma de leque que recobre a frente da parte superior do peito. Os exercícios incluem flexões de solo, puxadas na barra, supino e supino inclinado e o aparelho peitoral, ou *pec deck*.

Quadríceps – Esse grupo de músculos forma a frente da coxa. Os exercícios incluem agachamentos, avanços, aparelhos para pressão e extensão das pernas.

Romboides – Músculos no centro da parte superior das costas, entre as escápulas. Os romboides são trabalhados com puxadas na barra, remadas curvadas com halteres e outros exercícios que juntam as escápulas.

Trapézio Superior – O músculo que vai da nuca ao ombro. Os exercícios incluem remadas em pé e elevação de ombros com resistência.

Tríceps – A parte de trás do braço. Os exercícios incluem movimentos como flexões de solo, mergulhos, extensões de tríceps, extensões de tríceps curvado e desenvolvimento acima da cabeça. O tríceps também entra em ação no supino e no desenvolvimento.

Músculos Pequenos – Há mais de seiscentos músculos no corpo humano, além dos mais importantes grupos musculares aqui descritos. Muitos tipos de treinos sem peso, esportes e dança podem ajudá-lo a fortalecer esses pequenos músculos. Embora seja bom fortalecer os músculos principais, não negligencie os outros. São importantes para o equilíbrio, a coordenação e a saúde geral do corpo.

Voando Alto com os Aeróbicos

O exercício cardiovascular ou aeróbico pode ser um complemento maravilhoso para o treino de força. O treino "cárdio" — ou "aeróbico" – pode assumir inúmeras formas:

Exercícios aeróbicos individuais: natação, ciclismo, corrida, *jogging*, pular corda, aeróbica de *step*, esqui na neve, treino elíptico, *power walking* e outros.

Esportes e atividades aeróbicas: dança, tênis, esqui, basquete, aulas de aeróbica, vôlei, remo, tênis de mesa, futebol e muitos outros. Todos serão discutidos mais a fundo na próxima seção.

Exercícios aeróbicos regulares podem aumentar a sua capacidade pulmonar, de modo que os pulmões passam a processar mais oxigênio com menos esforço. Fortalecem o coração, que passa a bombear mais sangue e a transportar mais oxigênio com menos pulsações e menos esforço. Aumentam o suprimento de sangue para os músculos e órgãos, diminuem a pressão sanguínea, melhoram os perfis de colesterol e triglicérides, reduzem a gordura corporal e melhoram a tolerância à glicose e a resistência à insulina. Além disso, ajudam o corpo a liberar endorfinas, o que levanta o humor e é muitas vezes chamado de "barato de corredor". Todos esses benefícios resultam em mais resistência e mais eficiência metabólica.

MÓDULO DE UM MINUTO
Treino Aeróbico

O Módulo Aeróbico de Um Minuto é uma sessão *curta* de treino intervalado de alta intensidade. Trazer ao treino plena consciência e os princípios do TIF é especialmente importante quando você concentra o tempo de treino dessa maneira. O processo é simples:

Escolha qualquer exercício aeróbico que eleve o ritmo cardíaco – como correr, pedalar ou pular corda.

- Aqueça-se adequadamente.
- Firme-se.
- Eleve-se.
- Realize a atividade em alta intensidade e com foco total. Esforce-se, mas não demais. Mantenha o exercício por um a três minutos. Se você não tem certeza de quanto é demais, seja conservador no começo.
- Recupere-se. Pare a atividade e descanse por um ou dois minutos.
- Se o tempo permitir, repita o ciclo duas ou três vezes ou mais.

O Treino Intervalado de Alta Intensidade é uma abordagem especialmente eficaz ao exercício cardiovascular, que alterna breves explosões de alta intensidade com breves períodos de descanso. A pesquisa mostra que essa abordagem ao treino cardiovascular é notavelmente eficiente, acelerando significativamente o ritmo metabólico, melhorando a resistência e aumentando a boa forma geral, com um investimento de tempo relativamente pequeno. Por quê?

Intensidade. O treino cardiovascular de *alta intensidade* produz mais benefícios fisiológicos do que o exercício de *média intensidade.* Como conseguimos alcançar níveis significativamente mais altos de intensidade quando só é preciso mantê-los por breves explosões, o treino intervalado torna possível a alta intensidade.

Relaxamento. Muitos dos principais benefícios cardiovasculares derivam do processo de *desacelerar* o ritmo cardíaco e a respiração de um estado altamente ativado. Nós nos beneficiamos repetidamente desse ciclo de relaxamento durante o treino intervalado.

Eficiência. Os principais benefícios de um treino cardiovascular podem ser alcançados em muito menos tempo por meio do treino intervalado de alta intensidade. É mais fácil perseverar num programa que exige apenas vinte minutos do que em um que exige uma hora ou mais.

Além disso, essa abordagem ajuda a manter a motivação. As explosões de alta intensidade são intensas (leia-se interessantes, desafiadoras e divertidas). Elas certamente temperam o treino, evitando o marasmo e fazendo com que você queira mais.

O treino intervalado de alta intensidade usa alguns dos princípios-chave da TIF num contexto aeróbico/cardiovascular. Ao elevar a intensidade e relaxar profundamente, você expande a sua faixa de funcionamento.

De fato, o centro do ciclo TIF – ancorar, elevar, focalizar e recuperar – pode ser usado com o exercício aeróbico e se adapta ainda melhor se você estiver usando o treino intervalado de alta intensidade.

Esportes, Dança e Coordenação Neuromuscular

Exercitamos outra dimensão do corpo quando praticamos esportes e outras atividades, como a dança, que exigem ritmo preciso, equilíbrio, agilidade e coordenação. Durante essas atividades, temos que fazer continuamente múltiplos ajustes, rápidos e inesperados, em resposta aos movimentos de oponentes e/ou companheiros de equipe, parceiros, a bola e/ou o ambiente (incluindo mudanças na música, no caso da dança).

Quando o cérebro se vê diante do inesperado, o sistema nervoso recebe e transporta mais mensagens do que durante um treino previsível. Com a prática regular, o sistema nervoso fica mais eficiente, o que é uma dimensão essencial da saúde total.

Use Criativamente os Módulos de Um Minuto

Ao personalizar um programa de modo que sirva às suas necessidades e ao seu estilo de vida, você pode improvisar sobre os Módulos básicos de Um Minuto – Um Minuto de Força e Um Minuto de Aeróbico – que apresentamos acima.

Você pode tomar por exemplo um caminho intermediário, concentrando-se na eficácia de treinos curtos que usam os princípios dos Módulos de Um Minuto, mas levam mais tempo. Talvez você decida prolongar os exercícios de Um Minuto para doze a quinze minutos. Isso pode lhe proporcionar treinos muito eficientes, inclusive em termos de tempo.

Você pode dividir o treino de força em sessões curtas e ainda assim trabalhar mais do que um grupo muscular por dia. Pode também fazer mais do que uma série.

Em geral, os treinos de força curtos e frequentes funcionam melhor para quem tem equipamento em casa, enquanto os treinos mais longos e menos frequentes são mais adequados para quem precisa ir até a academia.

Você pode fazer um treino cardiovascular intenso em apenas vinte ou trinta minutos repetindo cada intervalo de dez a doze vezes. Ou pode combinar diferentes formas de prática cardiovascular: três intervalos de *sprint*, três intervalos pulando corda e três intervalos na bicicleta, por exemplo.

Você pode também ampliar os tipos e a duração dos exercícios aeróbicos. Por exemplo, a sua prática aeróbica pode incluir doze minutos de treino intervalado de alta intensidade todos os dias, mais uma caminhada vigorosa de meio dia, uma vez por semana.

É possível personalizar qualquer tipo de programa. As possibilidades são ilimitadas. O importante é escolher tipos de exercício físico que funcionam para você; assim, crie um programa de que goste – e que realmente *pratique*!

A ampla variedade de posturas e movimentos envolvidos nas atividades esportivas nos permite exercitar muitos dos mais de seiscentos músculos do corpo e não apenas os músculos maiores, que são o nosso alvo no treino de força. Isso intensifica a força e a resposta dos pequenos músculos intrínsecos e dos tecidos conectivos. Você pode ter muitos desses benefícios correndo, escalando, caminhando, dançando, caçando, pescando, lutando, colhendo alimentos ou plantando – as antigas atividades humanas que aperfeiçoaram as estruturas do nosso corpo.

Há um diálogo entre o sistema nervoso e o sistema músculo-esquelético. O cérebro, a coluna vertebral e os nervos participam juntos de um aprendizado coordenado com um número quase infinito de diferentes combinações de músculos. Isso favorece a coordenação neuro-muscular. Como outras formas de exercício, tende também a beneficiar os sistemas endócrino, respiratório, digestivo, circulatório e excretor, que contribuem, todos eles, para a excelente forma física.

As lesões nos esportes são comuns, de modo que não é prudente participar indiscriminadamente de um esporte. Consulte um médico se não souber com certeza que pode participar de alguma atividade. Um exercício de baixo impacto pode ser melhor para você. Até mesmo o pingue-pongue traz benefícios maravilhosos!

Seja qual for a atividade que escolher, tente participar com espírito de *diversão*. Divirta-se com segurança! Os esportes não são apenas saudáveis: são também muito divertidos. São muitas vezes uma oportunidade de se ligar a outras pessoas por meio dos rituais do trabalho em equipe e da competição saudável – ou de sair para tomar uma cerveja depois do jogo. Perceba também as *sombras* que emergem quando você participa do drama de vencer ou perder – saboreando o êxtase da vitória e sofrendo a agonia da derrota. As suas reações em campo podem ser um ótimo material para uma sessão do Processo 3-2-1 da Sombra. (Um ótimo momento para isso é quando estiver tomando aquela cerveja.)

Os esportes ou a dança podem ser até uma experiência espiritual. O seus movimentos corporais em sincronia com os de outras pessoas e o ritmo da *performance* parecem de repente um fluxo espontâneo e divinamente coreografado de beleza e inspiração. Isso ocorre quando as dimensões grosseira, sutil e até mesmo causal brilham com glória unificada – num momento mágico de saltar, correr, lançar, acertar a tacada ou deslizar montanha abaixo.

Alongamento

Quase todos os especialistas em preparo físico – dos treinadores de futebol profissional aos instrutores de hatha yoga – sabem que o alongamento é a melhor forma de prevenir lesões e melhorar a flexibilidade cinestésica. É uma coisa que você pode fazer em qualquer lugar – em casa, no escritório e até mesmo numa viagem – sem necessidade de uma academia. Alongar é uma coisa natural para todo mundo. Lembre-se da última vez em que você se alongou automaticamente depois de ficar sentado por muito tempo na mesma posição. É gostoso!

Além de fazer bem, de diminuir a possibilidade de lesões e de aumentar a flexibilidade, o alongamento traz outros benefícios:

- Reduz a tensão muscular
- Melhora a circulação
- Reduz a ansiedade, o stress e o cansaço
- Melhora a postura
- Favorece a coordenação muscular
- Aumenta o alcance dos movimentos nas articulações
- Favorece a inteligência cinestésica
- Reduz o cansaço muscular

Em geral, os treinadores recomendam o alongamento antes e depois de um treino de força ou cardiovascular. Depois de um breve aquecimento, alongue cada um dos principais grupos musculares. Relaxe alongado e respire o mais profundamente possível, abrindo-se no alongamento ao respirar, especialmente durante a expiração. (Não prenda a respiração!)

Nutrição Integral

Agora que já trabalhou os músculos, você precisa alimentá-los. Um dos aspectos mais importantes da prática corporal é a nutrição. Além de ser uma necessidade psicoemocional, o alimento é essencial para a sobrevivência e a nossa relação com ele está enraizada na nossa mais antiga e primitiva psique. É também um ritual social importante, cheio de significado cultural, e uma prática de saúde com efeitos profundos sobre os nossos níveis de preparo físico e energia. A capacidade de praticar depende de uma dieta que sustente essa intenção. Comer sabiamente é uma prática que pode ter um forte impacto positivo sobre todos os outros aspectos da vida.

Na nossa cultura, é muito fácil comer inadequadamente e muito difícil comer bem. Talvez isso se deva a fatores evolutivos. Durante boa parte dos milhares de anos de evolução humana, fomos caçadores-coletores. Viver perto do limite da sobrevivência *ajudou* a nossa saúde geral a desejar calorias concentradas, açúcar, sal e gordura e a ter a tendência a lambiscar continuamente! Mas hoje, com alimentos saborosos convenientemente disponíveis por toda a parte, anunciados na mídia à qual somos expostos muitas vezes ao dia, começamos a sofrer das "doenças degenerativas dos reis", já que comemos demais aquilo que desejamos.

Comer conscientemente e bem exige um compromisso muito sério e sempre renovado. É especialmente difícil desenvolver uma relação disciplinada com os alimentos sem adotar prescrições dietéticas rígidas e/ou extremas.

A filosofia de nutrição da PVI é muito simples: nenhuma dieta é certa para todo mundo. Qualquer dieta é individual e exige autoconhecimento e responsabilidade. O cálculo é muito pessoal, e é por isso que nos contentamos em fornecer algumas recomendações e deixar ao seu critério a escolha do que é melhor para você.

Os Quatro Quadrantes da Nutrição Integral

Em todos os quatro quadrantes há fatores que contribuem para a nossa maneira de comer. Consumimos os alimentos que consumimos por razões psicológicas, biológicas, culturais e sociais – as áreas representadas pelos quatro quadrantes. Os hábitos alimentares, na sua maior parte, foram condicionados e reforçados ao longo da vida por todos esses fatores, até se tornarem automáticos e inconscientes. Não é de admirar que os padrões alimentares sejam difíceis de mudar!

Adotar uma visão AQAL da nutrição vai ajudá-lo a observar os seus hábitos de nutrição, de modo a transformar em prática consciente o que tem sido automático até agora. Adicionando perspectiva, cada elemento de AQAL lança mais luz sobre o *que*, o *como* e o *por que* da nutrição. Um *tour* pelos quadrantes lhe dará uma visão mais abrangente da sua vida alimentar. Pode também ajudá-lo a formular uma abordagem geral para a sua prática dietética que vá além de evitar simplesmente alguns alimentos ou de seguir a última moda nutricional. Vejamos os quatro quadrantes do café da manhã, do almoço e do jantar (ver figura 6.3).

Quadrante Superior Esquerdo (Intenção): Coma com Atenção

Essa perspectiva interior se concentra no *por que* que há por trás do ato de comer. O que nos motiva a consumir da maneira que consumimos? Por que temos determinados padrões nutricionais?

A prática de **comer com atenção** cultiva a capacidade de ficar em sintonia com o momento presente ao escolher alimentos, prepará-los, comer e beber. O ato de comer envolve várias experiências interiores – decidir o que comer, preparar ou pedir a comida, sentir o cheiro dos alimentos, prová-los, sentir o seu sabor ao mastigar, senti-los quando descem para o estômago. Você perceberá também o impacto dos alimentos sobre os seus estados energéticos sutis. Isso significa ser honesto com a sua reação aos diferentes alimentos e reconhecer a experiência percebida da interação dos alimentos com o corpo (por exemplo, indigestão, cansaço ou aumento de vitalidade).

Estritamente falando, as energias sutis presentes nos alimentos que você come estão no âmbito do quadrante Superior Direito. Cultivando uma relação atenta com a alimentação, você começará a perce-

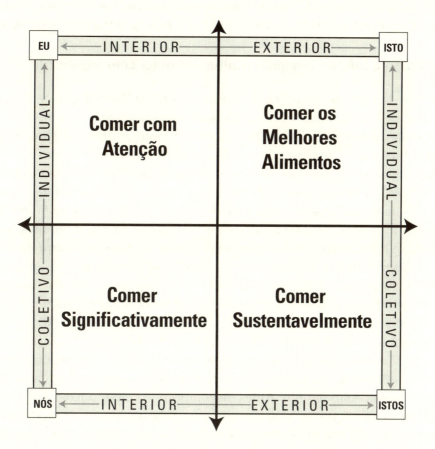

Figura 6.3 Os quatro quadrantes da nutrição.

ber essa dimensão muito real da sua nutrição. Alimentos frescos e naturais são cheios de energia vital. Alimentos processados e refinados têm menos energia. À medida que você desenvolver uma relação mais consciente com a comida, conseguirá fazer escolhas judiciosas que levam em conta tanto as dimensões grosseiras quanto as sutis do que você come.

Um praticante da alimentação atenta encontra satisfação na *qualidade*, não na *quantidade* da experiência alimentar. Por exemplo, uma percepção afinada perceberá os retornos decrescentes dos estados de sabor (tecnicamente chamados de "saciedade específica de sabor"). As nossas papilas gustativas são como sensores químicos que se cansam facilmente, de modo que a experiência da primeira mordida costuma ser mais saborosa e agradável do que a última. (É por isso que as amostras grátis funcionam tão bem!) No final de uma grande refeição, a experiência de sabor que resta é muito pouca. Verifique por você mesmo. Numa prática alimentar atenta, *menos* comida pode ser igual a *mais* satisfação.

Quadrante Inferior Esquerdo (Cultura): Comer com Significado

O Nós da nutrição inclui os significados compartilhados que cercam a comida. *A cultura influencia as suas escolhas alimentares.* A história e as preferências de uma cultura favorecem certos tipos de alimentos, levantam certas questões de saúde, ignoram outras e atribuem identidades grupais às pessoas com base nos seus padrões nutricionais (por exemplo, "o tipo de cara tradicional, que come carne com batata", "tão norte-americano quanto uma torta de maçã", ou "um granola *hippie*"). Praticar nutrição integral inclui a consciência de como as diferentes culturas se relacionam coletivamente com os alimentos e os interpretam.

Comunidades alimentares compartilham determinados significados e visões de mundo que evoluem – de festivais religiosos nacionais a alimentos ligados à identidade nacional ao cosmopolitanismo. Cada visão de mundo cultural tem as próprias conversas sobre nutrição – o próprio discurso alimentar. O que "nós" achamos que é bom para comer? Quando você se alimenta com significado, escolhe conscientemente alimentos alinhados à visão de mundo, ao sistema de valores e à ética da sua comunidade. Antes de comprar ou comer um determinado alimento, verifique se você tem simpatia pela empresa que produziu o alimento, pela loja onde pretende comprá-lo ou pela pessoa ou restaurante que o preparou. Observe também com quem você está comendo!

Compartilhar uma refeição com a família, amigos, colegas de trabalho ou um parceiro romântico é uma das maneiras mais universais e agradáveis de criar um "nós" – um espaço cultural – significativo. Partimos o pão juntos. Você pode fazê-lo conscientemente e com alegria.

Quadrante Superior Direito (Comportamento): Consuma Alimentos Ótimos

Esse quadrante pergunta: O que você *faz*? – ou, num contexto nutricional, *O que você come ou bebe?* Em última análise, a sua saúde nutricional depende do seu comportamento – *daquilo que* você permite que entre no seu corpo físico. Em geral, essa é uma questão altamente pessoal, que depende da sua pesquisa, da sua consciência alimentar, do seu autoconhecimento, das suas tentativas e erros e da sua capacidade de ouvir o corpo.

A ciência da nutrição é um campo extremamente complexo, controverso e muitas vezes contraditório. Não é possível cobri-lo aqui, e um relato Integral completo da nutrição ainda está para ser escrito. Mas podemos fazer algumas generalizações. Uma prática de nutrição Integral recorre às muitas abordagens à dieta, cientificamente validadas, que levam em conta a proporção entre proteínas, gorduras e carboidratos. Ela dá atenção a *quanto* e a *quando* você come. Leva em conta até mesmo as combinações de alimentos que você faz.

Reconhece também outros critérios dietéticos. Muita gente se sai muito bem comendo alimentos frescos e integrais em vez de alimentos refinados, processados ou sintéticos. Muita gente se sai muito bem com dietas vegan, vegetarianas ou "primitivas", ricas em carne. Há várias abordagens filosóficas à suplementação, enfatizando em geral certas vitaminas, ervas, antioxidantes, enzimas, superalimentos ou aminoácidos. Nenhuma dieta serve para todo mundo. A experimentação pessoal é necessária porque cada um de nós tem que levar em conta a sua fisiologia e o seu metabolismo.

Algumas coisas são universalmente aceitas:

- Minimizar as gorduras ruins (especialmente as gorduras trans).
- Minimizar os carboidratos simples.
- Minimizar os alimentos processados de má qualidade e os *fast-foods.*
- Controlar o tamanho das porções.

- Minimizar o que se come entre as refeições (a menos que se escolha deliberadamente refeições pequenas frequentes para regular a insulina).
- Beber água suficiente.

A prática nutricional implica comer conscientemente, aprendendo com a experiência e experimentando periodicamente. Implica também transformar a nossa *relação* com a comida, suavizando a neurose em torno dela, sentida em geral na vida moderna. Às vezes não tem problema comer aquela fatia de bolo de chocolate e deveríamos nos permitir saboreá-la. E às vezes precisamos ser mais disciplinados. O ponto central é o equilíbrio – e não só a preocupação com a saúde física. Como a comida afeta fortemente as emoções, a dieta é uma oportunidade de crescimento contínuo em inteligência emocional e autopercepção. A nutrição é uma área central de prática e estudo para a vida toda.

Dica: Faça um Diário da Nutrição

É difícil mudar os hábitos alimentares sem saber quais são eles. Fazer um *diário da nutrição* é uma prática útil para rastrear os seus comportamentos de consumo. Observando e registrando objetivamente todos os alimentos, bebidas e suplementos que consome ao longo do dia, você conseguirá perceber o que realmente está acontecendo.

Registrando os alimentos que come, você poderá enxergar imediatamente os seus verdadeiros hábitos alimentares. Saber *o que* come, *quanto* come e *quando* come lhe dá um ponto de partida para fazer escolhas comportamentais mais conscientes sobre a sua dieta.

Quadrante Inferior Direito (Sistemas): Alimente-se Sustentavelmente

Os alimentos funcionam como uma ligação direta entre o organismo humano e o seu ambiente natural, fornecendo as matérias-primas que constroem o corpo físico. A perspectiva Istos da nutrição considera os sistemas naturais e criados pelo homem que permitem a longa jornada dos alimentos, da terra até o seu prato. Todo alimento ou bebida que você consome tem uma história oculta, um relato não escrito dos recursos, materiais e impactos necessários para trazê-los até você.

Mas Como Perder Peso Integralmente?

A perda de peso é sempre uma questão espinhosa devido às legiões de "especialistas" que oferecem (ou vendem) conselhos, à convicção dos seus seguidores e aos muitos tipos de corpo e de preferência alimentar. A tentativa de encontrar uma dieta que funcione pode ser tão difícil que o faz perder o apetite. Embora, ironicamente, isso possa ajudar, é bom dar uma olhada em algumas descobertas básicas e comprovadas feitas pelos pesquisadores da nutrição.

Uma das práticas mais fundamentais para perder peso é prestar atenção na *quantidade* de alimentos que você come. No caso de muitos alimentos, você pode usar a mão fechada como uma forma fácil de medir o tamanho de uma porção: qualquer porção maior do que o seu punho fechado é demais. (Na realidade, reduzir a quantidade total de calorias ingeridas pode aumentar o seu tempo de vida.)

Uma prática mais técnica (mas ainda básica) para perder peso consiste em restringir as gorduras e os carboidratos a menos de 10% da ingestão total de calorias.* Em outras palavras, reduzir a quantidade de alimentos dos círculos das gorduras e dos carboidratos – dos dois ou de um deles, como funcionar melhor para você – e fazer escolhas alimentares saudáveis. A pesquisa demonstra que cada uma das duas abordagens (reduzir gorduras ou reduzir carboidratos) funciona melhor para uma parte da população. Assim, antes de pular de um penhasco para mergulhar no mais novo método maluco de perder peso, experimente essas práticas básicas. Então, quando alcançar um peso que seja ótimo para você, mantenha-o equilibrando sustentavelmente proteínas, carboidratos e gorduras.

---

* Tenha cuidado com reduções *radicais* de gorduras ou carboidratos. Em geral, os especialistas confiáveis que recomendam restrições sugerem também pequenas quantidades de "bons" carboidratos e gorduras.

Qual é a história oculta dos alimentos e bebidas que você normalmente come ou bebe? De onde vieram? Como foram produzidos? Como chegaram até você? Os fatores a serem levados em consideração incluem geografia (cultivados localmente ou em outras partes do mundo), métodos de produção (como agricultura orgânica, uso de pesticidas ou modificações genéticas), custos ambientais, sistema econômico (por exemplo, comércio livre ou justo), leis (tais como informações na embalagem, regulamentos de inspeção), tecnologia, estrutura de propriedade da empresa, redes de transportes, instalações de produção (como criação livre ou confinada de galinhas) e assim por diante.

Sempre que compra e consome um produto alimentar – ou qualquer produto – você apoia implicitamente a sua história oculta. Estando consciente dos sistemas que favorece a cada vez que usa o cartão do banco, você pode tomar decisões nutricionais mais informadas e conscientes, levando em conta a propagação de ondas interconectadas iniciada a cada compra de alimento.

Além da história oculta e dos sistemas de alimentação, prestar atenção ao ambiente onde faz as refeições também pode ser uma importante prática alimentar. Engolir *fast-food* durante um congestionamento de trânsito é um pouco diferente de um tranquilo jantar à luz de velas com o seu parceiro íntimo, você não acha? Pense como é diferente comer diante da televisão, comer com uma companhia agradável ou comer contemplativamente num silencioso retiro de meditação. Em cada uma dessas situações, ocorre uma troca energética única entre o ambiente, o alimento e a pessoa. O contexto ambiental em que você se alimenta tem um impacto significativo sobre a sua experiência alimentar total.

Não que uma situação seja mais correta do que a outra, mas cada uma delas o influenciará de maneira diferente. Quando tomar consciência do impacto de diferentes contextos ambientais sobre o seu prazer, a sua digestão, o seu clima emocional e assim por diante, você poderá escolher mais conscientemente quando e onde é melhor comer. Agora que exercitamos e alimentamos o corpo físico, consideremos o corpo sutil.

Práticas do Corpo Sutil

Exercício do Corpo Sutil

É comum que os praticantes da PVI incluam *dois tipos distintos de exercícios* no módulo do corpo: exercícios que enfatizam o corpo físico grosseiro e exercícios que enfatizam o corpo sutil e a energia sutil.

O que é Mesmo a Energia Sutil?

Energia sutil se refere em geral a todas as energias além das físicas grosseiras. Conhecidas nas tradições por termos como prana e qi (ki ou ch'i) – e considerada, por exemplo, como o mecanismo pelo qual a acupuntura afeta o corpo – considera-se que essas energias sejam o "elo perdido" entre a mente intencional e o corpo físico.

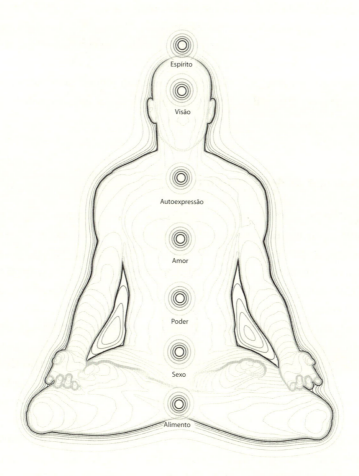

Chakras, revestimentos, energias sutis.

A palavra *sutil* significa literalmente "tão tênue que é difícil detectar ou descrever" e, em comparação a *físico*, é isso mesmo. No entanto, com prática e sensibilidade, você pode perceber o espectro de energias sutis que você é e que o cercam o tempo todo. Portanto, não se limite a acreditar nelas – cultive o acesso direto às suas energias sutis e sinta-as por si mesmo.

As tradições antigas descrevem todo um *espectro* de energias sutis. As energias sutis mais grosseiras (normalmente chamadas de *etéricas*) estão intimamente associadas ao corpo físico. As energias mais sutis (*astral, mental e psíquica*) estão associadas a emoções, sonhos, pensamentos e experiências meditativas mais elevadas. Esses diferentes graus de sutileza são muitas vezes discutidos em termos de sua correspondência com os sete *chakras*, que são uma série ascendente de centros de energia do corpo, associados a alimentação, sexo, poder, amor, autoexpressão, intuição e realização espiritual.

Embora esses sistemas sejam úteis e interessantes em certas circunstâncias, os praticantes não precisam focalizar a atenção na diferença entre os vários níveis de energia sutil. Em geral, é melhor apenas respirar, sentir e pretender conscientemente que a energia sutil aumente e flua à medida que for necessária.

Yoga, Qigong e as Artes Marciais

Cada tipo de exercício exige a totalidade do ser (de modo que sempre usamos os corpos grosseiro, sutil e causal). No entanto, certas formas de exercício, como o treino de força e os exercícios aeróbicos, enfatizam o corpo grosseiro. Outras enfatizam o corpo sutil, como o qigong e o t'ai chi, antigas artes chinesas, e o yoga e o pranayama, antigas artes indianas. O Treino para os Três Corpos exercita tanto o corpo grosseiro quanto o sutil e trata do corpo causal pela inclusão de práticas meditativas.

Cada disciplina sutil é uma tradição singular e um corpo de conhecimento singular. Definitivamente, não são todas a mesma coisa. Mas cada uma delas envolve práticas específicas de atenção e disciplina, por meio das quais os praticantes desenvolvem sensibilidade para as energias sutis. Por meio da prática, aprendem a respirar, sentir e se mover de maneiras que favorecem a força e a fluência do corpo sutil (qi ou prana) em muitos níveis. Os praticantes desenvolvem uma nova e profunda capacidade de controlar os estados mentais, as emoções e a energia, o que gera muitas vezes outras capacidades e aumenta o tempo de vida. Algumas artes sutis altamente refinadas podem até ser cultivadas como práticas Integrais, abrangendo exercícios do corpo grosseiro e do corpo causal.

As práticas de energia sutil aumentam a equanimidade, reduzem o stress, melhoram a agilidade mental e têm efeitos benéficos sobre o funcionamento físico. Muitas vezes, são praticadas também como formas de arte do corpo sutil e podem revelar graça e beleza especiais em praticantes maduros.

Convencionalmente, a atenção humana tende a se fixar em faixas bastante estreitas de experiência sensorial, pensamento e emoção. Práticas diárias de energia sutil podem romper essas fixações da atenção e transformar os estados e as faixas de funcionamento do corpo sutil, ajudando-nos a aprender a nos ancorar, a nos equilibrar e a nos centrar.

Em geral, os praticantes descobrem que os maiores benefícios advêm depois de anos de prática regular de uma dessas disciplinas do corpo sutil. Como complemento ao exercício físico grosseiro, como o TIF, as práticas do corpo sutil ajudam a tornar a PVI uma unidade coerente de corpo, mente e espírito.

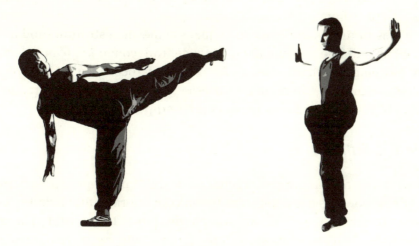

Figura 6.4   Práticas do corpo sutil.

O Centro da Prática de Energia

Fundamental a todas as práticas de energia sutil é aprender a conduzir mais energia vital saudável. Não há um estoque limitado de energia sutil, já que ela permeia tudo, mas a nossa capacidade de nos abrir para ela, de fazê-la circular e de liberá-la pode ser extremamente limitada.

Há muitos modelos tradicionais do corpo sutil e da anatomia sutil, mas quase todos concordam que o fluxo primário de energia vital no sistema humano funciona como um circuito de energia que desce pela frente do corpo, vira na base corporal e depois sobe pela coluna vertebral. Circula continuamente num circuito natural de descida e subida.

A energia vital sutil *desce* para dentro do corpo, onde é sentida mais grosseiramente como plenitude de vida, associada à vitalidade e ao *hara*, que é a palavra japonesa para o centro vital do corpo, logo abaixo do nível do umbigo. Podemos enfatizar essa descida e essa plenitude de vida quando inspiramos e a sentimos descendo pela frente do corpo.

Então a energia vital sutil *vira no períneo* (a parte mais baixa do tronco, o ponto médio entre o órgão genital e o ânus) e *sobe* pela coluna vertebral continuando acima da cabeça, onde é percebida mais sutilmente como liberdade e luz, muitas vezes associada a um brilho no centro da cabeça. Podemos sentir essa subida para a luz e para a liberdade ao expirar e percebê-la subindo pela coluna vertebral até o topo da cabeça e além.

Nas tradições indianas do yoga, essa mesma estrutura fundamental é chamada de *sushumna* ou canal central, com o *ida* (canal esquerdo) e o *pingala* (canal direito). A "órbita microcósmica" das tradições taoistas chinesas é semelhante a esse sistema. O mesmo circuito foi simbolizado pelo caduceu pelos antigos egípcios e gregos.

Mestria Sutil

Nos yogues altamente desenvolvidos de qualquer tradição, as correntes descendentes e ascendentes fluem com enorme intensidade. A cabeça, o coração e o hara brilham de tanta força vital. Há uma plenitude de vida ofuscante, uma intensidade de sentimentos resplandecente e a luz radiante da inteligência liberada. Isso só vem com a mestria. Seres humanos desequilibrados ou sem treino só toleram um fiozinho de energia.

Muitas tradições antigas de sabedoria se concentram no fortalecimento do veículo corpo-mente para que ele conduza mais força vital. É isso que significa "abrir os chakras". Aprender a *conduzir energia vital* é uma dimensão natural da PVI.

Uma das formas de fazer isso em termos cotidianos é desenvolver a capacidade de tolerar sensações que comumente nos levam a jogar fora força vital. Por exemplo, quando estamos nervosos ou aborrecidos, podemos começar a falar demais, a nos agitar ou a comer sem pensar – atividades que tendem a *descarregar* a energia vital que está crescendo dentro de nós. Aprender a tolerar a angústia sutil nos permite experimentar uma faixa mais completa de estados de energia, incluindo diferentes tipos de desconforto – físico, emocional, mental –, ao respirar e conduzir todas as experiências diárias, especialmente de intensidade e reatividade.

As práticas Integrais favorecem essa condutividade ajudando-nos a desenvolver um sistema humano forte, energizado e desobstruído em todos os níveis. Nas práticas de energia sutil, o sentimento e a percepção são liberados no coração e requisitados através da respiração. Parte disso envolve a intensificação da energia no centro vital abaixo do umbigo, ancorando o sistema corporal inteiro e enfatizando a presença e a plenitude de vida. A outra parte é conduzir a energia coluna acima até a cabeça e além, enfatizando o contato com a luz e a liberdade.

A Órbita Microcósmica

A órbita microcósmica é uma prática taoista clássica de conduzir as energias grosseira, sutil e causal usando a respiração. Essa prática desperta, circula e dirige a energia através da órbita formada pela respiração que desce pela linha frontal do corpo, do topo da cabeça até o períneo (o Canal Funcional), e que depois sobe pela linha posterior, do períneo ao topo da cabeça (o Canal Governante).

Instruções Básicas para a Órbita Microcósmica
1. Concentre-se nas sensações logo acima da cabeça e inspire, fazendo a energia da respiração descer pela frente do corpo.
2. Expire e solte a energia da respiração, fazendo-a subir pela coluna até o topo da cabeça.
3. Repita essa órbita quantas vezes quiser.

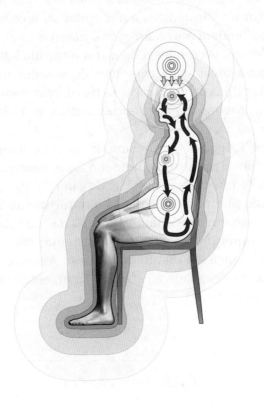

A órbita microcósmica.

Instruções Detalhadas

1. Sente-se numa posição confortável, relaxe o corpo, acalme a mente e regularize a respiração. Perceba as sensações corporais. Sinta o peso do corpo no assento e o contato dos pés com o chão. Traga a sua atenção ao momento presente.
2. Volte a atenção para dentro e abaixe o olhar. Ao respirar pelo nariz, sinta a energia que tudo permeia dentro de você e à sua volta, especialmente acima da cabeça.
3. Visualize uma concentração de energia especialmente intensa acima da cabeça. Imagine que o topo da sua cabeça é uma flor de lótus se abrindo, absorvendo a luz que continua a cair sobre você.

4. Ao inspirar, traga a sua energia e o seu foco para a área entre as sobrancelhas (e atrás delas), conduzindo a energia em direção a esse "terceiro olho".

5. Pressione a língua contra o céu da boca, atrás dos dentes da frente, para que mais energia possa circular, e deixe-a afundar através do palato e da língua em direção à garganta e ao coração.

6. Leve a respiração mais para baixo e mais para dentro do corpo, chegando a uns dois dedos abaixo do umbigo, até sentir ali um ponto concentrado de energia brilhando – um ponto de luz dourada – claro, brilhante, quente e puro. Deixe que a respiração se torne naturalmente mais leve e sutil.

7. Quando a sensação de energia no umbigo estiver estável e plena, use a mente para guiar essa energia para baixo, para os genitais, para o períneo e depois para trás, na direção do cóccix. Visualize essa energia como uma pequena serpente passando gradualmente através do cóccix.

8. Complete agora a segunda metade da órbita, expirando e visualizando a energia subindo pelas suas costas, em direção à área em que as costelas encontram a coluna, e subindo depois pela coluna até a parte de trás da cabeça. Imagine essa energia subindo pela coluna até o centro e o topo da cabeça e até mesmo acima dela.

9. Comece outro ciclo, inspirando à medida que a energia desce pelo canal frontal, do topo da cabeça ao períneo, e expirando à medida que a energia sobe pelo canal posterior, do períneo à parte de trás da cabeça.

10. Faça quantas repetições forem confortáveis para você.

A órbita microcósmica desce e sobe pelo espectro das energias corporais: a respiração circula do causal ao sutil ao grosseiro e do grosseiro ao sutil ao causal – uma órbita de energias. Quando praticada com intenção, a órbita microcósmica integra o movimento por meio dos três grandes domínios de energia.

Conduza a Intensidade

Percebemos os níveis mais elevados de energia como intensidade, que pode ser desconfortável no começo.

Por exemplo, ao manter a posição e respirar durante um agachamento ou uma flexão profunda com o joelho, você sentirá uma energia intensa e quase dolorida nos músculos das pernas. (Dor nas articulações não é bom, mas continuar apesar da dor muscular pode ser uma prática eficaz.)

Será que você consegue praticar conduzindo essa intensidade em vez de reagir a ela? Será que consegue respirá-la, estar presente com ela e como ela, e deixar que mude e se mova naturalmente? Essa "condutividade" é uma capacidade central da energia sutil.

Em algum ponto você perceberá que se trata apenas de energia e intensidade. E que você acrescenta a ela emoções e pensamento – o seu diálogo interior. Para estar totalmente presente e aberto ao que surge a cada momento, você tem apenas que conduzir a intensidade adicional. Como você reage ao desconforto? Você o vê como o simples desconforto que é ou resiste a ele? As práticas corporais lhe dão a oportunidade de praticar liberdade de atenção e flexibilidade mesmo em meio à intensidade.

A capacidade de permanecer presente com intensidade emocional é muito semelhante à de permanecer presente com intensidade corporal. Quando o seu chefe lhe pede que faça pela milionésima vez o que está além do que você pode realisticamente fazer, o que acontece? A sua capacidade de conduzir energia afeta todas as áreas da sua vida.

Conduza a Energia Sexual

A prática da sexualidade consciente tem muitas dimensões, quase todas íntimas e mútuas, centradas nas relações físicas, mentais, emocionais e espirituais entre parceiros. Inclui também uma dimensão interna e individual – ao permitir que o corpo desenvolva a capacidade de elevar, conduzir, abrir e aprofundar os fluxos naturais de energia sutil. Sim, fazer amor conscientemente pode ajudá-lo a entrar em contato com os fluxos de energia sutil do seu corpo!

É possível conduzir a energia altamente impulsiva da excitação sexual a uma grande profundidade de sentimento e êxtase. Com isso, você aprende a abrir e a fortalecer os canais de energia sutil do corpo. Com a prática sexual, você aprende também como é transmitir um nível mais elevado de intensidade e força, não apenas através dos genitais, mas do corpo todo.

Esse processo costuma ser ensinado em termos altamente técnicos, com foco (especialmente nos homens) no prolongamento do ato sexual, evitando a ejaculação e impedindo o orgasmo degenerativo e (nas mulheres e nos homens) na capacidade de relaxar e de se abrir para permitir orgasmos regenerativos intensos, conscientes e prolongados. Tudo isso tem o seu valor. No entanto, essas técnicas deveriam estar ligadas a um princípio universal: no amor consciente, o corpo inteiro (grosseiro, sutil e causal) pode despertar em termos livres e completos.

Todas as técnicas funcionam melhor quando estão enraizadas na alegria inerente de um coração aberto. Se você faz amor como uma maneira de comungar com o Espírito no seu parceiro e como ele, num clima de serviço amoroso, pretendendo dar e não apenas receber, terá os melhores resultados. Aproveite a satisfação natural de receber a vida e de se entregar a cada respiração sentida – e de ter prazer através de todos os sentidos. São esses os segredos centrais da sexualidade consciente.

Práticas de Respiração Sutil

Tanto a ciência moderna quanto as tradições antigas de autodesenvolvimento apontam a respiração como um dos mais eficazes métodos naturais para equilibrar o corpo-mente e para alterar e aprofundar a percepção. No yoga, o campo do controle respiratório, *pranayama*, era considerado tão rico e importante quanto o campo do hatha yoga, ou *asana*, o tipo mais conhecido de yoga para a maioria dos ocidentais.

3- Sexo Corporal

Em nossa esquizofrênica cultura sexual – seja o sexo reprimido moralisticamente como pecado ou expresso hedonisticamente como "foder" – o sexo tende a ser reduzido a um ato meramente físico: Pino A na Abertura B ou alguma outra variante desse tipo. É evidente que essa é apenas a dimensão **grosseira** do sexo. *Mas será que você poderia fazer sexo – ou fazer amor – conscientemente* com todos os três corpos?

No nível físico, grosseiro, o seu corpo e o do seu parceiro ou parceira poderiam se tocar, esfregar, acariciar, beijar e penetrar (ou realizar qualquer outro ato) de acordo com as respectivas necessidades hormonais. Sem a participação consciente dos dois parceiros, isso levaria rapidamente ao orgasmo masculino e ao final do encontro. Seria muito fácil. ...

No nível sutil (que começa *antes* mesmo do grosseiro e continua *além* dele), você e o seu parceiro ou parceira poderiam ter uma profunda troca emocional. Isso poderia incluir um jogo de energias que você levaria conscientemente a uma intensidade maior – fogos de artifício mais brilhantes do corpo sutil. Focalizando a atenção na dimensão sutil do sexo, atingir o orgasmo seria menos importante e o alegre jogo de energias para cima e para baixo, para dentro e para fora e em todas as outras direções, seria uma incrível fonte de prazer. Os seus centros do coração poderiam se abrir e entrar em sintonia ou até mesmo se fundirem num vórtice singular de amor profundo e apaixonado. Você ainda estaria livre para ter orgasmos, se desejasse, e esses orgasmos poderiam até se expandir e se intensificar, mas o próprio jogo de energias e a própria profundidade da emoção se transformariam em orgasmos sutis fluindo livremente.

No nível causal, você poderia permanecer numa percepção perfeitamente imóvel e desobstruída – o espaço silencioso, consciente e ilimitado que contém o seu corpo sutil e o seu corpo grosseiro, o seu coração e a sua mente, do começo ao fim do ato sexual.

E, finalmente, **na união não dual de todos os seus corpos,** essa consciência-testemunha, quieta e silenciosa, pode se mostrar inseparável do *amor radiante ilimitado*. E esse amor que tudo permeia pode de repente *fazer arte* a partir das carícias de dois seres humanos nus. Nessa arte, você poderia se entregar alegremente ao infinito, abraçando o/a amante com os braços de Deus, transpassando a sua identidade separada para sentir o mistério de um Kosmos que permite um tal êxtase. Um puro vazio conteria a dança da carne ondulante e a alegria da eletricidade sutil, liberando-as numa luminescência extática que é totalmente transcendente e ainda assim suavemente íntima – até mesmo na doçura dos lábios do seu amor.

Será que você conseguiria se abandonar à imobilidade causal, permitindo ao mesmo tempo aos corpos sutis se enrolarem e brincarem e aos corpos grosseiros se esfregarem, se lamberem e se penetrarem, tudo no espírito do amor radiante?

Como qualquer outro aspecto da PVI, isso exigiria prática!

Enquanto estamos vivos, estamos respirando. A respiração pode ser um lembrete natural do corpo e da misteriosa fonte espiritual da respiração e das batidas do coração. A respiração se relaciona intimamente com o estado do corpo sutil.

Os elementos básicos de muitas práticas de respiração sutil são:

1. *Sentar-se* em posição relaxada, com a coluna o mais ereta possível e, se quiser, com os olhos fechados.
2. *Tornar a respiração mais lenta*, tanto quanto for confortável, sem forçar.
3. *Contrair a garganta e os músculos da base do corpo (em torno do ânus, dos genitais e do períneo)* por alguns segundos quan-

do os pulmões estiverem cheios, fechando os circuitos do corpo sutil, e permitindo que a energia se acumule.

4. *Fechar as narinas alternadamente*, para equilibrar a respiração entre o lado esquerdo e o lado direito do corpo.

Prática Respiratória de Três Partes

1. Fique em posição confortável, de pé, sentado ou deitado. Respire profundamente algumas vezes e relaxe.
2. Inspire pelo nariz e encha a barriga com a respiração. Sinta como é levar o ar até a barriga. Expire e relaxe.
3. Inspire levando o ar para a parte média do peito, fazendo com que a caixa torácica se expanda para fora e para os lados. Sinta plenamente como é levar o ar para a parte média do peito. Expire e relaxe.
4. Inspire levando o ar para a parte superior do peito, até as clavículas, fazendo com que a área em torno do coração suba e se expanda. Relaxe e expire.
5. Agora combine isso tudo:
   a. Inspire para a barriga.
   b. Expanda a respiração para a parte média do peito, permitindo que a caixa torácica se expanda para fora e para os lados.
   c. Depois inspire um pouco mais de ar para a parte superior do peito, deixando que ele preencha tudo até as clavículas.
   d. Agora expire, primeiro o ar da parte superior do peito, fazendo com que o centro do coração desça novamente.
   e. Continue expirando o ar da caixa torácica, permitindo que as costelas se aproximem.
   f. Finalmente, expire o ar da barriga, fazendo com que o umbigo volte a se aproximar da coluna.
   g. Faça três respirações ou mais, continuando essa prática de três partes.

Há outras chaves para a prática da respiração sutil: prestar atenção a cada respiração, relaxar e respirar naturalmente, sem forçar, permitindo conscientemente que o corpo fique totalmente cheio a cada inspiração e totalmente vazio a cada expiração. A garganta pode se fechar brevemente entre as respirações, tanto com os pulmões cheios quanto com os pulmões vazios. Faça só o que consegue fazer naturalmente, sem forçar ou se cansar.

O "Jogo Interior" do Módulo do Corpo

As práticas corporais envolvem mais do que exercitar e cuidar do organismo como um "isto" na terceira pessoa – que florescerá com a combinação certa de nutrição, exercício e descanso. Envolvem também uma *integração* da percepção do "Eu" na primeira pessoa com a totalidade do corpo sensível – grosseiro, sutil e causal – e como ele.

Além do foco exclusivo no corpo e do foco exclusivo na mente está a **consciência Integral**, que os une numa sinergia corpo-mente. Em algum ponto do caminho, muitos praticantes precisam trabalhar para cruzar conscientemente esse portal de desenvolvimento.

A consciência Integral é centrada e equilibrada e, *como* corpo consciente e sensível, é naturalmente consciente *da* sua totalidade. Esse estágio nos permite ver e assumir as muitas maneiras pelas quais separamos a totalidade do corpo-mente de aspectos e partes de si mesmo, incluindo padrões de tensão, couraças, entorpecimento, congelamento e trauma emocional. Isso inclui também as dimensões somáticas do trabalho psicoterapêutico e com a sombra. Por meio de todas essas práticas, o corpo-mente é gradualmente reintegrado e restaurado à totalidade, camada por camada.

Mente, Coração e Hara

A consciência Integral se apercebe da fragmentação de corpo, mente, alma e espírito – e se propõe a curá-la. As práticas associadas a esse estágio dão atenção a todas as dimensões e centros básicos do corpo consciente total.

Isso pode ser pensado, de forma simples e significativa, usando um modelo de três partes que inclua os centros primários do corpo-mente total: a *mente*, o *coração* e o *hara*.

O *hara* é o centro da inteligência corporal inata, do sentimento visceral, da presença e do poder vital. É a fonte da nossa energia primordial vital e do contato com o nosso chão, as nossas pernas e o nosso centro. Em alguns sistemas, esse centro de energia é simbolizado pelos pés ou pelas pernas. Um hara saudável, aberto, consciente e forte nos permite pisar e nos movimentar com firmeza e autoridade, irradiar inteligência vital e energia etérica e desenvolver inteligência e capacidades cinestésicas.

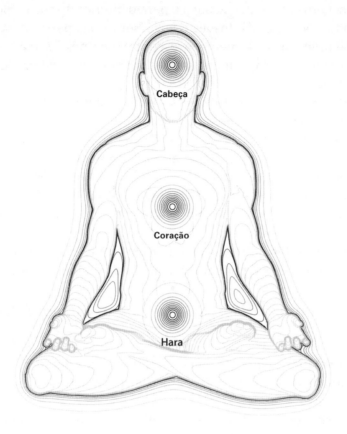

Figura 6.5 Cabeça, coração e hara.

O *coração* é o centro da inteligência sensível, ou intuição do Espírito, e da capacidade de amar e de ter consideração por nós mesmos e pelos outros. Um coração consciente, saudável, forte e aberto nos permite respirar de maneira livre, sensível e completa – e a comungar com a nossa fonte, com o nosso propósito e com os outros. É o centro do prazer e da apreciação, da consideração e do serviço. Por meio do coração, irradiamos energias sutis para os outros e nos inspiramos a servir e a nos transcender.

A *mente* é o centro da inteligência perspicaz e da intuição do bem, do verdadeiro e do belo. Através do centro da mente, a luz da consciência irradia para o espaço e para o interior do corpo todo, o que nos permite penetrar as ilusões e nos libertar das perspectivas limitadas ou emperradas. A mente é o centro das nossas mais elevadas energias mentais e supramentais, e a fonte do poder liberador da percepção consciente.

Cada um desses centros é essencial à saúde e à integralidade. Uma das noções-chave que o movimento do potencial humano trouxe ao conhecimento popular foi a importância de cultivar uma mente, um coração e um hara conscientes e abertos. Um equívoco muito comum relativo a esse *insight* é enfatizar o coração e o hara e desprezar a mente, que não é menos essencial para a saúde do corpo todo.

Vários aspectos da Prática de Vida Integral ajudam a abrir e a fortalecer cada um desses centros de existência corporal consciente. Quando todos estão iluminados, integrados e flexivelmente interconectados, somos inteiros e podemos funcionar da melhor maneira.

Prática do Corpo Sutil para Lidar com os Estados Interiores

As práticas do corpo sutil fornecem ferramentas importantes para administrar estados mentais e emoções. Elas lhe permitem ultrapassar a subjetividade e se dedicar diretamente à assinatura energética dos seus estados.

A ansiedade subjetiva (quadrante Superior Esquerdo) pode interferir na sua capacidade de funcionar. Mas se você conseguir transformar o padrão energético da ansiedade em um padrão de calma, o seu estado também se transformará, abrindo diferentes escolhas e lhe permitindo agir de maneira autêntica e consciente.

Por exemplo: pessoas casadas sabem que, nos seus piores momentos, tratam o companheiro de maneira muito diferente do que nos seus melhores momentos. O seu marido pode estar exatamente como estava ontem, mas hoje você se comporta de maneira totalmente diferente.

Digamos que ele chegue em casa cheio de reclamações e ansiedade, desabafando e mal prestando atenção em você. Num dia em que você se exercitou, dormiu bastante e foi bem-sucedida no trabalho, é mais provável que sinta compaixão e afeto por ele. Vai ajudá-lo a se acalmar e a ver as coisas de outro jeito.

Num dia em que você não dormiu bem, não se exercitou, foi criticada no trabalho e ficou presa num congestionamento, é mais provável que reaja ou ataque e não seja capaz de oferecer apoio.

E se, num dia de pesadelo, você conseguisse transformar o seu estado, tornando-o semelhante ao de um bom dia? Como isso afetaria o seu casamento? As suas decisões? A sua vida?

É isso exatamente o que ensinam as práticas do corpo sutil, desde que você persista até dominá-las.

Seja qual for o seu *estágio*, sempre haverá *estados* mentais e emocionais flutuantes. O seu estado atual – tanto o subjetivo quanto o corporal-energético – o ajudará a determinar se você está funcionando bem ou mal, no estágio mais elevado possível ou num estágio mais baixo. Quando a vida lhe apresenta desafios, o seu estado pode determinar a sua reação no seu estágio de desenvolvimento.

Aprender a administrar os estados interiores por meio de práticas como a respiração consciente ou a condução da intensidade o equiparará para reagir a esses desafios a partir da consciência mais Integral que lhe é disponível.

Respire e Sinta. Sempre

Respirar talvez seja a mais essencial de todas as Práticas de Vida Integral. Cada respiração é uma oportunidade de gostar de estar vivo. Respirar é um elo natural que liga a consciência ao corpo. Por meio da respiração, viabilizamos naturalmente a integração do corpo à mente, da mente ao hara, por meio do coração-sentimento.

Quando respiramos, conscientemente ou não, nós nos abrimos e *recebemos* sustento e *liberamos* aquilo de que não mais necessitamos. Estamos constantemente viabilizando o ciclo fundamental da vida – *recebimento e liberação*. Estamos sempre respirando, de maneira consciente ou inconsciente. Podemos participar de cada ciclo de recebimento e liberação – ou não.

Os médicos holísticos costumam dizer que a respiração consciente é a prática de saúde número um. Muitos professores espirituais também a chamam de prática espiritual número um. O seu foco pode ser no exterior ou no interior, mas de uma coisa você não pode fugir: a sua maneira de respirar tem um grande efeito sobre a sua saúde, a sua consciência e o seu bem-estar.

A respiração e o sentimento estão inextricavelmente ligados. O centro do coração está aninhado entre os pulmões e uma das maneiras mais naturais de ativar a inteligência sensível do coração é respirar conscientemente.

Pare e Respire!

Considere:

- Quando você quer trazer mais sentimento ou percepção para o momento presente, a coisa mais eficaz a fazer é respirar profundamente, sentindo a respiração.
- Quando você fica assustado ou zangado, contraído, encouraçado ou congelado, a primeira coisa – e a mais eficaz – a fazer é respirar profundamente, sentindo a respiração.
- Quando você fica sem chão ou dissociativamente preso dentro da mente, a primeira coisa – e a mais eficaz – a fazer é respirar profundamente, sentindo a respiração.

Levando esse coração-sentimento para o corpo todo por meio da respiração, você energiza cada nível do ser, dos dedos dos pés ao topo da cabeça. Isso inclui o espectro completo de energias sutis, da etérica à astral, à psíquica e à supramental.

Grande Coração = Grande Mente = Sentimento-Percepção Integral

A respiração está intimamente ligada ao *sentimento* e à *percepção*, que são mais relacionados do que você imagina. Os estudantes de Zen aprendem que uma única palavra japonesa, *shin* (ou *shen* em chinês) é às vezes traduzida por "coração" e às vezes por "mente". O seu sentido real é algo como *coração-mente*.

Isso espelha uma verdade profunda. A consciência livre não é dissociada do coração ou da mente. Ela pensa *e* sente. Não está ausente nem no sentimento e nem no intelecto discriminador. Sentimento *é* percepção. Percepção *é* sentimento.

Dessa maneira, a prática budista da atenção poderia ser chamada mais precisamente de "sentimento-percepção". E a consciência-testemunha poderia ser chamada de "consciência-testemunha-sentimento". O sentimento desobstruído (e não em contraste com o pensamento, como é comum) é uma dimensão natural da inteligência discriminadora. O pensamento claro é uma questão de sentimento profundo.

O sentimento é inseparável da inteligência. A mente aberta e desobstruída não está separada do coração aberto e desobstruído. Não é útil nem inteligente evitar ou resistir ao pensamento. Uma prática mais apropriada é pensar inteligentemente, como a totalidade do corpomente consciente, para liberar os pensamentos na sua mais livre e plena expressão.

Útil e inteligente é cultivar a inteligência sensível, praticá-la e desenvolvê-la. Fazemos isso ao longo de uma vida toda de PVI, e também a cada momento.

E uma das melhores maneiras de iniciar essa prática central – você já adivinhou – é começar a respirar agora mesmo de maneira plena e inteligente, sentindo a respiração.

Descanse no Corpo Causal

Quando ficamos mais à vontade no corpo grosseiro e no corpo sutil e começamos a integrar os estados internos correspondentes, uma coisa especial começa a acontecer – passamos a repousar mais profundamente no corpo causal e ficamos naturalmente mais ancorados na percepção sempre-presente. Essa é uma mudança profunda, mas muito sutil (lembre-se: outro nome para "causal" é "muito sutil"). Na verdade, você pode nem reconhecê-la no começo. Enquanto as experiências grosseiras e sutis podem ser dinâmicas e multifacetadas, uma experiência causal não é realmente uma experiência, mas um estado de *nada acontecendo*. Esse "nada" é a natureza do corpo causal e é a quietude, o silêncio e o vazio – tanto da consciência meditativa quanto do sono profundo e sem sonhos.

As práticas de meditação serão discutidas no módulo do Espírito (o próximo capítulo), mas gostaríamos de focalizar nesta seção a outra maneira de exercitar o corpo causal, ou seja, o bom e velho sono.

Durma para Despertar

Embora não seja uma prática óbvia, como o exercício físico ou a nutrição, dormir está entre as práticas mais importantes para aumentar a saúde e a vitalidade dos três corpos.

A intensidade turbinada da vida pede para ser equilibrada com períodos de descanso e recuperação. Quando esse equilíbrio inexiste, a vida reage. Uma quantidade inadequada de sono prejudica a capacidade de pensar, de lidar com o stress e a ansiedade, de meditar, de se relacionar com os outros, de manter um sistema imunológico saudável, de funcionar cinestesicamente e de moderar os estados emocionais. É claro que não é só isso, mas vamos poupá-lo dos detalhes sanguinolentos porque a questão é bastante clara: descanso insuficiente é igual a más notícias.

A quantidade de sono de que você precisa depende de muitos fatores, como idade, dieta e prática de meditação. No entanto, os especialistas em sono costumam recomendar de sete a nove horas diárias para um adulto (embora há quem precise de mais ou de menos sono). Algumas pessoas conseguem funcionar em níveis extremamente altos com apenas algumas horas de sono por noite. Outras precisam de muito mais. Para saber se está dormindo o bastante, responda a estas perguntas óbvias: você se sente descansado pela manhã? Adormece quando está tentando meditar? A sonolência interfere no seu humor ou nas suas atividades diárias?

A despeito das descobertas inequívocas dos pesquisadores do sono, para muita gente o sono regular, saudável e repousante está entre as práticas mais difíceis de manter. Cerca de três quartos dos norte-americanos adultos têm um problema de sono em pelo menos algumas noites por semana, quase 40% dormem menos de sete horas por noite e mais do que *um* em *três* norte-americanos adultos têm tanto sono durante o dia que isso interfere na sua vida e nas suas atividades.

Como você pode melhorar os seus hábitos de sono? Aqui estão oito práticas para um sono melhor:

1. Mantenha um horário regular para dormir e acordar, inclusive nos fins de semana.
2. Estabeleça uma rotina regular e relaxante para a hora de dormir.
3. Crie um ambiente que induza ao sono – que seja escuro, silencioso, confortável e fresco (ou seja, não muito quente).
4. Durma usando colchão e travesseiro confortáveis e que forneçam um bom apoio.
5. Use o quarto só para dormir e fazer amor.
6. Termine de comer de duas a três horas antes do seu horário regular de ir para a cama.
7. Exercite-se regularmente, mas termine o treino algumas horas antes da hora de ir para a cama.
8. Evite consumir cafeína, nicotina e álcool perto da hora de ir para a cama.

Mas dormir o suficiente não é tudo. A passagem pelos estados de sonho e de sono profundo é também uma jornada diária pelos domínios grosseiro, sutil e causal. É uma oportunidade de trazer percepção-sentimento a essas transições, não só para manter o corpo saudável, mas também para desenvolver uma consciência que habite plenamente todos os seus mundos.

Uma das experiências relatadas por meditadores de longa data (vinte ou mais anos) é a capacidade de *manter a percepção-testemunha* por meio dos estados de sonho e de sono profundo. Para muita gente, isso parece impossível. Mas você já pode ter tido uma experiência de sonho lúcido, em que "desperta" num sonho (ou sabe que está sonhando) e consegue até mesmo manipular o sonho. E se você pudesse permanecer alerta para além do estado de sonho? E se pudesse cultivar a consciência desperta até mesmo no estado de sono profundo sem sonhos? Como, então, a realidade seria revelada a você?

Isso é visto às vezes como a definição definitiva do mais elevado estado espiritual. A consciência se estabiliza, cessam as fases. A percepção radical continua ao longo da vigília, do sonho e do sono profundo. Alerta, a consciência pura e imutável (incorporada no nível do corpo causal) fica estável e consciente de si mesma. Persiste através dos três estados e domínios da experiência – grosseiro, sutil e causal.

Finalmente, a consciência percebe que é inseparável de tudo o que se dá no seu interior – desperta para o fato de que não é separada da dança mutável da experiência em sua totalidade. No fim, nada há que divida a consciência de qualquer coisa dentro ou além do jogo da experiência.

Os estados mais elevados da realização espiritual começam quando o corpo causal deixa de ser obscurecido pelos corpos grosseiro e sutil. Ele se torna ciente de si mesmo. Nas realizações não duais superiores (algumas vezes chamadas *turiya* e *turiyatita*), a perspectiva do corpo causal se torna tão forte que não pode ser abalada pela experiência e, na verdade, passa a permear toda a experiência.

Assim, alguns dos estágios superiores do caminho espiritual podem ser pensados como um terceiro tipo de exercício corporal. É um exercício do corpo causal, o corpo da consciência pura e impassível – a Testemunha. Esse corpo é exercitado simplesmente Sendo Ele Mesmo – brilhando mais do que qualquer coisa que surja.

Consciência Constante

> Aquilo que não está presente no sono profundo e sem sonhos não é real.
> – *Ramana Maharshi*

A citação acima é uma afirmação chocante, já que basicamente não há nada no estado de sono profundo e sem sonhos. Era esse o ponto de Ramana. A realidade última ou Espírito, disse Ramana, não pode ser uma coisa que aparece de repente na consciência e depois desaparece. Tem que ser algo constante, permanente ou, em termos mais técnicos, alguma coisa que, embora atemporal, esteja totalmente presente em cada ponto do tempo. Assim, a realidade última tem que estar totalmente presente no sono profundo e sem sonhos, e qualquer coisa que não esteja presente no sono profundo sem sonhos não é a realidade última.

Essa declaração extrema tem implicações perturbadoras. Quem já teve experiências semelhantes ao Satori Zen (estados intensos em que sentimos a nossa unidade com toda a existência) no estado de vigília sabe como seria profundo se elas continuassem nos sonhos e no sono profundo sem sonhos. Quase tudo o que nos interessa existe no estado de vigília, que é impermanente. Entramos e saímos do estado de vigília todos os dias. Ainda assim, segundo alguns sábios, há alguma coisa em nós que está sempre consciente – ou seja, literalmente consciente ou perceptivo em todos os momentos e em todos os estados: vigília, sonho, sono. E essa percepção sempre-presente é o Espírito em nós. A corrente subjacente de consciência constante (ou percepção não dual) é um raio direto e ininterrupto do próprio Espírito puro. É a nossa conexão com Deus ou com a Deusa, o nosso canal direto com a Fonte.

Assim, parte do estado de identidade com o Espírito é se entregar à corrente de consciência constante, seguindo-a através de todas as mudanças de estado: vigília, sonho e sono. Isso vai: (1) nos livrar de uma identificação exclusiva com qualquer um desses estados (como o corpo, a mente, o ego ou a alma) e (2) nos permitir reconhecer e nos identificar com o que é constante – ou eterno – através de todos esses estados, ou seja, a consciência como tal, seja qual for o seu nome, Espírito eterno.

Então, a vigília continua em meio a toda a experiência, dia e noite, mesmo quando o corpo e a mente passam pela vigília, pelo sonho e pelo sono. Essa vigília é impassível em meio às mudanças: não há sujeito a ser movido, mas apenas consciência vazia e imperturbável, a mente-espelho luminosa, a Testemunha que é uma com tudo o que é testemunhado. A Consciência reverte ao EU SOU de cada momento e assim permanece, mais ou menos estável. E sendo ela mesma, simples, consciente, apenas sendo, também se intensifica. O silêncio fica cada vez mais alto até se tornar ensurdecedor. E quando desaba, com tanto barulho que toda a existência é sobrepujada, dissolve-se no comum, traduzindo-o com clareza perfeita e fidelidade desobstruída.

Os exercícios do corpo causal constroem músculos causais. O corpo causal fica cada vez mais robusto, estável e intensamente presente. É a intensidade do ser consciente.

Quando essa consciência constante e não dual se tornar óbvia, um novo destino despertará em meio ao mundo manifesto. Você terá descoberto a sua própria mente-Buda, a sua própria Divindade, o seu próprio vazio infinito, sem forma, sem espaço, sem tempo, o seu próprio Atman, que é Brahman, o seu Keter, consciência de Cristo, shekinah radiante – ou seja, o Único Sabor, a única qualidade de todas as experiências, grandes e pequenas e também Aquilo que está além da experiência. É inequivocamente assim. E essa é a sua verdadeira identidade – vazio puro ou consciência pura e irrestrita como tal – e então você está livre do terror e do tormento que necessariamente surgem quando você se identifica com um pequeno sujeito num mundo de pequenos objetos.

Quando encontrar a sua identidade sem forma como mente-Buda, como Atman, como puro Espírito ou Divindade, você pegará essa consciência constante, não dual e sempre-presente e entrará novamente nos estados inferiores, na mente sutil e no corpo grosseiro, e os reanimará com radiância. Você não ficará meramente sem forma e vazio. Você vai se esvaziar do vazio: vai se derramar na mente e no mundo e vai criá-los nesse processo, e penetrará igualmente em ambos, mas especialmente no corpo e na mente específicos que têm o seu nome. E então esse eu inferior se tornará o veículo do Espírito que você é.

E então todas as coisas, incluindo o seu pequeno corpo, a sua pequena mente e os seus pequenos sentimentos e pensamentos, surgirão no vasto vazio que você é e se liberarão na sua natureza verdadeira assim que surgirem, precisamente porque você não mais se identificará com qualquer um deles, mas os deixará ser, deixará que surjam no vazio e na abertura que agora você é. Você despertará então como liberdade radical, cantará aquelas canções de liberação radiante, irradiará uma infinidade óbvia demais para ser vista e beberá um oceano de prazer. Você contemplará a lua como parte do seu corpo e reverenciará o sol como parte do seu coração, e tudo isso é verdade. Pois eternamente e sempre, eternamente e sempre, há apenas isso.

7

O Módulo do Espírito

Prática Espiritual para uma Era Integral

Uma das principais razões pelas quais muitas pessoas se dedicam a uma PVI é a busca de uma *consciência mais elevada*. Embora a PVI abarque inúmeras formas de prática e possa servir a um grande número de objetivos e motivações, ela se refere essencialmente ao *despertar*. E, na história humana, despertar é principalmente realizar o Espírito em meio à vida comum.

O que queremos dizer com "Espírito?" O que é "espiritualidade" e "prática espiritual"? Todas essas palavras se referem à "questão de interesse supremo", o epítome de tudo que é significativo, a essência da bondade, da verdade e da beleza. Diz-se que o Espírito é o próprio amor, sem limitações. E diz-se que o Espírito está além de qualquer descrição.

Ainda assim, na nossa relação com o que é essencial, encontramos algumas das questões que mais nos confundem e dividem. As religiões do mundo contêm por certo um tesouro de ensinamentos e exemplos espirituais. Mas nelas encontramos também uma história de crueldades, guerras e outras coisas que não parecem nada espirituais. Além disso, nem todo mundo se identifica com as formas de prática ou adoração que as várias tradições nos legaram. Por isso, muita gente se considera espiritual, mas não religiosa. Essas pessoas querem manter o bebê – o Espírito – e derramar a água do banho – a religião organizada.

Isso ainda deixa em aberto a questão de como é a prática espiritual Integral no século XXI. Ela é por certo o coração de todas as religiões, mas não pode se limitar aos dogmas de uma religião específica. Não pode deixar de lado a razão e a ciência, mas não pode ser reduzida a elas. Não pode negar o corpo ou o contexto cultural, mas no entanto os transcende (e os inclui). Não pode ignorar o poder do inconsciente e aspectos da sombra, mas deve colocá-los num contexto muito maior.

Mas a prática espiritual também não pode rejeitar as profundas contribuições das nossas tradições religiosas. Na verdade, uma prática espiritual Integral autêntica é mais do que compatível com a devoção religiosa. A PVI pode coexistir com qualquer tradição espiritual – Cristianismo, Judaísmo, Islão, Budismo, Xamanismo, as muitas vertentes do Induísmo e até mesmo novas religiões. De fato, ela ilumina a profundidade e a riqueza de cada caminho ou prática – e pode assim reviver e atualizar o interesse pelas nossas tradições – tanto para quem se considera espiritual mas não religioso quanto para quem se considera muito religioso.

O módulo do Espírito da PVI tem seu foco no que poderíamos chamar de "espiritualidade essencial", ou seja, o cerne dos ensinamentos, prescrições e práticas derivadas das antigas tradições de sabedoria antigas – *mais os insights* oferecidos pela modernidade, pela pós-modernidade e pela estrutura AQAL.

Isso não nos confina a nenhuma forma específica de prática – não se trata de *ter que* meditar ou orar de uma certa maneira, nem mesmo de acreditar em algum Deus. Mas a estrutura nos faz ver que temos que praticar ou nos dedicar a certas atividades para ter acesso a certas experiências, percepções e dimensões da percepção. Isso nos informa e nos capacita a planejar a nossa prática de forma personalizada, relevante e eficaz.

O módulo do Espírito nos permite também discernir importantes padrões de espiritualidade por meio de algumas distinções AQAL (apresentadas no Capítulo 5), tais como:

- **Estados** de percepção espiritual, que vêm e vão, *versus* **estágios** de realização espiritual, que podemos experimentar de maneira mais permanente.
- **Visões de mundo** e **ondas de desenvolvimento** e como influenciam a nossa compreensão do Supremo.

- A **linha** espiritual de inteligência e os **níveis** dentro dela.
- As nossas **perspectivas de primeira, segunda e terceira pessoa** do Espírito e como Espírito.
- Prática espiritual em todos os **três corpos** – grosseiro, sutil e causal.

Um Espírito Integral

Para que essa nova abordagem do espírito seja verdadeiramente *Integral*, ela não pode surgir do nada. Ao contrário, tem que se abastecer das grandes tradições espirituais – do Cristianismo ao Budismo, do Islã ao Taoismo, do Judaísmo ao Xamanismo – *nas suas formas mais elevadas, mais conscientes e mais éticas.* Ao considerá-las mais de perto, duas coisas se destacam: há uma enorme quantidade de diferenças entre elas e algumas poucas *similaridades* espantosas.

Ao encontrar alguns itens básicos a respeito dos quais praticamente todas as religiões do mundo concordam, é provável que tenha encontrado algo incrivelmente importante sobre a condição humana, pelo menos tão importante quanto as poucas coisas a respeito das quais os físicos tentam concordar.

Quais são essas similaridades espirituais? Pense no que significaria se houvesse algumas características que ocorressem regularmente e conectassem as tentativas de conhecer Deus por parte da humanidade (e presumivelmente tentativas correlatas de alcançar uma humanidade sonolenta por parte de Deus). Essas similaridades indicariam, entre outras coisas, a existência de padrões espirituais agindo no universo, anunciando-se com impressionante regularidade onde quer que mentes e corações humanos tentem se sintonizar ao Kosmos em todas as suas dimensões radiantes.

E isso *teria que* significar que o ser humano-padrão é destinado a realidades espirituais. Isto é, o próprio organismo humano parece ter sido construído para esses padrões espirituais profundos, embora não necessariamente para as suas manifestações específicas em qualquer religião em particular, por mais importante que seja. O simples reconhecimento desses padrões espirituais profundos já seria um vislumbre de uma espiritualidade Integral.

Esse reconhecimento indicaria também que certas práticas podem ajudar os seres humanos a se sintonizar aos padrões do universo. Essa sintonia poderia ocorrer por meio de qualquer uma das grandes religiões, mas não estaria atrelada a nenhuma delas. Uma pessoa pode estar sintonizada a uma espiritualidade Integral e continuar sendo cristão praticante, meditador budista, seguidor da Nova Era ou xamã neopagão. Essa espiritualidade seria adicionada à religião de cada um e não subtraída dela. A única coisa a ser subtraída (e não há como fugir disso) é a crença de que o nosso caminho é o *único* caminho verdadeiro em direção à divindade.

Então, quais são essas correntes espirituais ou as similaridades que ocorrem em praticamente todas as grandes tradições religiosas? Vamos começar com uma lista curta e simples: não é a última palavra sobre o assunto, mas uma lista inicial de sugestões para continuar a conversa. Quase todas as tradições concordam que:

1. O Espírito, por qualquer nome que seja chamado, existe e é bom, verdadeiro, belo e amoroso.
2. O Espírito, embora exista "lá", também é encontrado "bem aqui" ou revelado no interior da mente e do coração aberto.
3. Em geral, não percebemos esse Espírito dentro de nós porque vivemos em separação, pecado ou dualidade – ou seja, vivemos num estado ilusório, decaído ou fragmentado.
4. Há uma saída desse estado separado (de ilusão, separação, pecado ou desarmonia): há um caminho para a nossa libertação.
5. Seguindo esse caminho até o fim, o resultado é um despertar, um renascimento, uma salvação, uma iluminação, uma experiência direta de união com o Espírito dentro e fora (ou nem dentro e nem fora), uma liberação suprema.
6. Essa liberação suprema marca a dissolução ou transcendência da ilusão, do pecado e/ou do sofrimento e se manifesta em consideração e coragem, serviço, ação social e compaixão em nome de todo o Kosmos senciente.

Essa lista faz sentido para você? Porque, se existem esses padrões espirituais gerais no Kosmos, pelo menos onde possam aparecer seres humanos, então isso muda tudo: você pode ser cristão praticante e ainda assim concordar com essa lista, você pode ser um neopagão praticante e concordar com essa lista. Podemos discutir os detalhes teológicos – mas a simples existência dessas correntes muda profundamente a natureza da conversa.

"Espiritualidade" – Do que Estamos Falando?

Se aceitarmos que algo como "Espírito" e "espiritualidade" são reais e presentes nas tradições até o dia de hoje, ainda temos que esclarecer o que queremos dizer quando usamos essas palavras. Grande parte da confusão nas conversas sobre espiritualidade acontece porque não definimos adequadamente os termos que usamos.

Como a palavra "amor", as palavras "Espírito" e "espiritualidade" são usadas para significar tantas coisas que muitas vezes parecem nada significar. Mas todas essas palavras apontam diretamente para realidades importantes. Pessoas ao longo do espectro de perspectivas consideram a espiritualidade como uma âncora central, mental e emocional, e que seria uma pena abandoná-la ou descartá-la como um clichê. Então, vamos olhar mais de perto para alguns dos usos mais comuns das palavras "Espírito" e "espiritualidade".

1. "Espírito" é uma palavra muitas vezes usada com o mesmo significado de outras palavras como "Deus", "consciência", "Quididade", "É", "Eu" ou "sempre-presente". Usada dessa forma, a palavra "Espírito" diz respeito à identidade suprema de todas as coisas, a fonte ou Fundamento do Ser.

2. É usada algumas vezes para designar **a energia consciente da vida** e, nesse sentido, equivale a palavras como "força vital", "prana", "qi". "Espírito Santo", "amor-luz", "Luz de Deus" ou "energia divina". Nesse contexto, "Espírito" se refere à corrente consciente do ser que move e manifesta todos os seres, fenômenos, forças e acontecimentos.

3. Às vezes, espiritualidade é usada para indicar uma **presença amorosa que tudo permeia**, a fonte de toda a consideração, amor e inspiração. Simplificando, pode ser uma **atitude** ou um **conjunto de qualidades**, incluindo bondade, generosidade, benevolência, equanimidade, sinceridade, compaixão e alegria.

4. Às vezes, espiritualidade é usada para significar uma **linha de desenvolvimento**, como em "desenvolvimento espiritual", "crescimento espiritual" ou "maturidade espiritual".

5. Espiritualidade é usada também para indicar um **estágio elevado** de percepção que é em geral extremamente sutil, causal ou não dual.

6. Às vezes, espiritualidade é usada para significar os **níveis mais elevados de desenvolvimento em qualquer linha.** Por exemplo, quando Michael Jordan jogava basquete com o máximo de sua intensidade e brilho, manifestava um modo de jogar ardente, virtuoso e transcendental que parecia sobre-humano. Alguns o

descreviam como *espiritual*. Um pintor que alcançou os níveis mais elevados de expressão estética, um pianista que cultivou uma inteligência musical extremamente elevada ou um terapeuta que desenvolveu a mestria interpessoal a ponto de dizer exatamente a coisa certa no momento certo, todos eles podem ser descritos como espiritualmente dotados.

Quais são as definições de espiritualidade que você tende a usar? Com quais você tem mais sintonia? De acordo com AQAL, como é de esperar, toda definição é verdadeira mas parcial, mas ajuda muito usar todas essas distinções para definir do que estamos falando em qualquer situação.

As Muitas Cores do Espírito

Esta é uma outra série de distinções, particularmente crucial. Cada altitude de consciência interpreta o Espírito de maneira diferente. Ao usar as cinco principais visões de mundo – Mágica, Mítica, Racional, Pluralista e Integral – temos também cinco "Deuses" diferentes, cinco níveis de Espírito. As pesquisas relatam constantemente que a esmagadora maioria das pessoas diz acreditar em Deus. Mas deus de que cor? Acreditar num deus Magenta mágico está anos-luz distante de um deus Verde pluralista, que é radicalmente distinto de uma divindade Integral Turquesa. Muitos conflitos espirituais/religiosos brotam

Visão de Mundo	Descrição
Azul esverdeado/ Turquesa	INTEGRAL – kosmocêntrico, pode alternar entre todos os níveis anteriores e enxergar neles verdades relativas
Verde	PLURALÍSTICO – multimundicêntrico, o estágio de divindade em todos os seres, todos os caminhos são iguais
Laranja	RACIONAL – mundicêntrico, o nível da razão, da tolerância e do interesse universal
Âmbar	MÍTICO – etnocêntrico, o estágio de verdades tradicionais absolutas, crenças tribais/étnicas; mitos
Magenta/Vermelho	MÁGICO – egocêntrico, o mundo dos poderes mágicos, sacrifícios, milagres

Figura 7.1 Altitudes de consciência espiritual.

exatamente dessa questão. As partes que debatem (e às vezes guerreiam) não se entendem porque cada uma se refere a diferentes altitudes de Espírito.

Como isso se manifesta na vida real? Eis um exemplo entre muitos de como diferentes níveis, diferentes interpretações de Espírito, podem se manifestar entre cristãos.

Deus Mágico Magenta/Vermelho: Esse nível vê Jesus como um Mágico, que transforma água em vinho, multiplica pães e peixes, caminha sobre a água e assim por diante. Jesus é percebido como um mágico que pode alterar o mundo milagrosamente. Esse estágio é pré-convencional e egocêntrico. Esse Jesus é importante porque pode responder às *minhas* preces, satisfazer as *minhas* necessidades e *me* conceder bênçãos.

Deus Mítico Âmbar: Esse nível vê Jesus como o Messias, o que traz a Verdade Eterna. Esse estágio é *absolutista* em suas crenças: posso acreditar na escritura como ela é e obedecê-la ou enfrentar a danação. Esse estágio é também *etnocêntrico*: sou aliado não apenas de Deus, mas também dos que também seguem a minha fé. Estamos unidos contra os pagãos que resistem e se opõem à nossa fé verdadeira. Só os que acreditam em Jesus Cristo como seu salvador pessoal serão salvos. Este é, de longe, o nível predominante de consciência espiritual, às vezes levemente alterado quando começa a evoluir em direção ao Laranja.

Deus Racional Laranja: Esse nível vê Jesus de Nazaré, ainda totalmente divino mas também totalmente humano, de uma forma mais aceitável racionalmente, como um professor do amor universal de um Deus deístico. Com relação a esse Deus, sou livre. Sou capaz de exercer a razão e a responsabilidade pessoal. Tenho consideração por mim mesmo, pela minha tribo e pelo meu país, mas também por todas as pessoas. Posso encontrar uma vida boa, verdadeira e abençoada por Jesus Cristo no meu caminho com outros cristãos, mas entendo que outros também possam descobrir uma espiritualidade válida mediante outras formas de adoração.

Deus Pluralista Verde: Esse nível vê a consciência de Cristo que existe no meu interior e no interior de todos os seres. Procuro descobrir e respeitar a divindade em mim e em todas as pessoas. Desconstruo e reinterpreto passagens bíblicas para que me falem em termos mais universais e para defender questões como sustentabilidade ecológica, justiça social, distribuição justa de riquezas, não violência e direitos das mulheres. Reconheço a total validade de uma ampla diversidade de caminhos espirituais. O Cristianismo é apenas um caminho entre muitos – e nenhum deles é melhor ou pior do que o outro.

Deus Integral Azul esverdeado/Turquesa (dirigindo-se ao Índigo Superintegral): Esse nível vê que a consciência universal de Cristo pode ser encontrada em toda parte, em todas as pessoas e em todas as perspectivas. Enquanto os cristãos Verdes, Laranjas e Âmbar-Vermelhos-Magentas não concordam totalmente entre si, descubro muito em comum com cada um e com todos eles: compreendo e aceito as forças especiais de cada um. Para mim, Deus é óbvio e universal, presente em toda parte em todas as formas, embora perceba que algumas formas manifestam mais de Deus do que outras (as células manifestam mais do Ser do que as moléculas, que manifestam mais do Ser do que os átomos – quanto maior a profundidade, maior a divindade). Comungo com Deus, como Deus, capaz de ver Deus em cada momento, sozinho ou com outras pessoas. Converso com pessoas de todas as fés, embora a transmissão especial de Jesus e da minha tradição cristã continue sendo especial e sagrada, uma fonte rica e sem fim de alegria. Sei muito bem que tenho que traduzir muita coisa quando falo com cristãos de altitudes mais baixas e, como sou capaz de fazer isso, faço em geral de boa vontade.

A multidimensionalidade do Espírito tende a tornar difícil a conversa sobre Espírito. Afinal de contas, como acabamos de ver:

- Há diferentes definições de Espírito.
- Há também diferentes interpretações de Espírito.
- Essas diferenças raramente são apreciadas e até mais raramente definidas em debates espirituais.

Uma das profundas contribuições de uma abordagem espiritual à espiritualidade é a que esclarece essas confusões. Além do mais – e o que é mais importante – esse esclarecimento pode catalisar a experiência do próprio Espírito.

Você Consegue Sentir o Espírito?

Muitos de nós já fomos tocados pelo Espírito em algum ponto da vida. Você já pode ter passado por fortes experiências de...

Unidade
Amor
Graça
Luz e iluminação
Êxtase
Liberdade, fluência e Sincronicidade ("a Zona")

... ou uma intuição única e individual de alguma coisa notável e às vezes indescritível. Há infinitas variedades de experiência espiritual.

Desde o primeiro momento em que reconheceu o Espírito, as coisas têm sido diferentes. Você foi tocado por algo maravilhoso. Algo que pode ser imenso, incrivelmente poderoso, infinitamente bom, consciente e/ou amoroso. Você pode chamá-lo de "Deus" – ou pode nem achar que se trata de algo "espiritual". É uma coisa que pode ter se mostrado a você, pode tê-lo envolvido e inspirado intimamente ou até mesmo se revelado a você – pelo menos por um instante.

Você pode ou não usar essas mesmas palavras para expressá-lo, mas há algo basicamente espiritual na própria inspiração para praticar. A maioria tem uma sensação subconsciente ou consciente disso, uma visão de uma existência divinamente humana mais feliz, mais amorosa e iluminada – uma intuição de realidades e possibilidades mais elevadas, o interesse por uma forma de vida mais rica e profunda. E essa intuição floresce facilmente num interesse pela prática espiritual.

Há incontáveis práticas espirituais: meditação, prece e gratidão; cantar e dançar; respirar, adorar e celebrar; construir altares e locais de adoração; criar arte sacra; fazer oferendas. Tradicionalmente, a meditação ou prece tem sido *a* dimensão central de práticas que cultivam níveis superiores de consciência. Tem sido chamada de "raja" yoga ou yoga "real". Até mesmo de perspectivas modernas, esse é um dos aspectos da PVI mais pesquisados e validados.

É também uma das maneiras de ancorar e orientar toda a nossa prática. Ter contato com o Espírito implica cultivar experiências de Espírito. A maioria dessas experiências espirituais são, na terminologia

Visitando Estados Elevados em Busca de Benefícios Duradouros

No Zen japonês, fortes vislumbres de liberdade são denominados *kensho*. O despertar mais duradouro é o *satori*. Em sânscrito, prática é *sadhana*.

Pode-se dizer que:
Kensho gera *sadhana*,
e *sadhana* (com o tempo) gera mais *kenshos*,
e muitos *kenshos* geram *satori* – e liberdade.

Integral, *estados elevados* ou *treinados* (ou "experiências de pico"). Não duram para sempre, mas nos dão um vislumbre de perspectivas transcendentais, até mesmo da transcendência completa da perspectiva. Tais vislumbres nos modificam. Com o tempo, à medida que entramos repetidas vezes em estados elevados, conseguimos permanecer em tais estados de maneira mais estável, pelo resto da vida, estejamos acordados, sonhando ou dormindo. "Picos" repetidos aprofundam e estabilizam essas mudanças em nós. Ampliam e aprofundam a percepção, capacitando-nos a manter perspectivas mais amplas e profundas. Assim, podem acelerar o nosso crescimento e o nosso desenvolvimento para *estágios mais elevados.*

Os estados elevados podem ser cultivados, mas não há uma correlação exata entre prática espiritual e despertar espiritual. Nenhum cronograma diz quando os estados elevados se estabilizarão como *estágios* permanentes e mais elevados de desenvolvimento.

Parafraseando o mestre zen Richard Baker Roshi, "A meditação não produz iluminação. A iluminação é um acidente feliz. A prática regular de se sentar e meditar não pode garantir que ela ocorra, mas tornará você mais *sujeito a acidentes...*".

É por isso que a meditação e outras práticas que cultivam os estados elevados são uma dimensão central do módulo do Espírito na Prática de Vida Integral.

Pratique o Módulo do Espírito

Que práticas você deve fazer no módulo do Espírito? A maioria dos praticantes se compromete com uma prática regular de *meditação.*

Outros meditam só um pouco e põem mais ênfase em outras práticas como adoração ritual, cantar ou reconhecer a presença de Deus. A PVI abre espaço para tudo isso. Você tem liberdade de selecionar as práticas que melhor lhe servem ou procurar um *coach* que possa ajudá-lo a fazer escolhas inteligentes.

O que é mais importante é a prática regular (diária, de preferência) – e a escolha de práticas *autênticas* e *apropriadas* – adequada a você no momento. Tais práticas não precisam ser árduas nem consumir muito tempo. Um contato regular e autêntico com o Espírito tornará a sua vida e a sua prática inteiramente diferentes.

As tradições religiosas e espirituais nos proporcionam uma profusão de práticas espirituais que são, em geral, organizadas progressivamente, com práticas cada vez mais avançadas, que vêm só depois de ter sido construído um alicerce. Assim, escolha práticas que não sejam avançadas demais, mas a que você se entregue totalmente. Elas têm que ajudá-lo a se aprofundar, a se abrir e a crescer.

As suas práticas têm que *desafiá-lo* e *alimentá-lo*. Elas o desafiam porque interrompem os seus padrões habituais inconscientes e exigem que você exercite e construa vários músculos interiores do coração e da mente. Elas o alimentam por meio da experiência das qualidades atraentes, saudáveis, essencialmente felizes e revigorantes do Espírito, bênçãos espirituais, perdão, amor, luz ou êxtase. Uma prática equilibrada desafia e alimenta de maneira ativa e perceptível.

Espírito Como?

Já vimos que há muitas formas excelentes de prática espiritual. Mas podemos distinguir **três categorias gerais de prática**: *meditação, contemplação* e *oração* ou *comunhão.** Comecemos com a meditação. Uma análise recente de mais de dois mil estudos científicos documenta uma

---

* Há uma história interessante para essas palavras e algumas diferenças importantes entre elas. Por exemplo, na tradição cristã medieval, o que hoje chamaríamos de *meditação* (no sentido de uma prática sentada silenciosa de pura percepção) era chamada de *contemplatio*, ao passo que refletir sobre um tema específico em pensamento era chamada de *meditatio*. Em nosso uso corrente, meditação é sentar-se silenciosamente em pura percepção da primeira pessoa; *contemplação* é refletir acerca de um objeto na terceira pessoa; *oração* e *comunhão* diz respeito a aspectos da *relação* na segunda pessoa com o divino.

O que é Meditação?

Em geral a meditação implica voltar muitas vezes a atenção a um objeto inicial, seja a respiração, um mantra, uma divindade, um sentimento de amor ou uma imagem mental.

A meditação é uma função natural do corpo-mente humano. Quando meditamos adequadamente, essa função entra em ação e rapidamente (nos primeiros três minutos) produz um estado psicofisiológico distinto, que combina *baixos* níveis de excitação física com *altos* níveis de agilidade mental.

Em geral, o praticante fica sentado ou ajoelhado numa almofada, cadeira ou banco, numa postura relaxada, com a coluna ereta. As sessões de meditação podem variar de alguns poucos minutos a várias horas (vinte minutos, uma ou duas vezes ao dia é comum).

As tradições meditativas costumam diferenciar a prática de *concentração* (que constrói os "músculos da atenção" necessários para sustentar a atenção focalizada) da prática de *percepção* (que desenvolve o espaço interior necessário para *liberar* a atenção para estados causais sutis e/ou sem forma). Ambas libertam a atenção de sua fixação normal sobre a mente discursiva.

A **Meditação Integral** é uma expressão genérica que indica o uso da Estrutura AQAL como plataforma de lançamento para a meditação. Embora a meditação vá além de todas as formas mentais, as tradições concordam que a "visão correta" ou uma estrutura de compreensão adequada é de importância crucial para interpretar e compreender corretamente a meditação. Quanto mais Integral a visão, mais abrangente e total será a nossa compreensão.

---

enorme variedade de benefícios vindos da meditação.[*] Tais benefícios incluem mudanças fisiológicas (como no metabolismo, na respiração e alívio da dor); efeitos positivos psicológicos e comportamentais (incluindo mudanças na percepção, na concentração, na fisiologia cerebral e na atenção); e experiências subjetivas intensificadas (incluindo

---

[*] Michael Murphy e Steven Donovan, *The Physical and Psychological Effects of Meditation: A Review of Contemporary Research with a Comprehensive Bibliography* (Institute of Noetic Sciences, 2004), www.noetic.org/research/medbiblio/index.htm.

Espírito Agora

Nada há entre você e a infinitude do Espírito, a sempre-presente Quididade da existência. Neste exato momento, o Espírito está presente e completo, tão perto quanto a sua própria percepção. Você não precisa fazer nada para que isso seja real e verdadeiro. Você pode apenas relaxar e repousar na sua presente percepção. *Você pode apenas despertar.* E se fizer isso, descobrirá que já estava repousando na sua percepção sem limites! Isso é o que a "escola súbita" do Zen-Budismo recomenda há séculos: "Apenas desperte, agora mesmo!"

Repousar agora mesmo na infinitude da percepção presente é o epítome da prática espiritual. Você pode fazer isso espontaneamente, agora mesmo, pelo tempo que durar – mesmo que seja em geral por um breve momento. Esta é uma das práticas espirituais mais elevadas e mais nobres conhecidas da humanidade: perceba e permita o que já é. Deixe que tudo seja como é. Relaxe voltando à percepção presente em que você sempre esteve, de fato, repousando! Faça isso muitas vezes ao longo do dia, todos os dias, até que comece a acontecer naturalmente e dure cada vez mais tempo.

Essa instrução simples é verdadeira e completa. Mas, na prática, a maioria dos praticantes não consegue progredir apenas com as "práticas perfeitas" da escola súbita. Depois da clareza súbita, a confusão volta. A percepção se dispersa. A clareza é agora apenas uma ideia. Sem a "escola gradual", a escola súbita pode facilmente degenerar para a "escola falada", em que o despertar se torna algo abstrato e conceitual. Historicamente, tem sido necessário que os praticantes tenham algo mais a fazer – que tenham uma prática espiritual. E a forma que ela assume é influenciada em geral por este método direto, que implica repousar deliberadamente na percepção presente *por determinados períodos de tempo durante o dia.* Outro nome para isso é *meditação.*

---

equanimidade, experiências extrassensoriais e sonhos iluminadores). Vale observar que os meditadores têm uma fisiologia significativamente mais jovem do que os não praticantes, como é medido pelos biomarcadores clássicos de envelhecimento. E o que é mais importante, a meditação é o *único fator* que comprovadamente acelera de maneira significativa o crescimento através de estágios de desenvolvimento! A ciência é clara: *a meditação funciona.*

As Três Faces do Espírito

A Espiritualidade Integral Abrange Todas as Três Faces do Espírito

- Na terceira pessoa, o Espírito é conhecido como *Isto*. Você *contempla* o Espírito e talvez o *sirva*, mistério supremo da existência, e o Kosmos total, incluindo o próprio Fundamento do Ser, por meio da natureza, do misticismo, da filosofia e da *ação*.
- Na segunda pessoa, o Espírito é conhecido como *Tu*. Você se abre ao Espírito e *comunga* com ele, mistério supremo da existência, em geral por meio da *oração*.
- Na primeira pessoa, o Espírito é conhecido como *Eu*. Você *desperta* conscientemente *como* inseparável do Espírito, mistério supremo da existência, em geral por meio da *meditação*.

Aquilo que é Supremo está além de todas as perspectivas. Mas pode ser apontado *por meio* de perspectivas. Cada uma dessas perspectivas oferece alguma coisa única à nossa percepção e crescimento.

Na contemplação da terceira pessoa, você vê Isto. Abre os olhos, mente e sentidos para o mistério supremo da existência e assim percebe detalhes e distinções (por exemplo, padrões, energias, cores, texturas e contornos de lugares naturais, animais e outras coisas vivas, ou até mesmo perspectivas indicadas em filosofia, incluindo esta discussão sobre as Três Faces do Espírito). Na contemplação você percebe a totalidade do Espírito e do Kosmos em sua rica e miraculosa multidimensionalidade – grosseira, sutil e causal. Movidas por essa visão, as pessoas muitas vezes *servem* ativamente aos outros e ao Espírito.

Exemplos comuns: arte, misticismo da natureza, contemplação filosófica e mística, serviço. O caminho das boas obras.

Na oração e comunhão da segunda pessoa, você se abre para o contato íntimo com o mistério supremo da existência, permitindo que *Ele* se torne *Tu*. Você fica metaforicamente diante de Deus, seu Amado supremo, e se torna conhecível para essa consciência suprema (não se esconde mais dela). No processo, o seu coração e alma sensíveis não podem ficar intocados ou imunes. Você se permite receber a

Yoga e Vida Espiritual

À medida que nos aprofundamos em contemplação, comunhão e no despertar, coincidimos cada vez mais plenamente com o Espírito. Nosso corpo e mente somente podem fazer isso oferecendo cada vez menos obstrução ao fluxo livre dessa energia e consciência infinitas. É por isso que a prática mística sempre esteve associada ao yoga.

Algum desses processos yogues já foram descritos no Capítulo 6 como parte do módulo do Corpo. Mas como todos os módulos estão interconectados, esses yogas dos três corpos não podem ser totalmente separados do módulo do Espírito. De fato, a meditação é a prática básica em alguns yogas corporais com foco físico e energético, como kundalini, kriya e shabd. Tenha em mente que todos esses estados interiores têm um corpo exterior. Naturalmente, há práticas que favorecem uma transformação unitiva, focalizando tanto os nossos aspectos interiores *quanto* os exteriores. Mesmo aqueles que focalizam o nosso interior progredirão melhor se não negligenciarem a transformação corporal que torna possível a transformação interior.

---

graça, ou as bênçãos do mistério da existência. Você se abre, se aprofunda e se entrega.

Exemplos comuns: oração, reconhecimento da presença de Deus, canto devocional, adoração, ritual e serviço. O caminho do bhakti yoga.

Na meditação da primeira pessoa, você passa a se conhecer como o *Eu* do Espírito. Você abandona todas as identificações limitadas, como lembranças, pensamentos, sensações e desejos e desperta conscientemente *como* o *EU SOU* ("I AMness") do aqui e agora. Você desperta no momento presente e como esse momento, *como* o Eu, a identidade não separada do mistério da existência e, além de todas as concepções, naquilo que às vezes é chamado de Quididade ou vazio, que não é separável de nada nem de ninguém.

Exemplos familiares: Grande Mente, vipassana, shikantaza, dzogchen, nirvikalpa e sahaj samadhis – abordagens da meditação sem forma.

Muitas práticas **combinam** duas ou mais dessas perspectivas.

Não Jogue Fora o Bebê...

Essas três faces ou três maneiras de se relacionar com o Espírito são inerentes à consciência, mesmo que nem sempre sejam reconhecidas. Elas podem ser expressas com relação a todos os níveis de divindade – Mágica, Mítica, Racional, Pluralista ou Integral. Mas, historicamente, certas faces do Espírito tendem a ser enfatizadas e excluídas em cada estágio de desenvolvimento.

O **Espírito Mágico e Mítico** tende a excluir a relação com o Espírito na primeira pessoa. (Deus é transcendido, não iminente, e é pecaminoso confundir a humanidade decaída com o divino.) Em vez disso, enfatiza uma relação na segunda pessoa (Oro a ti, ó Senhor), mas tende a se relacionar com o Espírito como divindade mítica objetivada.

O **Espírito Racional** tende a se afastar da relação na segunda pessoa com a divindade mítica. (Eu não acredito mais na velha divindade intervencionista, então por que orar ou me preocupar com a minha relação com o Espírito?) Em vez disso, enfatiza as maneiras da terceira pessoa se relacionar com o Espírito e a Natureza. (O Espírito é uma força ou lei transcendental da existência. Posso contemplar o universo por meio da ciência para conhecer melhor o Espírito.)

O **Espírito Pluralista** se abre para descobrir uma relação na primeira pessoa com o Espírito (Estou despertando para ver que não estou separado do Espírito!) Mas rejeita vigorosamente a versão racional e a versão mítica da divindade. (A religião da Igreja é dogmática demais e a ciência racional é reducionista e limitativa demais.) Por outro lado, aceita com excessiva boa vontade as formas exóticas de espiritualidade da segunda pessoa e da terceira pessoa sem um discernimento rigoroso.

O **Espírito Integral** penetra profundamente no despertar da primeira pessoa como Espírito (Eu sou Espírito), aprofunda o serviço e a contemplação do Espírito na terceira pessoa (Vejo o Espírito e o sirvo como *Ele Mesmo*) e ressuscita a comunhão na segunda pessoa com o Espírito (Ponho-me diante de *Ti* para amá-lo e ser amado por *Ti*, ó Espírito de tudo).

Um Insight *Crucial*

Tendo deixado para trás o Deus mítico, muitos praticantes Integrais compreendem que enfatizavam exclusivamente o despertar da primeira pessoa, deixando para trás a relação da segunda pessoa com o Espírito!

Mas a espiritualidade Integral inclui todas as três. Uma nova dimensão de plenitude se torna possível quando restauramos na vida espiritual a dimensão vigorosa e vital da segunda pessoa.

Explorando as Três Faces do Espírito:
A Essência da Contemplação, Comunhão e Meditação

Mergulhemos numa experiência real das três dimensões do divino. A exploração que se segue, abrangendo Contemplação Cósmica, Comunhão Integral e Despertar *como* Espírito, proporciona exemplos dos tipos de experiência que um praticante espiritual Integral pode ter. Naturalmente, cada caminho interpretará o Espírito nos seus termos – e a sua prática individual produzirá por certo as próprias compreensões e revelações (um cristão, por exemplo, pode ter uma experiência na segunda pessoa de comunhão com Jesus especificamente e um budista pode interpretar o despertar da primeira pessoa como uma realização da mente do Buda) – mas uma prática Integral tentará aprofundar a sua relação com esses três aspectos universais do Espírito pelo menos, seja qual for o nome.

Contemplação do Espírito na terceira pessoa:
Contemplação Cósmica

Na Contemplação Cósmica, percebemos e sentimos a inteireza deste Kosmos imenso e misterioso: interior e exterior, grosseiro, sutil e causal. Isso inclui toda a variedade de práticas contemplativas, do misticismo da natureza à filosofia mística (incluindo muito da filosofia Integral). Os parágrafos a seguir incorporam esse processo de Contemplação Cósmica, descrevendo o corpo grosseiro, sutil e causal do Espírito.

O Corpo Físico Grosseiro do Espírito

É para a nossa existência – bela e terrível, cheia de lógica e significado e totalmente além da compreensão – que os seres humanos apontam quando usam palavras como divindade e Deus. O Espírito, assim compreendido, é ao mesmo tempo transcendente e imanente – totalmente além de qualquer experiência e ao mesmo tempo implícito e presente em cada retalho de experiência, em cada partícula deste fantástico Kosmos físico – grosseiro, sutil e causal.

O Espírito pode ser encontrado no mundo físico – no céu, no sol, na lua, nas estrelas, nas nuvens. O Espírito pode ser visto e sentido na grama, nas árvores, na terra e no vento. O Espírito é audível no canto dos pássaros e é visível nos olhos e no corpo de todas as criaturas – assim como em todos os seres humanos e em tudo o que fazemos: na criatividade e na expressão artística, na ciência e na engenhosidade, na estupidez e na brutalidade, nas diversões triviais e nas mais profundas criações e afirmações.

Contemple a dança deste mundo físico através do tempo. Ao longo das extensas épocas do tempo evolutivo, cada criatura viva emergiu naturalmente do corpo do Espírito e como ele. O nosso universo inteiro surgiu com o *big-bang*, que arremessou para a existência todo o espaço-tempo, incluindo a matéria e a energia do nosso Kosmos, incluindo o que acabou se tornando o nosso Sol, a Terra e a Lua. Ao longo de bilhões de anos de tempo evolutivo, a nossa matéria-mãe se congelou e se tornou um planeta com atmosfera hospitaleira, um belo ninho azul que, depois de alguns bilhões de anos de fogo inimaginável, gerou um oceano líquido e depois células vivas. E ao longo de mais alguns bilhões de anos de evolução, essas células se transformaram em células mais complexas, depois em animais diminutos e, gradualmente, ao longo de centenas de milhões de anos, numa complicada e bela comunidade de plantas e animais. E ao longo de mais alguns milhões de anos, transformaram-se nas plantas e animais que hoje vemos, incluindo nós, os *homo sapiens*, todos interagindo numa imensa, notável e unificada comunidade. Essa teia de vida reflete e demonstra as qualidades do Espírito, as verdadeiras qualidades que geraram tudo isso. Podemos ver o Espírito à nossa volta, na forma de todo o nosso mundo natural, e em cada coisa que vemos.

Os Corpos de Energia Sutil do Espírito

A Divindade não é visível apenas na fisicalidade do nosso mundo, mas no corpo de energia do Espírito. Uma energia vital dinâmica permeia todas as coisas vivas. Podemos ver a energia em cada ser vivo, agitando-se e fluindo através dos seus chakras e meridianos e brilhando nos seus olhos. Visto dessa maneira, mesmo os momentos mais mundanos da vida cotidiana se tornam uma dança multidimensional de luz-sentimento. A energética que anima e traz a natureza à vida é imensa, complicada e misteriosa.

Essa luz divina se reflete em cada forma de energia sutil. Isso se estende por um extenso espectro de sutilezas. Talvez a faixa mais densa seja a energia etérica que sentimos passando e zumbindo pelo corpo, fluindo pelos chakras e meridianos e irradiando da nossa pele para o espaço, brilhando em todas as direções como um grande halo. Mais sutil do que ela é o reino dos sentimentos, incluindo a nossa variação de bons e maus sentimentos e emoções. Mais sutis ainda são os reinos da mente, incluindo todos os tipos de pensamentos comuns até a delicadeza da compreensão intuitiva. As mais sutis são as intuições transcendentais de luz, néctar e êxtase, mais sublimes até do que os mais elevados pensamentos. E as nossas energias sutis se irradiam para cima, para fora e para além do corpo, brilhando especialmente acima da cabeça, como puro resplendor.

A divindade se expressa como luz. Podemos participar conscientemente dela. Podemos nos abrir, sentir, respirar e conduzir a força vital, também chamada de luz, a energia sutil ou o Espírito Santo. Podemos inspirar o Espírito Santo e senti-lo descendo pela frente do nosso corpo como plenitude, vitalidade e presença. Depois, ao expirar, podemos senti-lo virar na base do corpo e subir pela coluna, subindo para a cabeça e passando além dela, onde o sentimos bilhar como luz radiante e liberdade bem-aventurada.

O Corpo Causal do Espírito, Perfeitamente Imóvel e Silencioso

Mas há uma outra dimensão imensa do corpo do Espírito, que não é o corpo físico grosseiro e nem o corpo de energia sutil do Espírito. O corpo causal do Espírito é aquele que é impassível, inalterado e eterno. Todas as condições da vida humana vão e vêm, assim como nascemos e morremos, mas o Espírito sobrevive, intacto, invariável, imperturbável, imperecível, inflexível e absoluto. O Espírito é Aquele Um que é não nascido e imortal. Aquele que não envelhece nem muda. O Espírito é a Realidade Suprema, o sujeito supremo por trás de toda experiência condicional, o Eu por trás de todos os eus condicionais, o EU SOU por trás do Eu, o próprio Eu de todo ser e de toda existência.

Esse Um está além da descrição – imóvel, silencioso e perfeitamente presente. Esse Um é o próprio Espaço em que tudo o que há no Kosmos se ergue e cai. Antes que o Coração imóvel e silencioso gere a luz, a mente, o sentimento e a encarnação, Isso simplesmente *é*, perfeito e suficiente. Nessa Presença, tudo o que se eleva e cai é refletido como é, passageiro e secundário. Essa divindade radical está testemunhando e, em essência, *vivendo* você, todos os seres e todos os acontecimentos, viva em cada desejo e ação, mas especialmente e essencialmente como Quietude perfeita. A amplidão vazia do Espírito é a clareira em que toda perspectiva se ergue... e cai.

Um Encontro da Segunda Pessoa com o Espírito: Comunhão Integral

Ficar frente a frente com o Insondável Mistério da Vida é uma questão profunda e paradoxal. Como isso é possível? Como podemos ficar frente a frente com o Supremo, Ilimitado, Todo-Poderoso e Onipresente?

Praticar Comunhão Integral é abrir o corpo inteiro – grosseiro, sutil e causal – para a comunhão com o Mistério Universal da Vida como o mais íntimo Amado. Isso implica endireitar o corpo, liberar a respiração-sentimento, abrir as emoções e voltá-las para o Amado.

Mesmo que nunca tenha se dado conta disso, a sua relação com o Espírito deve ser de amor. Afinal de contas, o Espírito ou Deus é amor. O que é se abrir para um encontro pessoal com o próprio amor, com o próprio Coração que se expressa no seu coração e em todos os corações?

Na Comunhão Integral, nós nos abrimos para ficar frente a frente com esse Espírito que é amor, que é a força inspiradora de tudo em toda parte. Nós nos abrimos para ficar frente a frente com o ser que moveu todos os nossos passos e todos os nossos pensamentos.

O Espírito é incompreensível – mais inflexível, mais impetuoso e mais colossal do que meras palavras podem expressar. Deixe-se ficar humilde e sóbrio ao se ver diante de mais peso, mais poder, mais seriedade e mais dignidade do que qualquer mente, coração ou corpo humano pode encontrar.

Você consegue se abrir à intimidade com a presença mais inimaginavelmente imensa e perfeitamente imóvel? O que isso exigiria? Como seria parar de desviar o olhar desse Um?

Na Comunhão Integral, você abre a respiração e o sentimento para comungar com o poder que impulsiona o universo. Isso é impossível, mas a prática é fazer o melhor que puder, se abrir ao máximo e sentir os limites que você não consegue romper. A prática é se voltar para o Espírito, abrir-se emocionalmente ao Espírito, relaxar as defesas automáticas da mente e da psique.

Faça o possível para sentir sem limitações. Faça o possível para deixar que o sentimento se estenda ao Infinito. Faça o possível para inspirar e expirar o hálito sagrado. Faça o possível para ficar diante da presença universal e ilimitada do Espírito, para se abrir ao absoluto perfeitamente imóvel e silencioso.

Tal comunhão enobrece, reaviva e confere poder, mesmo que exija uma humildade profunda. Ela envolve os sentidos, as emoções, os centros de energia, a mente e as funções mentais superiores. Nessa comunhão, os canais de energia do corpo inteiro se abrem e fluem com o Espírito Santo.

Deixe que as suas emoções se abram intimamente em comunhão com o mesmo Um que brilha nos olhos radiantes de cada Amado, seja seu amor, seu filho, seu pai, sua mãe, seu animal de estimação ou você mesmo se olhando no espelho. Esse luminoso Deus-Luz Amado – você consegue ficar diante Dela, consegue ficar diante Dele, consegue sentir o Um que o gerou? O Um a quem você retornará ao morrer?

O que é necessário para se abrir e olhar de frente o seu mais Íntimo Amigo, Mãe, Pai e Amado querido, o único Um que o conhece de coração, o único Um que sempre esteve com você? Eis o Um com quem você se relacionou em todos os momentos da vida, mesmo quando estava distraído. Em todos os dias da sua vida, você nada no oceano do Corpo do Espírito, do Corpo do Amor, do Corpo de Luz. Assim, acalme o coração, abra a respiração e se volte para ficar diante do seu Amigo mais sábio, mais paciente, mais íntimo e mais imenso. Antes de você está o Um que o gerou, o Um que o está vivendo, que tem Sido você desde o começo.

Olhe para o Um, Aquele que é o Eu do seu próprio Eu, o Eu que está por trás do seu próprio "Eu". Contemple os olhos que o contemplam de um lugar além da morte de todas as esperanças, sonhos, ideais, seres amados e identidades. Ouse olhar sem piscar nos olhos que por nada são enganados, imperturbáveis e impassíveis que olham dentro e através de você. Você consegue estar presente com a Presença que nunca hesita, Aquele que é sempre perfeitamente silencioso, imóvel, consciente e livre de ilusão?

A esmagadora enormidade e eternidade da perspectiva do Espírito não pode ser compreendida. O Infinito Amado e Perfeito só pode ser vislumbrado em meio à sua reverência, humildade e entrega total. Sinta o peso, a potência, a pureza, a consciência do divino. Deixe que o seu coração seja iluminado, aquecido e transformado por um encontro real com o absoluto.

Aceite a graça.

Aceite a humildade.

Aceite a reverência.

Aceite a entrega.

Permita que as suas defesas se suavizem e que todo o seu ser se abra numa comunhão sagrada com a totalidade do divino, com a sua intimidade mais profunda, com o seu Amado, aqui e agora.

O Despertar da Primeira Pessoa como Espírito

Podemos despertar diretamente como espírito através de várias práticas de meditação sem forma – ou a experiência por meio comunhão da segunda pessoa pode se aprofundar tanto que todos os limites entre você e Deus se dissolvem. Você pode até mesmo se dissolver na unidade por meio da contemplação extática da totalidade do ser. Seja como for, você começa a perceber algo misterioso: não há qualquer separação, qualquer diferença, qualquer distinção radical no nível da identidade entre você e aquele Coração e aquela Luz que dança em todos os tipos de manifestação. O pequeno "Eu" se dissolve no ilimitado EU SOU.

Seja como for que tenha chegado aí, a descoberta é a mesma: Você é tudo isso. Essa dinâmica energética imensa, complexa e rodopiante, infinitamente maior do que o seu corpo e a sua mente, é mais plenamente ela mesma quando se mostra como você, como o seu próprio corpo-mente. Este é o despertar da primeira pessoa como Espírito.

Você É a própria Luz, viva, desperta e fluente. Você é a própria força da vida, viva em toda parte, brotando do Fundamento do Ser em todos os momentos, vida que dança para dentro da vida em todos os momentos e se rende ao Não Manifesto em todos os momentos – mas em todo o seu dinamismo, em nenhum lugar mais centralizada, mais plenamente a Luz, mais plenamente liberada para a sincronicidade como Ela Mesma do que Onde você está. Você é a Luz. A Luz é ser Luz mais quintessencialmente aqui e agora – na respiração do seu corpo, no brilho dos seus olhos, no resplendor da sua mente e do seu sentimento, a Vida pulsante que você É.

Consciente em todas as células, em nenhum lugar Gaia é mais consciente do que aqui, como você. Você é a natureza. Você é a teia da vida. Nos ritmos e ondas da sua respiração, pode-se ouvir e sentir o ritmo antigo dos oceanos. Você não está separado e nem mesmo é separável.

Mais profundamente, deixe-se conhecer como você é, nascido agora mesmo e morrendo a cada momento, nascido repetidas vezes como o corpo do Espírito. Nascido e morrendo como a grama e as árvores, as formigas e o antílope. Você é o corpo do Mistério. Esse corpo em que você ouve essas palavras é o corpo do *big-bang* em uma de seus bilhões e bilhões e quadrilhões de expressões. Não separado! Em nenhum lugar o *big-bang* é mais ele mesmo do que aqui, sendo você, interpretando-o, mostrando-se como Você.

Sim, você é tudo isso. Mas, ainda mais fundamentalmente, o você por trás do ego encapsulado na pele, o Eu por trás do Eu, é a Percepção em que tudo isso se dá. Você é o espaço em que o corpo-mente se dá, o espaço em que o *big-bang* se dá.

Observe esta página e os outros objetos à sua volta. Observe as suas sensações corporais.

E observe: você não é essas visões, sons ou sensações, que se dão como objetos da Percepção que você é.

Agora, observe os seus sentimentos... ideias... lembranças... desejos... e senso de identidade pessoal.

Tudo isso está se dando como objeto da percepção que você verdadeiramente é. Você não é os seus sentimentos. Você não é as suas ideias. Você não é as suas lembranças. Você não é os seus desejos. Você não é nem mesmo o seu senso de identidade pessoal. Tudo isso se dá como objeto na percepção que é Você.

Você é Aquele que Vê conscientemente tudo isso. Você é Aquele que Sente conscientemente tudo isso. Você é Aquele que Ouve conscientemente tudo isso. Aquele que Vê que é você não está separado e nem é diferente do Um que é Aquele que Vê toda experiência. Aquele que Vê é quem você é, o próprio Eu que está por trás do Eu em você, do Eu em mim e do Eu em todo mundo. Você é Vazio e Livre. E você sempre foi.

Você nunca se moveu. Você sempre foi você. Você sempre esteve perfeitamente silencioso, totalmente aberto e infinitamente profundo. Você é a profundidade suprema que era antes de todo nascimento e que será além de toda morte.

A sua mente e o seu corpo, toda a personalidade e local da sua individualidade estão refletidos na Consciência, o Eu que você verdadeiramente é. Tudo isso é real, necessário e merece ser honrado, embora seja superficial com relação a Quem Você É mais profundamente: lá no fundo você não é só isso e nem principalmente isso. Você é o EU SOU cujo centro está em toda parte e cuja circunferência não está em parte alguma. Realmente.

Portanto, não imagine que você está buscando, ou encontrando, ou esquecendo o Um que você realmente é, o Um que você sempre foi....

Espiritualidade no Relacionamento

Comunidade Espiritual

Embora a maior parte das práticas descritas no módulo do Espírito sejam práticas meditativas solitárias, a comunidade espiritual sempre foi um aspecto central da prática espiritual. Uma comunidade de adoração ou prática pode enriquecer a vida de prática e o empenho do praticante. Manter uma prática fica mais fácil quando você pratica junto com os seus amigos. Vamos encarar: praticar sozinho pode ser difícil. Participar de uma comunidade espiritual proporciona uma rede afetiva de confiança e apoio. O grupo pode ajudá-lo a seguir até o fim os seus compromissos enquanto você ajuda os outros a fazer o mesmo.

Além disso, as várias perspectivas do grupo lhe darão mais discernimento sobre o seu desenvolvimento espiritual. Muitas vezes, o grupo pode perceber as suas mudanças muito melhor do que você mesmo. Além disso, as experiências compartilhadas com um grupo são registradas mais fortemente na sua psique do que as experiências solitárias, além de ter a sua realidade confirmada pelos outros. O *feedback* de um amigo em quem confia pode lhe dar a compreensão necessária para reconhecer uma área em que você pode crescer. Às vezes, passamos por uma mudança mas é só ao ter uma experiência de nós mesmos *no ambiente do grupo* que percebemos essa mudança como real.

Por essas razões entre outras, as comunidades espirituais acabam se tornando uma forte influência na vida dos seus participantes. Quando são saudáveis, isso pode ser uma expressão natural do grande valor que conferem. Mas, às vezes, a influência das comunidades se torna insalubre e negativa. Podem se transformar em cultos em que líderes individuais ou o grupo como um todo passam a abusar da autoridade espiritual. Mesmo no melhor dos casos, saiba que a participação numa comunidade espiritual tem custos e benefícios. A dinâmica da vida da comunidade pode enriquecer a prática e o crescimento, mas também pode prejudicá-los. A comunidade não é inerentemente necessária ao despertar, muita gente a considera essencial há milênios.

Uma comunidade saudável enriquece a vida e a prática de todos os envolvidos. Assim como podem se beneficiar da atenção de um professor, os praticantes podem aprender muita coisa uns com os outros informalmente, enquanto compartilham a vida. Algumas comunidades são extremamente intensas e até mesmo desgastantes. Outras são menos envolventes, mais descontraídas e informais. Algumas são fechadas, outras abertas. Às vezes, as pessoas participam de uma comunidade de prática por meio de seminários, *workshops* ou grupos que se reúnem durante um final de semana, uma semana, um mês ou um ano. Outras comunidades duram décadas.

Assim, a sua prática pode ficar mais rica e robusta por meio da participação numa congregação, numa *sangha* ou outra comunidade de prática – pelo menos por algum tempo. Participar de uma comunidade de prática pode ser por si só uma poderosa prática espiritual. Em grupo, podemos apoiar outras pessoas e receber o apoio delas. Podemos vê-las e ser vistos por elas. Podemos traí-las e ser traídos, e depois nos arrepender e aceitar o arrependimento delas. Podemos perdoá-las e ser perdoados. E podemos testemunhar os outros e sermos testemunhados na nossa prática, devoção e despertar.

A vida em comunidade não substitui a meditação individual nem o despertar místico direto, mas é um apoio, um recipiente, um espelho e um campo de treinamento para a prática espiritual individual. Compreendida e usada corretamente, a comunidade espiritual pode ser um rico campo de prática no módulo do Espírito da PVI. Na medida em que uma comunidade transcende ativamente aquilo que o Cristianismo contemplativo chama de "falso eu" (incluindo o "eu" do grupo) e na medida em que os seus membros vibram juntos em harmonia cada vez mais altas e inclusivas, as comunidades espirituais elevam espiritualmente a consciência dos seus membros.

Devoção Integral

A Prática de Vida Integral se baseia naturalmente na experiência de bondade, consideração e compaixão – e até mesmo amor e êxtase. Os yogas de sentimentos e energias do corpo sutil, juntamente com adoração e prece, fazem parte de quase todas as tradições espirituais – e são uma dimensão viva de uma vida espiritual plenamente Integral.

De fato, a devoção *integra* naturalmente a prática ao evocar muitas das características que definem o corpo-mente desperto, tais como:

- Sentimento: dissolvendo limites entre a mente e o corpo, a consciência e a sensação, por meio do sentimento sincero.
- Respiração: respirando conscientemente, como um corpo-mente integrado, com a percepção na inspiração e entrega na expiração.
- Mente, coração e hara: conduzir cada vez mais energia vital à mente, ao coração e ao hara, cultivando um corpo-mente aberto, forte, flexível, vital e total.

Cada uma dessas práticas pode produzir resultados. Mas não é necessário praticá-las metodicamente pelo esforço. Todas elas são subprodutos naturais e espontâneos de um corpo-mente humano que vive como amor – de maneira consciente e sentida.

Abrindo-se para a Devoção

Não é possível simplesmente sentar-se e "praticar" devoção mecanicamente, como se faz flexões de braço. A devoção exige sinceridade. Para que a devoção seja autêntica, é preciso cruzar um portal. Você precisa se apaixonar pela própria vida (que pode significar Deus, Espírito, Isso, o Mistério do Ser ou a Fonte da Graça). Até cruzar esse portal, as tentativas de devoção tendem a ser forçadas ou autocomplacentes.

Cruzar esse portal exige tradicionalmente arrependimento – o pré-requisito universal para receber a graça. "Arrependimento" é a palavra usada para traduzir *metanoia*, palavra do Novo Testamento grego (literalmente "uma mudança de coração e mente"), *teshuvah*, palavra do Velho Testamento hebraico (literalmente "voltar atrás", como numa curva em "U"), e *tawbah,* palavra do Alcorão árabe (literalmente "voltar-se na direção da fonte divina"). Os indianos também "ouvem" a palavra de Deus e os budistas reconhecem o sofrimento inerente e "se refugiam em Buddha, Dharma e Sangha". Para todas as religiões, o caminho exige alguma compreensão de si mesmo e um compromisso espiritualmente inspirado.

Num contexto transracional, o arrependimento pode ser compreendido como *insight* e *comprometimento*.

Há dois *insights* simultâneos: (1) compreender o egoísmo como um beco sem saída e (2) despertar para a natureza da existência, que é transcendental, sagrada, beneficente e graciosa.

Depois desses *insights*, o óbvio se mostra: cada momento de vida consciente – especialmente este momento – é um dom profundo e maravilhoso. Quando isso é compreendido com sentimento, o coração se abre de maneira natural e autêntica. Tal gratidão valida a si mesma e é obviamente adequada. É evidentemente sadia, enquanto a *ausência de gratidão* não o é.

Com essa clareza vem a responsabilidade pela ação correta. O serviço acontece naturalmente, com o sentimento de devoção transracional espontânea. A comunhão com a fonte da graça não é uma obrigação, mas uma expressão natural do nosso ser que sente. É obviamente boa, verdadeira e bela.

Teísmo Integral?

Somos livres para amar e adorar a Deus em todos os estágios do desenvolvimento espiritual. O impulso devocional natural não precisa ser suprimido, seja qual for o ponto do nosso crescimento espiritual. A neurologia humana é aparelhada para as relações interpessoais. Os seres humanos evoluíram vivendo juntos em clãs de caçadores-coletores e são neurologicamente estruturados para se relacionar com os outros. Podemos desempenhar mais plenamente as nossas funções aos nos relacionar. Assim, os processos autênticos da vida espiritual teísta – que nos capacitam a desempenhar o drama vivo de uma relação pessoal com o Espírito – estão entre as expressões naturais mais ricas de uma espiritualidade verdadeiramente Integral.

À medida que evolui, a espiritualidade transcende a "crença" em uma divindade criadora mítica objetivada. Pode-se dizer que a espiritualidade Integral transcende o teísmo e se aproxima do panteísmo, que considera a divindade como sendo ao mesmo tempo imanente (no mundo) e transcendente (além do mundo). Afinal, a espiritualidade Integral transcende e inclui todas as categorias. Isso significa que, ao transcender velhas maneiras de se relacionar com Deus, ela *reinclui* versões transformadas de todas as maneiras de se relacionar com Deus, versões que são ainda mais completas, ricas, íntimas e profundas. Assim, entre as expressões livres de panteísmo Integral está uma forma superior de misticismo *teísta.*

A religião é considerada teísta quando pressupõe uma relação com Deus (ou múltiplos deuses). Quando despertamos para além das concepções míticas de Deus, a "crença em" um Deus objetivado se dissolve. Nesse ponto, muita gente perde totalmente o contato com o sentimento de devoção.

Mas não temos que perder o sentimento de devoção ao crescer além do pensamento mágico e mítico. Há ainda um nível superior de prática devocional. Sempre podemos nos relacionar com Deus como nosso Amado Supremo – e até mesmo como o Mistério não objetivado que está além de todas as perspectivas. À medida que subimos a escada do desenvolvimento, isso pode florescer naturalmente.

Estágios da Devoção

O misticismo teísta envolve uma relação com Deus. Como em qualquer relação, esta intimidade suprema se desenvolve por meio de um drama. Os místicos descobriram inúmeras maneiras de contar a história dessa relação suprema, mas todas contam como a paixão do coração humano é despertada e liberada por intermédio de um conflito de vida ou morte para se unir ao Amado supremo.

Muitas dessas histórias são mais ou menos assim:

1. **Ignorância**. A pessoa começa inconsciente, infeliz, em crise ou ignorante.
2. **Inquietação**. Torna-se insatisfeita, ciente do sofrimento, da danação e da alienação.
3. *Insight.* Há *metanoia,* arrependimento, reconhecimento – percepção de sofrimento e contração e vontade de transcender hábitos e se dedicar à prática autotranscendental. Às vezes o *insight* é interpretado como "conversão" a uma religião e a seu(s) fundador(es).
4. **Entrega.** O coração se abre, aceitando uma relação de amor com o Espírito e com todas as coisas: aqui começa uma vida de devoção e serviço. Descobre-se a Graça (o poder da bênção divina).

Algumas vezes, isso é chamado de *salvação*. Por meio da entrega e da humildade é possível exercitar a vontade, tolerar o desconforto e praticar o discipulado de uma maneira que transcende o compromisso com o eu separado.

5. **Transformação.** Segue-se uma provação, que normalmente se estende por anos, até mesmo décadas. Embora comece com uma purificação da vida grosseira comum, ela então encontra, ilumina e purifica todas as graduações da experiência sutil e inclui até mesmo "noites escuras", silenciosas e vazias, de passagem causal para além de qualquer experiência de luz ou êxtase.

6. **Compreensão.** Há uma transição crucial em que ocorre o despertar do sonho. É a realização espiritual, às vezes chamada de "iluminação".

7. **Unificação.** Nesse ponto começa a vida espiritual superior, que inclui adorar, abraçar, servir e celebrar o divino Amado divino, além de despertar como Ele, que é visto em todas as pessoas e em todas coisas e como todas as pessoas e todas as coisas.

Na vida espiritual superior, o estágio 7 pode se aprofundar por meio da recapitulação dos estágios 2 a 6, em maior ou menor escala.

Há muitas descrições semelhantes desse romance dramático. Uma das mais aceitas é a passagem mística, cristã, universalista ou teosófica descrita por Evelyn Underhill. O seu modelo começa com o *despertar* para o Espírito (semelhante aos estágios 1 a 4 acima). Continua então por intermédio do desdobramento do estágio 5 acima em *purificação*, especialmente do corpo, das paixões e dos hábitos. A isso se segue a *iluminação* de várias "estações" ou "castelos interiores" de experiências sutis cada vez mais elevadas. Descreve então uma "noite escura" causal, em que desaparecem todas as experiências sutis de luz ou graça. Finalmente, o modelo culmina na "unificação" não dual com Deus.

Outra estrutura muito conhecida para a história do crescimento espiritual é a "jornada do herói", que se desenvolve através de muitos dramas, incluindo uma batalha no mundo subterrâneo com uma nêmesis e o retorno para a luz de conhecer a própria herança e reclamá-la.

Todos esses dramas universais envolvem paixão, saudade, conflito, reveses e união extática. O caminho é atraente, dramático, apaixonado, pessoal. Inspira o coração e a imaginação, mobilizando assim as motivações humanas mais poderosas. Esse é o caminho dos realizadores e santos de todas as grandes religiões monoteístas. Tem um poder, uma profundidade e uma riqueza especiais. Atrai profundamente a nobreza, a suavidade, a paixão e os reflexos da nossa natureza humana. Ainda assim, percorre as possibilidades universais dos estados grosseiro, sutil, causal e não dual.

A espiritualidade Integral transcende e inclui todos os pontos de vista. A compreensão paradoxal no cerne do não dualismo verdadeiro abre espaço para o âmbito completo de todas as possibilidades dualísticas. Ela as vê (incluindo o romance dramático místico com o divino Amado) como expressões radiantes do Aquilo que está além de todos os dramas e mudanças.

Pode haver assim *insight*, arrependimento e prática. Podemos nos apaixonar e comungar, e nos aprofundar na união mística. Podemos sofrer uma noite escura de desconexão ao longo da qual somos testados, aprofundados e preparados para uma realização mais profunda.

Podemos viver as nossas mais comoventes histórias arquetípicas *sem* ficar presos por uma identificação inconsciente com elas. Quanto mais Integral for a nossa perspectiva, mais acesso teremos à riqueza total da vida mística e do despertar.

Devoção Transracional

Na devoção tradicional, o coração se abre para Deus, a vida é reconhecida como cheia de graça, a entrega e a gratidão transformam a vida interior. É um caminho direto, vigoroso, com sinergias profundas. Mas por mais efetivos e transformadores que sejam, os caminhos antigos tendem a ligar os praticantes a crenças e estruturas mentais fixas, literais ou de outra forma limitativas. Será possível superar isso sem perder o espírito? Podemos ter ao mesmo tempo um discernimento rigoroso e uma conexão sincera com a graça divina?

A resposta é um *sim* retumbante! Quando a devoção evolui para além da crença mítica, ela se torna *mais forte* em vez de mais fraca. Comparada com a devoção pré-racional, a devoção transracional expressa uma consciência profundamente liberada – tornando-se assim efetivamente *liberadora*. Há caminhos transracionais de devoção praticados por cristãos, judeus, hindus, budistas, muçulmanos, xamãs e muitos outros. A devoção transracional (muitas vezes em formas que abrangem as tradições) é uma expressão natural de maturidade na prática Integral e totalmente compatível com a PVI.

Na tradição budista tibetana, as práticas mais avançadas (vajrayana) são tão enraizadas na Quididade não dual que se prestam ao alto despertar, fazendo uso tântrico hábil de todos os aspectos relativos da vida (samsara), incluindo emoção, sexualidade, imaginação, arte e yogas sutis. As expressões superiores da prática Integral também são livres para abranger todo o vigor da vida. E o amor, ou devoção, é o próprio coração desse vigor.

Na Prática de Vida Integral, todos os objetos e rituais devocionais – estátuas, pinturas, altares, incensos, velas, reverências, cantos e orações – podem ser usados de maneira inteligente, atenta e estética, em oposição ao uso desatento, infantil ou fanático. Manifestam-se de maneira diferente das formas de devoção no interior de uma metafísica pré-moderna. A prática devocional Integral pode ser uma ferramenta para a participação rica e comunal na vida.

Uma característica que define a devoção transracional pós-metafísica é o relaxamento das crenças metafísicas como campo necessário para a devoção. Não temos que acreditar nas proclamações de ninguém sobre a verdadeira natureza, estrutura ou nome de Deus e do Kosmos. O praticante Integral dá atenção à única coisa de que se tem uma evidência real: a prática. Damos atenção direta ao que acontece quando cumprimos as injunções da prática devocional, quando respondemos ao chamado interior mais profundo do Espírito.

Com o tempo, observamos que o nosso corpo-mente funciona melhor e se ilumina quando vivemos com uma percepção ativa, aberta e sincera. A prática (inteiramente à parte de qualquer coisa em que se "acredita") tende a favorecer o aprofundamento, a abertura, o crescimento, o despertar e o amor.

Integrando a Prática de Vida Por Meio da Devoção

O coração transracional devocional não é uma *alternativa* à inteligência na mente ou à presença vital no hara. A devoção funciona como unificador ou turbocarregador da mente, do coração e do hara. É uma das maneiras mais eficazes de manter a relação com a experiência de momento-a-momento. Para os praticantes devocionais, a própria existência é profundamente graciosa, imensa, louvável e maravilhosa. E essa mesma experiência dá poder à inteligência, à criatividade e à sinceridade.

Considere a experiência do amor ilimitado e do amor onidirecional, não só o amor por pessoas ou objetos específicos, mas o próprio amor, a própria condição do amor. No amor, o coração se abre e o corpo respira, recebendo, liberando e comungando *naturalmente* com a energia sutil universal da vida. Todas as contrações do corpo, grosseiro e sutil, tendem a relaxar e a se abrir. Nessa disposição, é natural e agradável servir aos outros. A consciência é intensificada. Um praticante consciente que serve, sente e circula a energia da vida em amor, e que medita regularmente e com sinceridade, está bem situado para perceber a fonte-coração imóvel e silenciosa dessas energias. Em meio à profunda comunhão, todos os limites podem se dissolver mais facilmente.

A disposição de devoção lubrifica o caminho. O corpo sutil é harmonizado de uma maneira que libera mais energia e atenção. Ela não se limita a abrir o coração e uma vida de serviço compassivo. Promove também a condutividade não obstruída da energia da percepção e favorece a experiência de estados elevados de consciência, sem forma, causais e não duais.

A devoção é uma prática Integral extremamente inteligente e agradável, que ajuda a integrar todas as práticas do corpo, da mente e do espírito. Toda a Prática de Vida Integral pode ser vivida no espírito da devoção amorosa.

Práticas de Meditação Integral

Meditação: Tornando o Espírito Real

Para quase todas as formas de prática espiritual – contemplação, prece/comunhão ou meditação – uma prática sentada silenciosa é fundamental. E entre os elementos universais de todas essas práticas (que, embora incluam a prece e a contemplação, são coletivamente consideradas "meditação"), destacam-se quatro:

1. Uma **postura** sentada confortável e saudável
2. Uma capacidade básica de se **concentrar** e manter a atenção focalizada
3. Uma **atitude saudável** de abertura, atenção e curiosidade
4. Uma **prática sentada diária regular**.

Antes de passar para as práticas específicas de meditação, vamos dar uma olhada nesses quatro princípios universais que se aplicam à meditação em geral.

1. Postura de Meditação

Sente-se confortavelmente numa cadeira ou no chão, usando uma almofada. Qualquer uma das posturas-padrão é ótima: postura ereta sentado na cadeira, postura do lótus, postura do meio-lótus ou postura fácil. Você pode ficar também com as pernas frouxamente cruzadas ou de joelhos.

Duas coisas são importantes: os quadris devem ficar mais altos do que os joelhos e os ossos da bacia e do períneo devem formar uma base sólida sob a coluna ereta.

As costas devem ficar aprumadas, com a sua leve curvatura natural em forma de S. Sente-se como se um fio corresse pela sua coluna, atravessasse a cabeça e continuasse para o céu, mas sem se esticar nem forçar. Ao começar, alongue as costas confortavelmente, abrindo o peito e os ombros e depois relaxando. Leve o centro de equilíbrio para a parte inferior do abdômen, com a barriga e os ombros relaxados e o peito aberto. Cuidado para não relaxar demais a postura. Uma postura ereta e aprumada favorece um estado mais alerta.

As palmas das mãos podem ficar abertas sobre as coxas, voltadas para cima ou para baixo. Ou, como na meditação zazen, podem ficar juntas, a palma da mão esquerda voltada para cima sob as costas da mão direita, com as pontas dos polegares se tocando levemente, descansando confortavelmente de encontro ao abdômen inferior.

A respiração deve ser natural, sem forçar, e pelo nariz. Inspire para o abdômen inferior, sentindo-o expandir e retrair naturalmente.

A língua deve ficar relaxada, tocando levemente o palato ou céu da boca bem junto aos dentes.

A cabeça deve ficar levemente inclinada para a frente: leve o queixo um pouco para dentro e mantenha o fio imaginário correndo pela coluna ereta e atravessando a cabeça em direção ao céu. O corpo deve ficar totalmente relaxado. A dor não é uma parte necessária da experiência meditativa. Para muitos, um pouco de dor é inevitável, o que pode ser útil para aprender a fazer as pazes com algum desconforto.

Os olhos podem ficar fechados, mas você pode também meditar com os olhos levemente abertos, o que torna mais difícil cair no sono. Cada uma dessas formas tem as suas virtudes, de modo que você pode experimentar e escolher o que funciona melhor no seu caso.

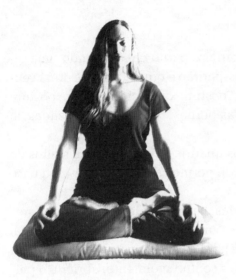 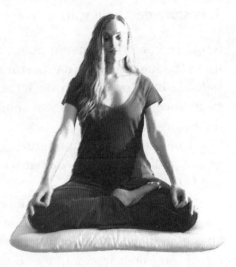

Figura 7.2 Postura do lótus completo para meditar.

Figura 7.3 Postura do meio-lótus para meditar.

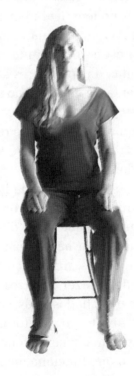

Figura 7.4 Postura sentada para meditar.

Essas sugestões podem ajudar, mas não se preocupe demais com elas. A regra básica é: dê à postura só a atenção suficiente para não desviar a sua atenção!

2. Concentração

A concentração implica treinar o foco mental. Uma certa estabilidade de atenção abre muitas portas na prática da meditação. Ela costuma ser enfatizada para os principiantes, mas a prática de concentração é para todos. Muitos meditadores experientes sentem que a sua prática se enriquece com o retorno regular aos princípios básicos. Sempre é bom fortalecer esses músculos tão importantes.

Os músculos mentais podem ser fortalecidos por certas práticas relativamente difíceis que envolvem um foco único e fornecem um rápido *feedback* quando a atenção se desvia. Os meditadores tradicionais cultivam a capacidade de manter uma atenção indesviável por horas ou dias a fio. Isso não é necessário na PVI. Mas a concentração básica ainda é valiosa e pode ser aprendida de muitas maneiras, como a contagem da respiração. Vamos ver isso mais de perto nas páginas que se seguem (ou você pode passar diretamente para a página 251).

3. Uma Atitude Saudável com Relação à Prática que Você Escolheu

Apesar da ampla diversidade de práticas meditativas, alguns princípios são quase universais.

Faça. Toda meditação envolve o uso consciente da atenção. Fique atento ao objeto da meditação – seja a respiração, o mantra, o sentimento devocional ou a visualização. (Quando meditar sem um objeto, libere a atenção na contemplação sem forma – o que não é o mesmo que "sair do ar", já que você continua totalmente presente.) Limite-se a levar a atenção para a disciplina da maneira mais direta e autêntica que conseguir.

Abra-se. A meditação tem tudo a ver com o potencial ilimitado do momento presente. Toda vez que levar a atenção à sua prática, você chega aqui e agora. Abra-se para o milagre do momento presente. Permita-se abordar cada momento com curiosidade relaxada e com senso de possibilidade. Cada novo momento de meditação é potencialmente fresco e vivo, e não o mesmo de sempre.

Não julgue. Meditação não é um teste ou um concurso. O excesso de esforço só atrapalha. Ficar se repreendendo atrasa o seu progresso. Meditar é um simples ato de atenção que, feito corretamente, atravessa a preocupação neurótica consigo mesmo. Meditar não é *se opor* às tendências dispersas da mente, mas *fazer outra coisa* com a atenção. Basta trazer a atenção para a prática.

Continue fazendo. Como meditador principiante, você perceberá que muitas vezes a sua mente se desvia da respiração, por meio do pensamento ou do devaneio. Isso não é um problema. É parte do processo. Ao perceber que se distraiu, honre a sua intenção de meditar. Traga a atenção de volta à respiração (ou a qualquer outra coisa que você tenha escolhido como objeto da meditação): ou seja, continue a praticar. Não fique preocupado com o ritmo do seu progresso: confie apenas no processo e aplique-se com sinceridade, liberando continuamente qualquer expectativa que surgir.

Desperte e divirta-se. Todas as práticas meditativas válidas têm uma coisa em comum. Cada uma delas apresenta uma oportunidade criativa para despertar, se fortalecer, se aprofundar e relaxar, ou para treinar de alguma outra maneira a consciência. A simplicidade, ou "mente de principiante", permite um encontro desobstruído com cada técnica. Isso é intensificado pela nossa vibração, brilho, curiosidade e prazer: ficamos mais *despertos* por meio do divertimento sereno, essencial, inteligente.

É natural. A meditação é uma capacidade funcional natural do corpo-mente humano. É algo que pode ser feito por qualquer um que queira. A maioria das pessoas consegue alcançar, em cinco minutos, um estado meditativo básico que é *fisiologicamente distinto* do sono, do sonho e do sono profundo. Nessa condição alerta e relaxada, as pessoas consomem significativamente menos oxigênio e seus músculos relaxam mais plenamente do que ao dormir.

4. Estabelecer uma Prática Sentada Regular

Muitos dos benefícios mais importantes da meditação vêm ao longo do tempo, com prática regular. Mas muita gente acha difícil estabelecer uma prática diária de meditação regular e contínua. Como começar a meditar e continuar meditando?

Tudo começa com a decisão sincera de começar a meditar. Vale experimentar a meditação sem se comprometer. Mas saiba que é improvável que continue ou que estabeleça uma prática sentada regular até resolver se comprometer de verdade. Quando tiver certeza que deseja começar a meditar, é importante pôr em prática esse compromisso. Uma das primeiras coisas que você pode fazer é criar *tempo* e *espaço* que favoreçam a sua prática sentada.

Em geral, ajuda muito preparar um espaço de meditação. Faça alguma coisa, por mais simples que seja (arrumar ou limpar a área pode ser suficiente), para se sentir bem no cenário da sua meditação. Isso faz parte do quadrante Inferior Direito da experiência da meditação.

Depois, reserve um tempo para a meditação. No começo, recomenda-se vinte minutos, uma ou duas vezes por dia. Em geral, é melhor meditar todo dia à mesma hora. Assegure-se de que não será interrompido durante a sua sessão de meditação. Marque o momento de parar com um despertador ou algum outro dispositivo de tempo.

Muitas pessoas descobrem que gostam mais de meditar quando começam com um ritual que tenha significado pessoal (como fazer uma leitura ou uma prece, acender uma vela ou um bastão de incenso) e que crie uma boa atmosfera meditativa. Para outras, a simplicidade é mais eficaz. Simplesmente sentar-se e meditar funciona muito bem.

Comece devagar. Sente-se, ajuste a postura, relaxe e traga a atenção para o presente. Desempenhe a sua prática com sinceridade durante a sessão de meditação. No final, dê-se um minuto para sair da meditação, se mexer um pouco e fazer uma transição suave antes de levantar-se e voltar ao seu dia.

Medite todos os dias se for possível. Se deixar de meditar por um dia ou por uma semana, não se preocupe. Simplesmente comece outra vez. Se não tiver tempo para uma sessão normal, medite por menos tempo. Você vai encontrar vários **Módulos de Um Minuto** de práticas meditativas neste livro. Seja o que for que intervenha e pelo tempo que for, considere como se fosse um pensamento dispersivo no meio da sessão de meditação. Perdoe-se, honre a sua intenção de meditar e volte à prática.

À medida que a prática começa a fluir, você tem a opção de prolongar as suas sessões de meditação. Meditadores sérios muitas vezes meditam por uma hora ou até mesmo por várias horas a cada vez, e muitos meditam duas vezes por dia. Outros frequentam retiros de meditação onde meditam o dia inteiro durante dias ou semanas seguidas. No entanto, considere períodos mais longos de meditação como oportunidades e não como uma obrigação penosa.

O essencial não são os períodos estendidos de meditação, mas uma relação viva, crescente, participativa e cada vez mais profunda com o Espírito. Cultive-a por meio da contemplação, da comunhão e da meditação. Renove a prática regularmente. Redescubra continuamente uma relação viva e dinâmica com o Espírito em todos os seus períodos de meditação, curtos ou longos, e permita que essa relação cada vez mais profunda com o Espírito informe toda a sua vida.

Práticas de Meditação

Há muitas maneiras de meditar. No Ocidente, algumas das formas mais praticadas são: Meditação Transcendental (TM), meditação da atenção plena, zazen e meditação de amor-bondade. A TM deriva de antigas práticas védicas hindus e usa um mantra (semelhante ao EU SOU: Meditação com Mantra apresentada aqui). A meditação da atenção plena cultiva a percepção aberta e o contato desobstruído, direto e pleno com a experiência: é a base das práticas de meditação budistas Theravadan e Tibetana. O Zazen, ou shikan taza, é a essência da prática budista japonesa. Essas tradições budistas apoiam a atenção no momento presente, liberando continuamente pensamentos no sem forma essencial da percepção presente, muito semelhante à meditação básica da respiração e do Questionamento Integral apresentados aqui. A meditação do amor-bondade implica abrir e relaxar continuamente o coração como fazemos nas práticas devocionais Integrais, como as Três Faces do Espírito, que será descrita abaixo.

Nas páginas que se seguem, são apresentadas cinco práticas de meditação.

1. **Meditação básica da respiração.** Esta é uma forma de desenvolver os músculos da concentração enquanto desfruta da pureza e da clareza da prática de meditação.
2. **O EU SOU: Meditação com Mantra.** Esta Prática da Estrela Dourada faz uso dos antigos princípios que estão por trás da TM e de outras práticas de meditação com mantra num contexto inteiramente Integral, adequado a qualquer um, de principiantes a praticantes avançados.
3. **Questionamento Integral (percepção sem forma).** Esta Prática da Estrela Dourada libera continuamente a atenção na percepção

sem forma. Como oferece vários estágios de prática, é apropriada a qualquer pessoa. Há também um Módulo de Um Minuto.

4. **As Três Faces do Espírito (meditação com forma).** Há três Práticas da Estrela Dourada baseadas nas profundas implicações da consciência Integral: *contemplamos* o Espírito, *comungamos com* o Espírito e *despertamos como* Espírito. As Três Faces do Espírito podem ser focalizadas por meio de uma meditação silenciosa, de uma visualização em várias partes e de um Módulo de Um Minuto.

5. **Troca Compassiva (meditação com forma).** Nesta Prática da Estrela Dourada, você visualiza o serviço sacrificial altruísta para o mundo inteiro por meio de cada movimento da respiração, dissolvendo finalmente a distinção entre o eu e o outro em não separação. Há também um Módulo de Um Minuto.

Meditação Básica da Respiração

Meditar com a respiração talvez seja uma das práticas de meditação mais universais.

Estamos sempre respirando, em cada agora. O corpo inteiro está sempre sendo respirado por um impulso em que podemos relaxar totalmente com percepção plena.

Para os principiantes, essa é uma forma clara, direta e descomplicada de começar uma prática de meditação regular. Para os meditadores mais avançados, também é apropriada em geral – até os praticantes avançados se beneficiam ao revisitar, reforçar e aprofundar os fundamentos. Quando retornam, trazem uma nova profundidade ao processo, transformando-o numa prática cada vez mais elevada.

A meditação da respiração é uma das combinações mais elegantes das duas capacidades meditativas: *foco mental* e *consciência aberta*. A concentração treina o foco mental e a estabilidade, enquanto a percepção aberta relaxa, expande e libera esse foco mental num encontro livre com cada momento presente. Assim, a meditação da respiração fica na fronteira entre a meditação sem forma e a que se baseia na forma. Ela é uma *forma* meditativa que logo se solta na meditação *sem forma*. Ajuda a estabelecer a concentração, cultivando ao mesmo tempo a capacidade de se entregar ao contato expansor da mente com o aqui e agora.

Instruções para a Meditação Básica da Respiração

1. Sente-se em silêncio com a coluna ereta e respire naturalmente.
2. Traga a atenção ao momento presente e respire, contando silenciosamente a respiração. Comece a contar a respiração, contando a primeira inspiração como "um", a expiração como "dois" e assim por diante.
   a. Inspire no "um",
   b. expire no "dois",
   c. inspire no "três" e assim por diante.
3. Comece de novo quando chegar ao "dez".
4. Entre a inspiração e a expiração, acalme a mente. Dê atenção especial à imobilidade nos intervalos entre cada respiração.
5. Sempre que a mente divagar, volte ao "um" e continue contando. Estabeleça um padrão atraente, suavemente desafiador. A escolha é sua.
   a. Você só pode voltar ao "um" se perder a conta.
   b. Se você tiver uma tendência à multitarefa (ou seja, se tende a contar e a divagar ao mesmo tempo), é bom estabelecer um padrão mais rigoroso, voltando ao "um" sempre que os pensamentos vierem para o *primeiro plano* da sua atenção, deixando a respiração, a contagem e o momento presente em *segundo plano*.
   c. Você pode voltar ao "um" sempre que surgir *qualquer* pensamento, mesmo que não o tenha distraído da contagem.

Um Resumo Simples

Acompanhe a respiração com a mente,
contando cada respiração,
repousando a mente entre as inspirações e as expirações,
e retorne ao "um" se a mente divagar.

A Meditação da Respiração é Sempre Agora

Cada respiração e cada contagem traz a atenção de volta ... a quê?

Ao momento presente – *agora*. Essa prática depende de cultivar a sua relação com o momento presente. O que é estar plenamente e conscientemente presente? Como você fica "aqui e agora"?

A cada nova respiração, você tem uma nova oportunidade de se abrir para o momento presente. Em cada momento presente você pode permitir conscientemente o que vai ser e aproveitar o relaxamento e o espaço interior em expansão, que podem ocorrer naturalmente.

Durante a contagem, cada respiração e cada número não é um dado. É apenas um lembrete, um nome para esse momento presente vivo. Os números não precisam ser secos, abstratos, mortos e mecânicos.

Considere cada número como um nome para esse "agora" infinitamente vivo, em que se encontra o prazer e a profundidade – e a santidade do Espírito.

Nesse momento presente infinitamente profundo, a percepção pode relaxar e se abrir. Com o tempo, ela pode aprender a se abrir profundamente. Pode, cada vez mais, ir ao encontro dos ricos contornos e texturas, e da profundidade infinita da experiência presente, que dança e muda constantemente.

As chaves são o prazer e o sentimento. Ao praticar, observe o que lhe dá prazer na meditação e na contagem da respiração – e o que transforma a prática numa obrigação sem vida.

A sua Mente Vai Divagar. Sem Problemas!

Quando perceber que se perdeu em pensamentos durante a meditação, traga a atenção de volta para a respiração e conte "um" na inspiração.

Divagar é inevitável, uma parte natural do processo meditativo: não é "errado" e não é problema algum. À medida que continua a praticar, a sua capacidade de focalizar vai melhorar. Isso é uma coisa boa e torna possível a prática mais profunda. Mas os estados mentais estão sempre mudando. Todos atravessam fases em que a capacidade de focalizar aumenta e diminui. Atenção dispersa não é problema nem obstáculo para a meditação.

Não se esqueça: recriminação e conflito interior interrompem o processo meditativo muito mais do que a atenção dispersa. Ao se descobrir em meio a uma crítica interior, a melhor maneira de minimizá-la é aceitá-la suavemente e então voltar à prática.

Quando você percebe que a sua atenção se dispersou, honre a intenção de meditar e retorne a atenção para a sua prática. Sim, a dispersão não é problema. Na verdade, ela também é meditação. A persistência não é apenas humilde, mas também nobre e sábia. Volte ao "um"; volte à respiração; volte à profundidade infinita, misteriosa e miraculosa de viver o momento presente.

EU SOU: Meditação Dirigida

Esta meditação dirigida o leva ao coração da consciência-testemunha, a sua percepção nativa, o simples sentimento de ser ou do próprio "EU SOU".

Observe a sua percepção presente. Observe as imagens e pensamentos que surgem na sua mente, os sentimentos e sensações que surgem no seu corpo, a miríade de objetos que surge à sua volta, no aposento ou no ambiente. Todos eles são objetos surgindo na sua percepção.

Agora, pense sobre o que estava na sua percepção há cinco minutos. A maior parte dos pensamentos mudou, a maior parte das sensações corporais mudou e a maior parte do ambiente pode ter mudado. Mas algo não mudou. Algo em você é o mesmo agora, como era há cinco minutos. O que está presente agora que estava presente há cinco minutos?

O sentimento-percepção de ser, o seu mais básico "EU SOU", continua presente. Você é esse sempre presente "EU SOU". Esse "EU SOU" está presente agora, estava presente há um momento, estava presente há um minuto, estava presente há cinco minutos.

O que estava presente há cinco horas?

"EU SOU." Esse senso de EU SOU é um "EU SOU" contínuo que conhece, reconhece e valida a si mesmo. Está presente agora, estava presente há cinco horas. Mudaram todos os seus pensamentos, todas as suas sensações corporais e também o seu ambiente, ao menos de forma sutil, mas o EU SOU está sempre presente, radiante, aberto, vazio, claro, espaçoso, transparente, livre. Os objetos mudaram, mas não esse "EU SOU" sem forma. Esse "EU SOU" óbvio e presente está presente agora como estava presente há cinco horas.

O que estava presente há cinco anos?

"EU SOU." Tantos objetos vieram e se foram, tantos sentimentos vieram e se foram, tantos pensamentos vieram e se foram, tantos dramas, terrores, amores e ódios vieram, ficaram por algum tempo e se foram. Mas uma coisa não veio e uma coisa não se foi. O que era? Qual é a única coisa presente agora na sua percepção que você lembra que estava presente há cinco anos? Esse sentimento atemporal e sempre-presente de "EU SOU" está presente agora como estava há cinco anos.

O que estava presente há cinco séculos?

O "EU SOU" é tudo que está sempre presente. Cada pessoa sente esse mesmo "EU SOU" – porque não é um corpo, não é um pensamento, não é um objeto, não é um ambiente, não é nada que possa ser visto, mas Aquele Que Vê sempre-presente, a Testemunha contínua, aberta e vazia de tudo o que se dá, em qualquer pessoa, em qualquer mundo, em qualquer lugar, em qualquer tempo, em todos os mundos até o fim dos tempos, há apenas e sempre esse "EU SOU" óbvio e imediato. O que mais você poderia saber? O que mais alguém já soube? Há apenas e sempre esse "EU SOU" radiante, que conhece, sente e transcende a si mesmo, presente agora, há cinco minutos, há cinco horas, há cinco séculos.

Há cinco milênios?

Antes de existir Abraão, EU SOU. Antes de existir o universo, EU SOU. Esse é o seu rosto original, o rosto que você tinha antes dos seus pais nascerem, o rosto que você tinha antes de o universo nascer, o rosto que você teve por toda a eternidade, até decidir brincar de esconde-esconde e se perder nos objetos da sua própria criação.

Não há necessidade de fingir que você não conhece ou não sente o seu próprio "EU SOU".

E com isso, o jogo está acabado. Um milhão de pensamentos veio e se foi, um milhão de sentimentos veio e se foi, um milhão de objetos veio e se foi. Mas algo não veio e algo não se foi: o grande Não Nascido e o grande Imortal, que nunca entra nem sai do fluxo do tempo, uma Presença pura acima do tempo, flutuando na eternidade. Você é esse "EU SOU" óbvio, que conhece, valida e libera a si mesmo.

Antes que existisse Abraão, EU SOU.

EU SOU nada mais é do que o **Espírito na primeira pessoa,** o supremo, sublime e radiante Eu do Kosmos inteiro, que tudo cria, que está presente em você, em mim, em nós, nele, nela e em todos – como o "EU SOU" que todos nós sentimos.

Porque em todos os universos conhecidos, o número total de todos os EU SOU não passa de um.

Permaneça sempre como "EU SOU", o mesmo "EU SOU" que você sente agora, assim como ele é: o próprio Espírito Não Nascido, brilhando dentro de você e como você. Assuma também a sua identidade pessoal – assim como esse ou aquele objeto, ou como esse ou aquele eu, ou como essa ou aquela coisa repousando sempre na Base de Tudo, como esse "Eu Sou" grande e totalmente óbvio. Levante-se e continue o seu dia no universo que EU SOU criou.

(Depois dessa prática de meditação, tendo fundamentado a sua compreensão da profundidade radical do seu próprio EU SOU, você pode fazer uma meditação com mantra usando essas duas palavras simples.)

PRÁTICA DA ESTRELA DOURADA
EU SOU: Meditação com Mantra

(Como prelúdio para aprender esta meditação, considere o cerne do que significa EU SOU na Meditação Dirigida EU SOU da p. 254.)

Sente-se numa posição confortável, com a postura ereta, e deixe-se aquietar. Use então as palavras-sons-significados EU SOU. Volte a evocá-las de vez em quando ou sempre que surgir algum pensamento.* Deixe-se levar por elas. Você não precisa fazer nada. Não precisa se livrar de nada. Basta evocar o mantra EU SOU. Você pode confiar nesse processo.

Caso se distraia, volte a evocar o mantra EU SOU. Você vai voltar naturalmente ao momento presente. Evoque esse mantra ou âncora sonora sempre que quiser ou quando perceber que se afastou. Se perceber que não está envolvido na prática de meditação, lembre-se do EU SOU, trazendo a atenção ao momento presente e retornando ao EU SOU de vez em quando.

Se começar a sentir uma qualidade expandida de consciência, tudo bem. Se não, também tudo bem. Acredite que tudo isso é parte do processo. Não tente fazer com que aconteça alguma coisa, nem deseje que algo seja diferente. Você pode ter confiança no poder dessa prática extremamente simples. Aproveite-a e deixe-se levar por ela. Essa meditação permite, de maneira elegante e efetiva, que corpo e mente ressoem muito profundamente, até os níveis mais sutis do ser.

Se surgirem pensamentos e você se perder neles, não se preocupe. Quando perceber que a atenção se desviou, honre a sua intenção de meditar e retorne ao EU SOU.

---

* Se a sua língua nativa não for o português, sinta-se à vontade para traduzir o significado do mantra. Você pode também experimentar outras frases. Para quem fala português, EU SOU costuma funcionar bem.

PRÁTICA DA ESTRELA DOURADA
Questionamento Integral

O que é Questionamento Integral?

À medida que progredimos na prática de meditação, abrem-se novas oportunidades para a autorrealização e a autocompreensão. O Questionamento Integral é uma prática avançada na primeira pessoa destinada a penetrar no âmago da sua identidade individual, convidando-o a repousar na *percepção pura* ou *sem forma* e a observar as maneiras pelas quais você habitualmente se *contrai* e se afasta dessa base primordial.

Nos seus primeiros estágios, o Questionamento Integral o convida a repousar de maneira plena e profunda nessa consciência-testemunha. À medida que você continuar a prática do Questionamento – sentado na almofada e na vida diária – o próprio questionamento vai se tornar mais profundo e radical. Com o tempo, à medida que essa prática absoluta se aprofunda e se estabiliza, ela se torna o contexto para práticas relativas.

Assim, dentro do Questionamento Integral, você pode pôr em uso todas as ferramentas da sua PVI. Essas práticas o ajudarão a compreender ainda melhor e a transcender os padrões de contração que obscurecem a sua natureza essencial, que é ilimitada, aberta e livre.

Essa meditação funciona de dois lados: absoluta e relativa. No lado *absoluto*, ela o convida a relaxar a sua identificação com experiências e pensamentos eventuais e a repousar na percepção sem forma, momento a momento. Esse não é um espaço em branco e inútil, mas a sua condição natural quando está livre da autocontração com relação ao que está ocorrendo. Muitas abordagens à meditação envolvem manter a atenção em um objeto – pode ser a respiração, as sensações corporais, uma imagem ou um mantra. A meditação sem forma envolve livrar a atenção de todos os objetos para repousar sem esforço na pura percepção – uma prática "não prática" que às vezes é chamada de "sentar-se apenas" ou "pura presença".

No lado *relativo*, o Questionamento Integral o convida a dissolver as condições que normalmente o distraem da pura presença, enfrentando-as e compreendendo-as. Muitas vezes, essas são questões pessoais da sombra: assim, o Questionamento Integral incorpora o Processo 3-2-1 da Sombra. Além disso, você pode usar outras práticas da caixa de ferramentas da sua PVI (por exemplo, o Treino para os Três Corpos, as Três Faces do Espírito e a estrutura AQAL) para dissolver obstruções à sua experiência do absoluto.

Como Praticar o Questionamento Integral

O Questionamento Integral nos ajuda a soltar a atenção no momento presente, sem que se identifique com o que ocorre e sem que se separe disso. É livre e sem esforço. Quando surge uma atividade mental limitante, fazemos uma pergunta, o que nos ajuda a reconhecer e a dissolver a atividade causal e extremamente sutil da autocontração (muitas vezes chamada de "ego").

Com o tempo, a sua prática de Questionamento Integral pode avançar naturalmente através de quatro estágios. Os estágios 1, 2 e 3 são feitos durante as sessões de meditação e podem ter qualquer duração, de um minuto (usando o Módulo de Um Minuto) até uma hora ou mais. Quando se sentir à vontade com um estágio ou prática, passe para o seguinte. O Estágio 4 o convida a levar o Questionamento para além da almofada, para a vida diária, e inclui o uso pleno, flexível e apropriado de qualquer aspecto da Prática de Vida Integral.

Estágio 1: Prepare-se Firmando-se em Pura Presença

O Estágio 1 se concentra em aumentar a concentração. Usando a meditação da respiração (descrita acima), cultive a concentração até que consiga manter um foco estável por cinco minutos. Quando conseguir, continue a fortalecer os músculos contemplativos periodicamente ou como prática contínua. Pode até praticar cinco minutos de meditação da respiração no início de cada sessão de Questionamento Integral.

Quando atingir o ponto em que consegue sustentar vários minutos de estabilidade durante a meditação (e isso pode levar uns seis meses de prática!), você pode abandonar a contagem depois de alguns minutos e começar a seguir a respiração com a atenção. Apenas preste atenção ao momento presente do ciclo respiratório, sem contar. Use a respiração como âncora para a atenção no momento presente. Use-a para ajudá-lo a liberar a mente pensante ou para ir além dela e repousar na pura presença. Continue se abrindo para a sua mais natural condição de percepção sem forma.

Relaxe e solte a atenção no milagre incrível, sempre novo e agora livre do momento presente. Sente-se, respire e fique presente nesse mistério sempre renovado, confiável e incognoscível – tornando-se ele.

Estágio 2: Questionamento

Quando sentir facilidade no estágio 1 da prática, pode observar que, ao meditar na percepção sem forma, a mente muitas vezes se contrai afastando-se dessa imensidão abençoada, ficando distraída e absorta em pensamentos, emoções ou sensações.

A mente tende a se contrair cronicamente, de muitas maneiras diferentes, muitas e muitas vezes. Quando você medita, essa contração pode assumir a forma de pensamentos, imagens, sentimentos ou sonolência – e todas as outras formas de distração que você experimenta enquanto medita. Quando perceber que isso está acontecendo, questione e relaxe. Escolha uma pergunta curta para ajudá-lo a perceber essa atividade compulsiva que ocorre nos níveis mais sutis da atenção. Perguntas úteis incluem: "Quem sou eu?" "O que estou fazendo?" ou, com mais humor "Quem eu estou enganando?" Você pode ir mais fundo, dirigindo-se à atividade mais sutil da percepção, e perguntar: "Evitando?" ou Contraindo?"

O objetivo do questionamento não é estimular a análise do motivo de a mente ter divagado – "O que eu estava evitando? Por quê?" – mas trazer a percepção ao que está se dando pela divagação da mente para ver essa atividade como ela ocorre e depois deixá-la passar – voltando ao mesmo tempo a atenção para a respiração.*

Para dizer de outra forma, no questionamento se pergunta: "O que estou fazendo em vez de estar presente como atenção livre? O que há aí para observar?" Uma reposta dada por sábios é: "vazio imenso e contração automática da mente".

Na prática, o questionamento é bem rápido. É apenas um convite aberto para a percepção, enquanto a atenção volta para a respiração e o momento presente sem forma. Mas se for mais fundo no questionamento, você conseguirá ver melhor a atividade de contração e se tornar responsável pela dinâmica sutil por meio da qual surge o eu separado.

À medida que esse processo se aprofunda, deixe que todo o exercício se dê no vazio, na Grande Mente. Então, deixe que os sentimentos se liberem espontaneamente.

Estágio 3: Use Livremente como Questionamento as Ferramentas da Prática de Vida Integral

Quando se tornar proficiente no segundo estágio do Questionamento Integral, de modo que o processo de Questionamento seja natural e real, você pode passar ao estágio 3, trazendo a Prática de Vida Integral para atuar mais explicitamente na sua meditação.

O que comumente o distrai da pura presença? Às vezes é uma questão da sombra. Assim, por exemplo, se uma determinada pessoa ou situação com carga emocional fica surgindo na meditação, você pode Enfrentá-la, Conversar com ela e Ser ela, usando a versão de Um Minuto do Processo 3-2-1 da Sombra.

Muitas vezes é necessário trabalhar com a Sombra. No entanto, você pode usar qualquer prática Integral para soltar a sua atenção.

---

* É importante observar que essa não é a prática conhecida como "rotular" (outra forma conhecida de meditação, que consiste em identificar diferentes tipos de fenômenos experienciais à medida que ocorrem: pensamento, lembrança, devaneio, dor, cócegas etc. Você faz uma pergunta e então simplesmente observa o que ocorre enquanto repousa na percepção presente).

- Você pode fazer o Processo 3-2-1 da Sombra sobre uma situação que o está aborrecendo.
- Você pode se renovar com práticas corporais, como respirar a partir do coração e conduzir o círculo de força vital, e encher o corpo com energia, irradiando do hara, do coração e da mente.
- Você pode fazer as perguntas "Evitar?" "Contrair?" ou "Quem sou eu?".
- Você pode relembrar o Espírito na perspectiva da segunda pessoa dizendo interiormente a palavra "Amado".
- Você pode até mesmo questionar diretamente de um modo que *não tenha qualquer forma externa*, só a restauração da percepção livre.
- Finalmente, pode usar qualquer elemento do mapa AQAL para identificar e localizar a sua atenção – Será que você está tendo uma experiência-estado específica? Em que contexto ela está se dando? E assim vai...

Seja qual for a forma de Questionamento que usar, é a maneira de usá-lo que o torna um Questionamento Integral. Escolha uma pergunta ou prática que o ajude a liberar a contração compulsiva de energia e atenção que tende a ocorrer. Use-a para relaxar a contração na consciência que divide o sujeito de todos os objetos. Questione e fique livre do medo habitual, que é superficial para a imensa Quididade que você realmente é. Questione e volte a meditar em pura presença.

Estágio 4: Praticando o Questionamento Integral na Vida Diária

Quando o Questionamento Integral estiver estabelecido, você pode começar a usá-lo não apenas quando estiver meditando formalmente, mas em *qualquer momento da vida*.

Isso traz a meditação para o resto da sua vida em estado de vigília, derrubando a divisão artificial entre meditação e atividade da vida. À medida que invade cada vez mais a sua experiência em estado de vigília, a consciência pode começar a aparecer nos estados de sonho e de sono profundo sem sonho.

Essa é uma disciplina plenamente flexível e Integral. É também uma prática muito avançada. Começa quando você liberta a atenção dos padrões compulsivos para uma sincronicidade sem forma com e como o surgimento espontâneo do momento presente. Assim que você cai na objetivação, na oposição, na alteridade ou no pensamento, você pode questionar, usando a prática Integral que lhe parecer mais adequada para libertar a sua atenção e energia. Seja o que for que escolher, o importante é fazê-lo plenamente até ficar livre de contrações limitadoras e de volta à percepção sem forma do e como o momento presente. Então, nessa liberdade, siga com o seu dia.

MÓDULO DE UM MINUTO
Questionamento Integral

1. Sente-se em silêncio com a coluna ereta e respire naturalmente.
2. Repouse no momento presente, soltando a atenção na Quididade ou abertura em que tudo está se dando. Relaxe naquilo que É.
3. Se surgirem pensamentos ou se a sua atenção se dispersar, faça uma pergunta que o ajude a perceber o que o distraiu da percepção incondicional. Você pode perguntar "Quem sou eu?" "O que estou fazendo?" "Evitando?" ou "Contraindo?".
4. Deixe que a pergunta o abra para uma compreensão mais profunda em vez de se envolver na tentativa de respondê-la. Não inicie uma história mental sobre a evitação ou a contração. Toque o momento com percepção aberta e esteja presente para o óbvio.
5. Ao questionar, você percebe que relaxa e solta a mente convencional. Relaxe no momento presente exatamente como ele é e deixe que o questionamento continue a se dar ao acaso ou espontaneamente.
6. Quando o seu tempo disponível acabar, conclua e consagre a sessão.

PRÁTICA DA ESTRELA DOURADA
As Três Faces do Espírito

Juntando Tudo

Como a *contemplação* na terceira pessoa, a *comunhão* (ou prece) na segunda pessoa e a *meditação* na primeira pessoa são dimensões inerentes a uma vida espiritual Integral, algo importante fica faltando quando uma delas não é incluída. Podemos especificar práticas na primeira, na segunda ou na terceira pessoa ou exercitá-las juntas numa única prática de meditação Integral como as Três Faces do Espírito.

    Estamos relacionados a tudo – incluindo o Espírito, o grande Mistério, a Quididade e o sempre-presente – por meio de perspectivas. E, como foi descrito acima, as perspectivas por meio das quais podemos nos relacionar ao Espírito são muito semelhantes às perspectivas por meio das quais nós nos relacionamos uns com os outros.

- Podemos contemplar o Espírito, servi-LO, pensar e falar *sobre* Ele (conhecendo-O) como natureza e por meio de estudo e filosofia na terceira pessoa.
- Podemos nos relacionar com o Espírito (estando Contigo) e *ouvi-LO, rezar para Ele, recebê-LO ou comungar com Ele* numa relação na segunda pessoa.
- Podemos meditar, despertar, sentir e conhecer nós mesmos e falar como Espírito (despertando como o Eu de tudo) numa compreensão na primeira pessoa de nossa fonte e substância.

Meditando com as Três Faces do Espírito

Você pode usar as Três Faces do Espírito por alguns minutos ou por mais de uma hora. Pode também entrar num envolvimento mais profundo com as contemplações e meditações das pp. 229-230: Contemplação na terceira pessoa, Prece e Comunhão na segunda pessoa e Meditação na primeira pessoa.

Essas três perspectivas podem ser evocadas com palavras ou frases simples e curtas. Quando a atenção se desviar e for hora de voltar à prática, use uma palavra ou frase (na primeira pessoa, na segunda pessoa ou na terceira pessoa) para ajudar o corpo-mente a se reconectar com o Supremo e assim voltar à meditação.

Para a primeira pessoa, uma frase curta muito útil é EU SOU. Podemos também usar "Eu Mesmo", "Só Isso!", "Percepção", "Presença" ou "Mente Espelho".

Para a segunda pessoa, podemos usar os nomes de Deus quando o tratamento for direto: Vós, Amado, Meu Amor, Jesus, Alá, Amitabá, Maria e assim por diante.

Nomes ou frases possíveis na terceira pessoa são: Espírito, Kosmos, Realidade, É, Perfeição, Gaia, Evolução e assim por diante.

Nessa prática de meditação, faça o seguinte:

1. Preste atenção na respiração.
2. Ancore a relação da primeira, da segunda e da terceira pessoa com o Supremo usando uma palavra ou frase curta para cada uma.
3. Espontaneamente, sempre que perceber a oportunidade e com plena percepção-sentimento do Supremo, relembre qualquer uma dessas palavras ou frases.

Comece ancorando uma relação com o Supremo da terceira pessoa no corpo, na mente e no sentimento. Experimente "Isto" associado a uma palavra ou frase que escolheu para evocar e expressar essa relação da terceira pessoa. Por exemplo, Kosmos.

Volte-se então com sentimento pleno para encarar o Supremo, presumindo a sua plena intimidade na segunda pessoa e deixando que ela fique registrada na respiração, no corpo, na mente e no sentimento, associando-a a uma palavra ou frase que escolheu para evocar e expressar essa relação da segunda pessoa. Por exemplo, Amado.

Aprofunde então essa intimidade até se abrir para o reconhecimento da não separação de tudo – a identificação da sua primeira pessoa com o Supremo e como ele, deixando que a respiração, o corpo, a mente e o sentimento registrem a sua identidade Suprema, associando-a a uma palavra ou frase que você escolheu para evocar e expressar essa compreensão na primeira pessoa. Por exemplo, EU SOU.

Então, fique sentado meditando, atento à respiração. Ao acaso e sempre que a sua mente divagar, pronuncie com pleno sentimento uma das três palavras ou frases curtas que expresse a relação da primeira, segunda e terceira pessoa com a Realidade Suprema.

A chave é escolher palavras que tenham sentido para você. Sinta-se livre para escolher palavras que não foram sugeridas aqui. O importante é usar frases que sejam evocativas para você.

Sinta-se livre para repetir uma única frase por vários minutos se quiser, ou até mesmo durante a sessão inteira de meditação. Você pode continuar até que outra palavra ou frase lhe ocorra espontaneamente.

Quando meditamos dessa maneira, entramos em relação com o Supremo, de uma perspectiva ou de outra, repetidas vezes. Meditamos em silêncio, ouvindo, abrindo-nos para o Supremo por meio de todas as perspectivas.

 MÓDULO DE UM MINUTO
As Três Faces do Espírito

A qualquer momento, você pode experimentar o Espírito como um Isto da terceira pessoa, um Tu da segunda pessoa ou um Eu da primeira pessoa. Repita as seguintes frases em silêncio, deixando que cada perspectiva se dê naturalmente.

- Eu contemplo o Espírito como tudo o que está ocorrendo – a Grande Perfeição deste e de todos os momentos.
- Eu olho para o Espírito e comungo com Ele como o infinito e amado Vós, que concede todas as bênçãos e o perdão para mim, e diante de quem ofereço alegremente total gratidão e devoção.
- Eu repouso no Espírito como a minha própria Testemunha e Eu primordial, a Grande Mente que é uma com tudo.

- Nesta meditação, comunhão e contemplação natural, fácil e sempre-presente, eu retomo o meu dia.

Se desejar, pode substituir a palavra "Espírito" por qualquer palavra da sua escolha que evoque um Ser Supremo. Pode ser Deus, Jeová, Alá, Cristo, o Senhor ou o Um.

PRÁTICA DA ESTRELA DOURADA
Troca Compassiva

Tocando Tudo e Deixando que Tudo se Afaste
A Troca Compassiva é uma forma de usar a compaixão e a consideração que transcende e sacrifica o eu para se mover livremente por todas as perspectivas em vez de ficar cronicamente identificado com apenas uma. Nessa prática meditativa, trocamos o eu pelo outro, de maneira deliberada e consciente. Ou seja, praticamos assumir a perspectiva do "outro" e ver o eu como se fosse o "outro": beneficiamos o outro à *custa* do eu, revertendo a orientação habitual do ego.

A maior parte das criaturas tende a se aproximar do prazer e a se afastar da dor. Agimos instintivamente para defender o eu do desconforto e do dano, para atender as necessidades e satisfazer as vontades do eu. Na Troca Compassiva, dissolvemos a couraça que se forma em torno dessa orientação limitada e baseada na sobrevivência.

De fato, revertemos a orientação habitual do eu: *inspiramos* sofrimento e *expiramos* a liberação aprazível do sofrimento. Recuperamos uma tremenda energia e uma tremenda liberdade ao reverter a tendência automática a buscar o prazer e a evitar a dor.

Em palavras mais simples, na Troca Compassiva o "eu" penetra na consideração por "você", por "nós" e por "eles" e volta para "mim" – o eu. Então, o "eu" repousa no Eu do eu – a Testemunha em que se dão todas as perspectivas.

Meditação da Troca Compassiva
A Troca Compassiva pode ser praticada por qualquer período de tempo, de dois a três minutos (Módulo de Um Minuto) a uma hora ou mais. São esses os passos e elementos essenciais da Troca Compassiva:

1. Traga atenção e sentimento ao coração por meio da respiração, evocando ao mesmo tempo uma lembrança da experiência de consideração e compaixão.
2. Visualize alguém de quem gosta e inspire para o coração a aflição e o sofrimento dessa pessoa. A cada expiração, expire a essência da liberação do sofrimento e dirija-a a essa pessoa.
3. Ao inspirar, inspire o sofrimento e a aflição de um número cada vez maior de pessoas. A cada expiração, expire a essência de liberação do sofrimento e dirija-a a esse grupo crescente de pessoas.
4. Nas séries seguintes de inspirações e expirações, expanda a sua consideração para incluir todos os seres. Inspire o seu sofrimento e aflição. Expire a essência da liberação do sofrimento e dirija-a a todos os seres. Essa total inversão, até mesmo violação da tendência do eu a buscar o prazer e evitar a dor, pode ser muito difícil. Uma chave para a Troca Compassiva é aceitar e liberar essas reações e voltar à prática.
5. Focalize então em um ser entre todos os seres sencientes: você mesmo. Inspire o seu próprio sofrimento e aflição e expire a essência de liberdade do sofrimento, dirigindo-a a você mesmo. Dessa perspectiva livre, respire, sinta, abrace e afirme literalmente a sua vitalidade e humanidade.
6. Como último passo na prática da Troca Compassiva, observe que você e todas as pessoas que imaginou e todo o sofrimento e liberação do sofrimento estão se dando na percepção que está testemunhando tudo isso, e é isso que você realmente é. À medida que continua a respirar, observe que essa Testemunha está presente não apenas em você mas em todos os outros. A Testemunha dos outros e a Testemunha que você é são exatamente a mesma. Há apenas uma Testemunha. Repouse na extensão natural, aberta e sem esforço da Percepção.

A Prática Perfeita

Algumas tradições espirituais com uma tremenda variedade de práticas medidativas descrevem a mais simples e mais radical de todas as práticas espirituais como "perfeita". Às vezes, tais práticas são reservadas a iniciados que fazem o trabalho espiritual há décadas. Na essência, todas descrevem a mesma prática, aquela com que começou esta discussão sobre meditação.

E é qualquer coisa assim:

Nenhuma prática é necessária. Você já está repousando na Quididade ilimitada sempre-presente da sua própria percepção. Então, repouse apenas. Abandone o esforço. Observe apenas o espaço de percepção eterno e ilimitado em que tudo está se dando. Repouse ali. Volte a repousar. Não se preocupe se isso durar apenas um momento. Volte a repousar na percepção espaçosa, vazia, presente. E de novo. Repousar por breves momentos já é bom. O esforço é desnecessário. Continue a repousar na percepção (ou observe que já está repousando na percepção) até que isso se torne permanente e óbvio em todos os momentos.

O que se torna permanente e óbvio?

Nada e tudo.

Só isso.

Aquilo sobre o que nada pode ser dito.

O próprio "é".

Espírito.

Você.

Isso.

Sempre.

Já.

Agora.

Sim.

8

Ética Integral

A Necessidade de Ética Integral

A Ética Integral, como qualquer ética decente, é a arte de *ser uma boa pessoa*. É a prática da **bondade** na vida cotidiana e inclui todas as maneiras de sermos verdadeiros, autênticos, generosos e corajosos que constituem a nossa integridade básica. A Ética Integral se refere também à dimensão da vida em que precisamos fazer escolhas complicadas e difíceis, e julgamentos cheios de nuanças a respeito do que é certo e errado, aceitável e inaceitável e, muitas vezes, ambíguo. É onde temos que enfrentar **dilemas morais** em política, sexualidade, saúde, relacionamentos, trabalho, dinheiro e, às vezes, situações de vida ou morte.

A Ética Integral não pretende nos dizer como viver ou nos dar respostas específicas para perguntas morais. Ela nos dá uma *estrutura* para pensar sobre como vivemos e para tomar as melhores decisões morais que nos são possíveis. Explica também as diferentes estruturas éticas das pessoas usando as distinções AQAL – quadrantes, níveis, linhas, estados e tipos.

Acima de tudo, a Ética Integral é uma *prática* – um esforço momento-a-momento, evolutivo e ilimitado para corporificar a consideração sincera e realizar as nossas mais profundas intuições do "bem" na nossa vida e no mundo em geral.

Mas a Ética Não é Aborrecida, Sufocante, Opressiva...?

Há um nível em que os "valores morais" e a "ética" não são mesmo divertidos. É o nível dos chavões a favor da conformidade forçada e das injunções tradicionais do tipo "deve" e "não deve". Faça isto, não faça aquilo – e, acima de tudo, siga as regras. A Ética parece pedir uma conformidade infantil. Mas esse é meramente o nível *convencional* da ética. À medida que nos desenvolvemos, a ética deixa de ser obediência a regras preconcebidas e se torna algo mais elevado, mais inteligente e mais alentador.

Nos níveis Integrais de percepção, a ética deixa de ser o egoísmo medroso e pouco inteligente de ser um "bom" ou "mau" menino – ou menina. A moralidade deixa de ser uma conformidade infantil às injunções paternas e se torna uma manifestação criativa de liberdade consciente, uma expressão natural de interesse iluminado por si mesmo (que vê além do eu).

É claro que a moralidade convencional pode ser uma coisa boa, sendo especialmente importante na transição da consciência *egocêntrica* para a *etnocêntrica* – do interesse exclusivo por mim mesmo para o interesse e consideração pelo grupo, como a família, a tribo ou a nação. Mas além da ética hedonística e tradicional, há formas *pós-convencionais* de ética, incluindo os estágios *mundicêntrico, multimundicêntrico* e *kosmocêntrico*.

Como a própria vida, a ética se torna mais livre – e mais gostosa – quando incluímos perspectivas mais abrangentes. À medida que evoluímos eticamente, conseguimos abarcar perspectivas de crescente magnitude – da primeira pessoa "eu" (tudo tem a ver *comigo*) para a segunda pessoa "nós" (a nossa família, o nosso grupo) para perspectivas mais amplas, incluindo a terceira pessoa "todos nós" (todos os seres humanos, o próprio planeta) e até mesmo "todos os seres sencientes" (o que abrange múltiplos mundos e, finalmente, todos os seres em todo o espaço e tempo).

A Ética Integral inclui todos esses níveis. Visa aumentar a saúde de qualquer nível específico onde quer que ele esteja, além de incentivar suavemente o crescimento para níveis mais elevados e abrangentes.

Na sociedade moderna e pós-moderna, estamos mais familiarizados com a moralidade etnocêntrica, com a mundicêntrica e com a multimundicêntrica – em outras palavras, Âmbar, Laranja e Verde. Somos testemunhas das guerras culturais e militares que resultam do embate

Nível	Complexidade de Perspectiva	Foco	Altitude
Kosmocêntrico	Quinta Pessoa (até enésima pessoa)	Todos os seres sencientes em todos os mundos	Azul esverdeado a Turquesa, Índigo e além
Multimundicêntrico	Quarta Pessoa	Todos os humanos e outros seres, pluralisticamente	Verde
Mundicêntrico	Terceira Pessoa	Todos os seres humanos, universalmente	Laranja
Etnocêntrico	Segunda Pessoa	Nós, família, tribo, nação	Âmbar
Egocêntrico	Primeira Pessoa	Eu	Magenta a Vermelho

Figura 8.1   Níveis de ética.

dessas diferentes perspectivas – "meu país (tribo ou religião), certo ou errado" (Âmbar); "liberdade e justiça para todos" (Laranja); "temos que cuidar de toda a rede da vida" (Verde). É claro que cada um desses níveis contém uma fatia da verdade, mas como cada um acha que tem a verdade *inteira* e não consegue ver a verdade dos *outros*, estão perpetuamente em conflito. Só nos níveis Integrais e além deles começamos a perceber que esses múltiplos níveis são parte de um desenrolar evolutivo maior. Quem pratica uma Ética Integral se interessa naturalmente pela saúde do próprio processo evolutivo no seu todo. Tenta transcender e incluir as verdades importantes dos níveis egocêntrico, etnocêntrico, mundicêntrico e multimundicêntrico, ampliando ao mesmo tempo os limites do próprio crescimento.

O Ataque à Ética

Infelizmente, a nossa capacidade de assumir uma prática ética tem estado sob o ataque em três frentes principais.

Primeiro, no mundo acadêmico, os pensadores pós-modernos se concentram na construção cultural da moralidade, sem enfatizar a história do seu desenvolvimento, de pré-convencional a convencional a pós-convencional e além. Esse relativismo pluralista reduz a ética a uma falsa qualidade ao dar o mesmo valor a todas as estâncias morais. Numa tentativa de erradicar julgamentos arrogantes, o pós-modernismo extremo atacou a própria bússola moral. Isso é comumente criticado como "relativismo moral".

Segundo, os psicólogos pós-modernos despertaram a preocupação pelo dano criado por julgamentos duros e limitadores. No entanto, não deram igual ênfase à importância da consciência e do discernimento autocrítico.

Terceiro, falsas noções espirituais de vazio enfatizam a falta inerente de escolha da percepção sem forma, sem validar o outro lado das realizações mais elevadas – a capacidade de funcionar (e fazer julgamentos necessários e apropriados) na nossa realidade social e cultural, mesmo se mantendo ancorado na realização do vazio.

Além disso, se você fizer um curso de ética profissional hoje em dia (em praticamente qualquer área), é provável que seja apresentado a uma série altamente técnica e legalista de *disclosures*, *non-disclosures* e outros procedimentos. Na melhor das hipóteses, isso o ajuda a oferecer proteções importantes a clientes e colegas. Mas em vez de ser um meio de expressar a sua consideração consciente, a ética em tais contextos tende a ser um meio de se proteger contra processos, queixas formais ou outras alegações de impropriedade. Tais abordagens engendram o chamado comportamento "ético", que é motivado não pela consideração autêntica, mas pelo medo das consequências. Na verdade, tendem a atrapalhar o crescimento ético ao reforçar motivos *pré-convencionais.*

Essas visões inadequadas de "ética" são dominantes. Então, as escolhas éticas com que nos defrontamos são em geral discutidas em termos supersimplificados, como se as nossas únicas opções fossem a conformidade a convenções sociais, o pragmatismo amoral ou o relativismo moral do tipo "o que é certo para você".

Temos que Descobrir uma Sensibilidade Ética Mais Elevada

A ética autêntica e sincera acaba sendo ignorada. Esse é um problema sério porque a ética é uma das virtudes mais essenciais, que de maneira alguma se tornou obsoleta. Pelo contrário, sem a intenção autêntica de se comportar eticamente, a Prática de Vida Integral não pode começar realmente. É verdade que isso não está listado entre os nossos Quatro Módulos Centrais. Mas só porque seria redundante – a intenção de se relacionar com os outros com consciência e consideração está implícita no desejo de começar a Prática de Vida Integral. Não podemos programar os nossos exercícios éticos para um determinado horário do dia. Eles vêm a nós à medida que a vida os apresenta. Assim, a prática ética ocorre a cada momento da vida. E a maneira pela qual se expressa fica mudando e se desenvolvendo, já que os praticantes continuam a crescer em sua consciência ética. Embora a Prática de Vida Integral possa incluir orientações ou compromissos específicos, que você pode levar muito a sério, ela também se torna um modo de ser, uma *sintonia* com as exigências e a energia do momento. Pode ser vista como **sensibilidade ética**. Assim como um músico de *jazz* talentoso sente em que direção a música quer ir, um praticante avançado da ética desenvolve um *senso* de qual é a ação (ou não ação) correta a cada momento. É claro que isso exige muita prática! Uma prática consciente e integrada de corpo, mente, espírito e sombra é a base de uma Ética Integral.

A Estrutura da Ética Integral

Crescer Eticamente

Você consegue sentir o **Eros** do Kosmos – a atração evolutiva natural em direção a uma maior profundidade, complexidade e consciência? Isso nos chama para estágios cada vez mais elevados de desenvolvimento. A Ética Integral considera Eros como um gradiente ou força de

---

A Regra de Platina

A capacidade de assumir perspectivas mais amplas e profundas pode levá-lo a expressões mais elevadas de ditames éticos tradicionais. Por exemplo, a Regra de Ouro, reconhecida pela maioria das tradições religiosas, diz basicamente: "Trate os outros como gostaria de ser tratado". No entanto, ao assumir a perspectiva de outra pessoa, você pode descobrir que a maneira pela qual você gostaria de ser tratado difere da maneira pela qual ela gostaria de ser tratada. Daí a Regra de Platina: "Trate os outros como *eles* gostariam de ser tratados". A Regra de Platina respeita a rica diversidade de estruturas de consciência e sensibilidade humana, pedindo aos praticantes avançados que assumam a perspectiva do outro e se comportem de acordo com isso. O filósofo Karl Popper articulou a Regra de Platina quando disse: "A Regra de Ouro é um bom padrão, que fica ainda melhor quando se faz com os outros, sempre que possível, o que eles gostariam que fosse feito".

desenvolvimento – o mesmo impulso que levou do *big-bang* aos átomos, dos átomos às células e das células aos seres humanos – mas não é preciso ver Eros em termos metafísicos. Eros é apenas uma maneira de interpretar uma das tendências mais essenciais, profundas e misteriosas do Kosmos. Pode haver outras maneiras de descrever essa força, mas há claramente *alguma coisa* em ação.

O importante é que, à medida que nos sintonizamos com Eros, ou seja qual for o nome, o nosso círculo de consideração e compaixão se abre e se amplia para incluir mais e mais perspectivas. Passamos da consideração por nós mesmos (*egocêntrico*) à consideração pela família, pelos amigos, pela tribo e pelas nações (*etnocêntrico*), por todas as pessoas (*mundicêntrico*) e pelo planeta (*multimundicêntrico*) até incluir todos os processos e seres sencientes (*kosmocêntrico*). Nos estágios verticais mais elevados de desenvolvimento, reconhecemos a nossa interconexão e inseparabilidade com relação a todos e a tudo, e temos um sentimento profundo de responsabilidade pelo próprio Kosmos.

A **prática ética vertical** nos pede para nos alinhar com o veio evolutivo do Kosmos, o Eros inerente que nos puxa para círculos mais amplos de compaixão e consideração. Você pode estimular o seu próprio crescimento ético vertical de muitas maneiras. Uma das práticas envolve aguçar o discernimento moral, a capacidade de pesar valores conflitantes e de fazer escolhas éticas sábias. Outra prática é se tornar mais consciente de diferentes níveis de funcionamento ético e assumir a responsabilidade de funcionar no nível mais elevado possível. Discutiremos essas duas práticas éticas verticais mais adiante neste capítulo.

A **prática ética horizontal** pede que a expressão da nossa consideração ética seja plena e consistente, estendendo-se a mais áreas da vida. Aqui, o foco é menos no avanço espiritual ou cognitivo (que no entanto continua sendo importante) e mais na *aplicação* de uma estrutura ética aos relacionamentos, ao trabalho, às atividades diárias e assim por diante. Seja onde for que esteja na espiral evolutiva, você pode sempre aplicar a compreensão ética mais plenamente à sua vida, andando e falando com um grau maior de integridade. Como sempre é possível expressar a sua consideração mais plenamente e com mais eficácia, sempre há espaço para a prática ética horizontal. Uma prática ética horizontal básica envolve assumir a responsabilidade pelos quatro quadrantes do seu ser. Como os quadrantes existem em todas as altitudes, seja onde for que você esteja verticalmente (Verde, Turquesa?), sempre pode ser Integralmente ético no sentido horizontal (Eu, Nós, Isto, Istos). Vamos explorar a ética horizontal mais profundamente também.

Na prática, é claro, queremos nos comportar eticamente tanto na vertical (procurando incluir perspectivas mais elevadas e integradas) quanto na horizontal (incluindo o máximo de realidade possível no nosso nível atual de desenvolvimento).

A Intuição Moral Básica

Um princípio útil para a prática da Ética Integral é a Intuição Moral Básica. Intuição Moral Básica é "proteger e promover a maior profundidade da maior extensão". Profundidade se refere a nível de desenvolvimento – um babuíno é mais profundo do que uma joaninha, que é mais profunda do que uma ameba. A extensão se refere ao número de seres afetados, sem levar em conta o nível de desenvolvimento – como no princípio utilitário "o maior bem para o maior número". O valor importante dessa formulação utilitária (que deriva de uma altitude de consciência Laranja) é o seu igualitarismo inerente; o problema é que deixa totalmente de fora a crucial dimensão da profundidade.

A Ética Integral combina igualitarismo com a devida atenção ao desenvolvimento. É um igualitarismo verticalmente inclusivo. Então: *protege e promove a maior profundidade da maior extensão*. Todo ser é precioso. Assim como toda espécie. Mas a profundidade de desenvolvimento é preciosa de um modo específico. A extinção dos pássaros dodô empobrece a terra. Mas a extinção do *Homo sapiens* (juntamente com a música, a pintura, a espiritualidade e toda a cultura humana) empobreceria a terra mais profundamente.

Proteger e promover a maior profundidade da maior extensão. Como fazer isso é o território da intuição moral e da sabedoria prática porque não existe uma resposta que seja melhor do que as outras. Não se trata de cálculo: trata-se do confuso mundo dos seres humanos e de sua interação.

Quem Você Jogaria aos Tubarões?

Uma prática ética interessante aguça o discernimento e a sensibilidade moral fazendo perguntas difíceis. Considere profundamente como você usaria a *intuição moral básica* na mais traiçoeira das situações. A vida apresenta continuamente situações inesperadas para desafiar os nossos pressupostos éticos.

Um problema ético clássico é o dilema no bote salva-vidas. Imagine que o seu navio afundou e que você, como capitão de um bote salva-vidas em águas infestadas de tubarões, se vê diante de uma escolha terrível. O bote leva dez pessoas, mas só dá para manter sete com segurança. Pôr em perigo todo mundo para evitar uma escolha difícil seria moralmente indefensável. Então você tem que agir – e rápido.

Mas quem você jogará para fora do bote? Obviamente, é preciso considerar vários fatores. É claro que Einstein teria preferência sobre Hitler para ficar no barco. Assim como Gandhi ou uma criança inocente. Mas outras escolhas podem ser muito difíceis. Se só couber um, você salva a Madre Teresa, uma jovem mãe de cinco filhos ou um jovem, brilhante e dedicado cirurgião de trauma? Quem você valoriza mais – um cachorro nadador que já salvou três vidas ou um criminoso covarde que pisou nos outros para se salvar?

Há perguntas difíceis, profundas e paradoxais a serem respondidas. Embora não haja uma *única* solução que seja a certa, algumas soluções são *mais certas* do que outras. Mesmo que haja regras absolutas, é fácil cometer erros, e a nossa capacidade de fazer essas escolhas cresce sabiamente ao longo de uma trajetória de desenvolvimento. Então há por certo uma prática de discernimento ético vertical.

Valor Básico, Intrínseco e Relativo

A Ética Integral reconhece três espécies distintas de valor que os seres possuem:

Valor básico se refere ao fato de toda entidade – de um *quark* a uma folha de capim a um ser humano – ser *igualmente* uma expressão do Espírito absoluto, do vazio, da Quididade ou de Deus. Nesse sentido básico, todo ser e todo sistema natural – e especialmente toda *pessoa* – é infinitamente precioso e igualmente merecedor de consideração ética. Em toda a nossa conversa de profundidade e extensão, temos que ter em mente esse valor básico.

Valor intrínseco se refere à profundidade de desenvolvimento. Quanto mais profundidade, mais intrínseco o valor. Lembre-se que profundidade não é uma escada simplista, já que temos que levar em conta todos os aspectos de desenvolvimento quando nos referimos à profundidade.

Valor relativo aponta para a utilidade num contexto específico. Por exemplo, no cenário do bote salva-vidas, o cirurgião de trauma pode não ter tanto valor intrínseco quanto a Madre Teresa, mas é capaz de salvar mais vidas numa situação desesperadora. (Você vê como pode ser traiçoeiro pesar profundidade e extensão!)

Enfrentando Dilemas Éticos

Na prática, temos que pesar frequentemente as exigências éticas conflitantes de uma situação. Temos às vezes que escolher entre valores pessoais, culturais e naturais conflitantes. E podemos também ser confrontados na primeira, na segunda e na terceira pessoa. Às vezes temos que perguntar "O que *eu* devo fazer?"; às vezes nos perguntamos "O que *nós* devemos fazer?"; e às vezes temos que determinar "O que deve ser feito a respeito *disto*?"

A Ética Integral nos põe na direção geral do veio ascendente de desenvolvimento evolutivo do universo (ou Eros), mas nos ancora na consideração pelo espectro inteiro, de cima a baixo, com a intenção de preservar a saúde e o bem-estar do todo (ou Ágape).

Essa prática de fazer julgamentos normativos de bondade relativa é uma força muitas vezes banida da sociedade pós-moderna politicamente correta, mas continua sendo essencial em muitas situações da vida. Assim, o discernimento moral é uma capacidade que precisa ser exercitada e desenvolvida, demandando coragem, clareza e prática!

Moralidade e Ética

Até agora, usamos "ética" para indicar todo o domínio da ética, da moral, da lei e do comportamento. Como você deve ter notado, estamos usando as palavras "ética" e "moral" indiferenciadamente. No entanto, a teoria Integral faz uma distinção técnica entre as duas. Além de indicar às vezes todo o domínio ético-moral, *ética* pode se referir aos valores e expectativas de um grupo específico (por exemplo, um grupo profissional, como médicos ou advogados), enquanto moralidade se refere aos julgamentos feitos por um indivíduo. Podemos usar os quatro quadrantes para diferenciar as duas, além de entender a sua relação com o **comportamento**, que é aquilo que um indivíduo efetivamente faz, e com as **leis**, que são os sistemas de regras e restrições que governam o comportamento coletivo.

Como indivíduos, fazemos escolhas morais ("O que eu devo fazer?") que resultam em comportamentos ("O que efetivamente faço"). Como cultura, debatemos a ética de escolhas individuais e coletivas ("O que nós devemos fazer?") e criamos regras ou leis ("O que devemos fazer") e consequências por violá-las.

Há outro sentido mais geral em que usamos a palavra "ética" – como um termo guarda-chuva para a própria *prática de bondade básica*. Nesse sentido, há uma "ética" em ser um praticante da PVI, assim como em ser um médico, advogado ou servidor público. No entanto, a PVI cultiva uma forma de ética pós- (e até mesmo pós-pós-) convencional, que implica uma forma de julgamento altamente individual – e mesmo assim universal.

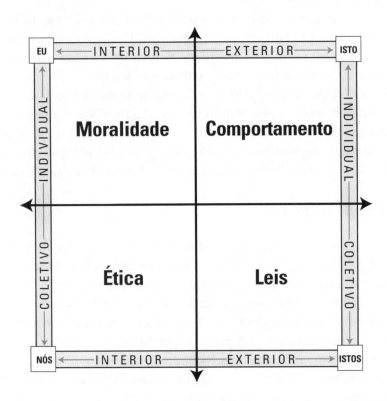

Figura 8.2 Os quatro quadrantes de ética.

O que torna universal a Ética Integral não é o fato de aplicar regras específicas de maneira totalitária, mas o fato de reconhecer um impulso evolutivo universal (ou "Eros") em direção a uma **maior profundidade** de um lado e de uma **maior extensão** de outro. Colocando de outra maneira, a Ética Integral procura respeitar e incluir o *maior número possível* de perspectivas (maior extensão) dando ao mesmo tempo um peso proporcional às perspectivas *mais profundas* ou *mais elevadas* (maior profundidade).

Não Seja Parcial: Quatro Quadrantes de Prática Ética

Há um outro sentido em que a Ética Integral abrange todos os quatro quadrantes. Se a sua existência compreende as quatro dimensões básicas – Eu, Nós, Isto, Istos –, segue-se que a sua prática ética pode (e deve) habitar todos os quatro quadrantes. Relembre os fenômenos diferentes que surgem em cada um dos quadrantes. Como pode você se relacionar eticamente com esses aspectos diferentes do seu estar-no-mundo? Como seria uma abordagem à ética que incluísse todos os quadrantes?

Integridade é Agir de Acordo com as Próprias Palavras

A prática ética envolve trabalhar sinceramente para alinhar as suas ações (quadrante Superior Direito) com as suas intenções (quadrante Superior Esquerdo).

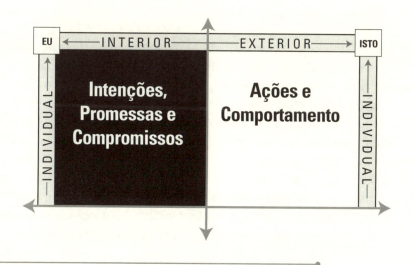

Quadrante Superior Esquerdo, Eu

O seu espaço interior-individual, ou "Eu", é a sede da sua **cognição** ética. O seu nível interior de desenvolvimento – ou o número de perspectivas que você consegue incluir na consciência – determinará a extensão e a profundidade das escolhas éticas que você consegue fazer. O quadrante Superior Esquerdo é também o domínio da sua **consciência** ética, onde você determina o que é *singularmente seu* – a sua responsabilidade, as suas falhas ou a sua oportunidade de acertar. Uma importante prática ética Superior Esquerda é a **autorreflexão**: sondar as próprias profundezas, examinar o coração e se questionar na busca por clareza moral.

Há pensamentos, intenções e desejos no seu quadrante Superior Esquerdo que ninguém mais pode vir a conhecer. No entanto, *você* tem que viver com eles. Estão, por assim dizer, entre você e o Espírito na segunda pessoa. Mas isso também evidencia a necessidade da prática ética incluir o **trabalho com a sombra** como meio de remover distorções emocionais e suposições injustificadas vindas dos seus julgamentos.

Finalmente, o quadrante Superior Esquerdo é o domínio da **ética intrapsíquica**. Ou simplesmente: "Como você se trata?" Você é verdadeiro consigo mesmo? Você se negligencia ou se maltrata? Você se considera confiável? Você tem *compaixão* por si mesmo, seja do modo masculino ou do feminino, como a situação exigir?

Quadrante Superior Direito, Isto

Quais são os seus comportamentos? Qual o maior impacto que eles têm?

Se o corpo pode ser considerado um templo, então a sua maneira de tratar esse veículo sagrado é parte da sua prática ética Superior Direita. Isso pode incluir ações referentes a exercício, dieta, aparência, uso de drogas e até mesmo coisas como cirurgia plástica. Mas lembre-se: a ética Superior Direita pode funcionar em vários níveis. A Ética Integral não é necessariamente contra a modificação do corpo (incluindo química cerebral e genética, assim como administração de energia sutil e causal) de maneiras não convencionais. Ela nos pede para discernir entre a expressão ética *pré*-convencional e a *pós*-convencional, o que pode ser traiçoeiro já que são ambas *não* convencionais.

Como extensão da sua ética corporal, considere também o tratamento que dá a *qualquer* "isto", seja um objeto natural, um artefato cultural ou um bem pessoal. Poderia haver, por exemplo, uma ética aplicada ao tratamento que você dá ao seu *notebook* ou ao seu carro? A um livro ou a uma bela pintura? A sua relação com essas coisas pode ser meramente instrumental, ou pode ser carregada de sentimentos. Mas, num certo sentido, você tem uma escolha ética referente ao tratamento que dá às *coisas* na sua vida.

O comportamento é a expressão mais eloquente da sua ética, estendendo-se a todos os outros quadrantes em termos práticos.

Quadrante Inferior Esquerdo, Nós

Tradicionalmente, é no quadrante Inferior Esquerdo que reside a prática ética, que se resume a uma pergunta: "Como devo tratar você?" Por meio das escolhas éticas que fazemos uns com relação aos outros, criamos um espaço "Nós" e, assim, perguntamos também: "Como devemos tratar uns aos outros?" A Ética Integral Inferior Esquerda é então a prática de alimentar e desenvolver os vários espaços "Nós" em que habitamos. Alguns dos espaços "Nós" da prática ética são:

- Amizades
- Relacionamentos sexuais
- Casamento e família
- Relações de trabalho/escola
- Qualquer um com que tenhamos contato (por exemplo, o caixa do supermercado)
- Animais (você chutou o gato?)
- Qualquer "nós" *em potencial* – nacional, global, relativo à espécie

Em todos esses espaços "Nós" de interesse ético, há vários *níveis* em que a ética é praticada. Uma perspectiva *todos os níveis* muda a maneira pela qual você *comunica* a sua consideração ética nos vários espaços "Nós". Ou seja, você aprende a falar de modo que o outro possa entender. Uma amizade *"Turquesa-mútua"* terá um sabor ético muito diferente de uma relação familiar *Turquesa-relacionado-a-Âmbar* (como você já pode ter percebido por você mesmo).

Ética Inferior Direita, Istos

Temos consideração pelos sistemas e pelo ambiente de que a nossa vida depende? Esse é o domínio da ética do quadrante Inferior Direito. Ela inclui:

- O ambiente e os ecossistemas naturais
- A infraestrutura tecnológica – transporte, Internet etc.
- Lar
- Governo
- Escolas
- Sistema de saúde
- Sistema econômico
- Organização empresarial
- Sistema judiciário

Aqui, as perguntas-chave incluem: "Como o meu comportamento afeta o sistema? Como devemos organizá-lo?" (Aqui, "isto" se refere ao sistema em questão, uma coleção de "istos".) Ou, de uma perspectiva de orientação vertical, podemos perguntar: "Que nível de consciência este sistema reflete e suporta? Como podemos fazer com que este sistema favoreça a maior profundidade da maior extensão?"

A preocupação central do movimento ambiental é o sistema terra. Então, as questões de conservação, energia renovável, reciclagem, sustentabilidade, uso da terra e assim por diante são preocupações éticas do quadrante Inferior Direito. A responsabilidade cívica, o ativismo social e a ação política envolvem os quadrantes Inferior Esquerdo e Inferior Direito, muitas vezes a serviço do desenvolvimento das nossas instituições.

No nível mais pessoal, uma prática ética Inferior Direita pode dizer respeito à sua maneira de organizar, limpar e decorar a sua casa. Assim como o corpo Superior Direito pode ser um templo, merecendo assim consideração ética, o espaço em que você vive, Inferior Direito, pode ser considerado outro tipo de templo.

A Arte da Ética Integral

Nesta seção, discutimos alguns dos aspectos mais subjetivos da Ética Integral – como e por que é bom *viver criativamente* com uma estrutura ética Integral, em bases diárias.

Três Razões para Viver Eticamente

1. Sentir-se Bem por Fazer o Bem

Quando livramos a ética de listas de regras rígidas, ela é em geral igualada ao comportamento altruísta e generoso. Mas essa também é uma visão limitada. Pressupõe uma separação radical entre mim e o outro – uma distinção que não se mantém em níveis mais elevados de desenvolvimento. É claro que a ética muitas vezes se manifesta como altruísmo, mas pode ser vista também como a forma mais sábia de *egoísmo*.

Os comportamentos não éticos criam uma vida muito mais complicada. Você tem que ficar recordando as suas mentiras para sustentá-las e tem que evitar repercussões das suas fraudes e traições. Como uma vida de crimes, isso não compensa: é um modo tolo de viver. Segundo uma antiga visão espiritual, um dos segredos de uma vida feliz é minimizar o envolvimento com karmas negativos. Viver eticamente reduz esse envolvimento ao mínimo, o que mantém a consciência clara e o corpo de energia sutil saudável e aberto. Você literalmente *se sente* melhor.

Viver eticamente beneficia ao mesmo tempo você e todas as pessoas da sua vida. Isso lhe permite viver com mais alegria, abençoar os outros e minimizar os inevitáveis envolvimentos infelizes que tendem a ocorrer quando se atrai de maneira não ética as complicações da vida. Você passa a viver num campo de boa vontade, o que é muito bom para quem entra em contato com você, além de ser uma atitude muito inteligente.

O comportamento ético favorece uma vida inteligente, saudável, feliz, realizada, produtiva e bem-sucedida. Ética não é apenas expressar consideração e compaixão pelos outros – é também uma forma de simplificar a vida e manter a consciência clara. É viver com integridade, o que aumenta o nosso poder e a nossa autoridade. É uma maneira de ganhar respeito – dos outros e de nós mesmos.

2. Passar para Estágios Mais Elevados de Consciência

A intenção ética faz com que você assuma a perspectiva dos outros, crescendo assim na sua própria consciência. Sempre que adota uma outra perspectiva, você não apenas serve melhor à outra pessoa, mas facilita também a sua própria evolução. Transformar assim a nossa consciência é um dos benefícios mais importantes da vida ética.

Para rever como funciona esse processo de desenvolvimento: num certo nível de desenvolvimento, a ética assume a forma de transcender os impulsos egoístas caóticos e de se comportar de acordo com leis morais. Nesse estágio convencional (Âmbar), moralidade significa seguir regras estritas que diferenciam o certo do errado. (Graças aos céus por essas regras! Elas tornam possível tudo o que chamamos de "civilizado".)

Mas num nível mais elevado de desenvolvimento, a nossa estrutura ética começa a superar essas perspectivas, embora ainda possa entender e incluir os seus aspectos. Nesse ponto, começamos a considerar os padrões subjacentes de felicidade e infelicidade que o nosso discurso e as nossas ações põem em movimento.

Isso leva a motivos éticos *pós-convencionais* que incluem a maior parte do comportamento convencionalmente moral numa perspectiva mais ampla, com mais capacidade de pensar em termos de paradoxos, nuances, contradições e valores conflitantes. Em geral, essa visão não se submete mais às velhas regras (e às vezes cria o contexto para a revolta contra elas), sendo muitas vezes mal-interpretada tanto pelos seus proponentes quanto pelos seus críticos.

Mas isso não acaba aí. A ética continua evoluindo. A Ética Integral contém um tremendo paradoxo: ter uma consideração apaixonada pela coexistência de todas essas perspectivas (muitas vezes conflitantes) – e cumprir ao mesmo tempo, incansavelmente, a obrigação de manifestar consideração e compaixão por intermédio de difíceis escolhas específicas, inevitáveis na vida individual.

Não se trata apenas de evitar fazer mal aos outros. Começamos a tentar ativamente fazer o bem – por meio do serviço compassivo e até de uma missão pessoal apaixonada.

3. Uma Vida Ética Cria um Receptáculo para o Despertar

Algumas aberturas para uma percepção mais elevada conferem um sentimento estonteante de liberdade. Especialmente num contexto ético pós-convencional, isso pode gerar uma arrogância sutil, a percepção tácita de que estamos operando agora além do karma.[*] Esse é um grande erro. Sem uma prática ética muito clara, essa arrogância sutil

---

[*] Aqui, a palavra "karma" é usada no seu sentido tradicional. Refere-se à lei de causa e efeito, o que significa que tendemos a "colher o que plantamos" ou "o que vai volta".

pode levar a desdobramentos traumáticos. Todos nós já ouvimos histórias de comportamentos aparentemente imorais por parte de professores espirituais supostamente iluminados.

Um estágio clássico do caminho Zen é a experiência de completa libertação das limitações comuns – e cabe observar que o *estágio imediatamente superior* é às vezes chamado de *"cair da graça"*. Só porque despertamos do "sonho" da existência kármica, isso não significa que o sonho se vai. Quanto mais elevado o seu estágio de desenvolvimento, mais difícil fica fingir que você não está ligado a tudo e a todos. Os outros também podem se sentir assim. Talvez você se sinta tremendamente forte e livre. A maneira ética de viver impede que o sonho (mesmo quando você desperta no meio dele) se torne um pesadelo. Quando desaparecem os motivos de autoproteção com base no medo, uma prática ética é o que nos mantém longe dos problemas.

Do lado positivo, a ética simplifica a sua relação com o mundo de aparências, de modo que você não seja distraído por pequenos conflitos o tempo todo – e isso aumenta a probabilidade da sua consciência se abrir ao sempre-presente. A ética em si não causará esse despertar (alcançar o sempre-presente é como alcançar o próprio nariz!), mas pode ajudá-lo a evitar coisas que o *protelariam* ou o *impediriam*, e pode torná-lo mais apto a manter a consciência não dual depois de alcançá-la.

Examine sem Medo os Custos do Comportamento Não Ético

Mesmo que a sua perspectiva ética evolua, há uma medida confiável para a prática ética momento-a-momento – e ela está sempre à mão. Goste ou não, você percebe claramente a diferença entre as ações que correspondem e as que não correspondem aos seus *padrões éticos interiores*.

Você estremece interiormente, experimentando dor mental, emocional ou física quando sente que se comportou de maneira não ética? Alegra-se com bons sentimentos ao contemplar o seu melhor comportamento? Um monitor interior nos faz perceber os nossos lapsos e os nossos feitos éticos – mesmo nas zonas turvas em que nos falta clareza ética.

Os nossos **lapsos éticos** estão fortemente associados a estados mentais e emocionais negativos, infelizes, ineficazes. Em geral, nós nos *comportamos* da pior forma possível quando nos *sentimos* da pior forma possível.

Consciência e Consideração

Consciência e consideração são dois temas básicos da Prática de Vida Integral. A consciência expressa a Grande Mente enquanto a consideração expressa o Grande Coração.

Ética Integral:

- Envolve trazer o máximo possível de consciência e consideração para o momento
- Manifesta-se como comportamentos animados sinceramente pelo máximo de consciência e consideração
- Serve para aumentar a consciência e a consideração que nós e os outros podemos trazer para momentos futuros

Então, a ética não é apenas o desenvolvimento da consideração e da compaixão. É também o desenvolvimento da *percepção*. Só posso ter consideração por aquilo que percebo. Se a minha consideração é sincera, ela pede a contínua expansão da minha percepção.

Uma nova percepção expande o meu círculo de consideração e compaixão. Consideração exige uma nova percepção. A percepção cresce, a consideração cresce, a percepção cresce, a consideração cresce...

Além de ocorrer quando estamos mal, os lapsos éticos *põem em movimento uma corrente de efeitos e causas que tendem a fazer com que **continuemos** mal*. Em geral, as ações não éticas criam e reforçam o mesmo tipo de estados mentais e emocionais negativos, infelizes e ineficazes que as provocam.

O **nosso comportamento mais ético** propaga estados mentais e emocionais positivos, felizes e eficazes. O nosso comportamento mais corajoso e generoso acontece quando estamos na nossa melhor forma, e tende a nos predispor a nos sentir bem e a agir de acordo com nossos valores mais elevados em momentos futuros.

Pagamos caro por nossos lapsos éticos. E as boas escolhas éticas compensam generosamente.

- Os **custos a *curto prazo*** do comportamento não ético são *estados mentais e emocionais infelizes, contraídos e ineficazes*.

- Os **custos a *longo prazo*** do comportamento não ético são piores – um ciclo *vicioso* de mentiras, autodesprezo e negação que desgasta os fundamentos da nossa integridade e virtude.

Quando fazemos coisas que não respeitamos ou que não conseguimos confessar, automaticamente geramos defesas para fazer frente aos nossos sentimentos. "Oh! que teia emaranhada tecemos..." De uma forma ou de outra, quase sempre escondemos os nossos lapsos éticos – dos outros e muitas vezes de nós mesmos. Isso nos rouba energia livre e prende a nossa atenção. E gera sentimentos perturbados que minam ainda mais a nossa energia.

O logro tem um custo extremamente alto. Divide a nossa psique, mina a nossa autoestima, compromete os nossos propósitos centrais e nos põe para baixo. Lograr a si mesmo tem o custo mais alto. Resulta em repressão psicológica, levando aspectos da experiência para o inconsciente e formando assim camadas inacessíveis de conflito inconsciente

Saída Fácil

Crunch! fez a cerca atrás de mim. Ah não! Não dá para encarar os prêmios extras do seguro, o incômodo, a demora, o aborrecimento... Olhei para cima, para baixo e para os lados. Ninguém tinha visto nem ouvido nada! Acelerei e saí de fininho.

Passaram-se semanas. Nenhum telefonema da parte prejudicada. Nenhuma acusação. Parece que eu tinha escapado, não é? Na época pensei que sim.

Mas o tempo conta outra história.

Por meses eu me senti desonesto, envergonhado, menos capaz de honrar os meus melhores instintos e as minhas mais altas aspirações. Por dentro, eu me sentia um rato furtivo e enganador. (E era mesmo!) Tinha apostado numa saída fácil em vez ser alguém de quem me orgulhasse.

E aquela escolha continuou a ressoar durante anos. Tinha minado o meu senso de integridade. Sentia que não merecia nem tinha o direito de manter a cabeça erguida e defender o que me parecia nobre e verdadeiro. Então, vivi sob uma sombra da qual tive que me desembaraçar, pouco a pouco, ao longo dos anos.

Paguei um preço muito mais alto e intangível do que os prêmios extras do seguro. Uma saída fácil pode ser extremamente cara.

dentre nós. Em outras palavras, *aumenta* a sombra. Isso enfraquece a nossa capacidade de manifestar integridade, de fazer escolhas sinceras e de viver com mais eficácia e força.

Tanto os comportamentos éticos quanto os não éticos tendem a se transformar em padrões que se autoperpetuam. O comportamento não ético torna mais difícil encontrar o caminho de volta para a plenitude e a felicidade. O comportamento ético não apenas nos faz mais felizes, mas torna mais fáceis as boas escolhas futuras.

O que a Ética Integral não é

1. *Ética Convencional*

Já discutimos o equívoco mais comum – a confusão da ética e da moralidade com a conformidade convencional ou com as normas sociais tradicionais que estabelecem distinções absolutas entre bem e mal.

A ética Integral e pós-convencional vai além das definições estreitas e sabe que as escolhas éticas podem ser mais bem percebidas pelas *intenções* da pessoa do que pelo seu *comportamento* exterior.

Isso não nos absolve da responsabilidade por maus resultados decorrentes de uma má execução ou por danos não intencionais que podemos causar aos outros. Na verdade, incita a percepção e a responsabilidade pela consideração e pela eficácia que trazemos a todos os aspectos do que fazemos.

Um ponto mais profundo: Ao criticar as limitações das perspectivas éticas convencionais, as pessoas às vezes acabam se comportando de maneira irresponsável em nome de uma perspectiva mais elevada. Esse é um exemplo da falácia *pré/trans* (ou *pré/pós*), em que as ações *pré*-convencionais são confundidas com ações *pós*-convencionais, já que são ambas **não** convencionais. Essa é uma consequência comum e perniciosa do relativismo pós-moderno. Altos *insights* pós-modernos podem inadvertidamente abrir o caminho para a regressão a um nível inferior de funcionamento moral.

Paradoxalmente, *a Ética Integral reafirma muitas vezes o respeito por comportamentos morais convencionais*, mas por razões diferentes. Por exemplo, como valorizamos a importância de viver numa sociedade ordeira e legítima, obedecemos às vezes leis que consideramos desnecessárias. Ao dirigir, posso parar num semáforo e ligar a seta antes de fazer uma conversão, mesmo que não haja nenhum outro carro por perto. Fazemos isso não porque estamos presos à ética convencional, mas porque queremos viver numa sociedade em que todos obedecem a certas regras. De fora, essa moralidade pode parecer quase idêntica à moralidade convencional, mas a Ética Integral é baseada numa perspectiva solidamente pós-convencional, mais profunda e cheia de nuances.

2. Brando e Humilde

O segundo equívoco é relacionar o comportamento ético ou moral de alto nível com a total falta de agressividade (mesmo que saudável).

No entanto, a capacidade de defender as fronteiras do eu é um estágio necessário do desenvolvimento, sendo também uma **capacidade essencial desse processo**. A Ética Integral é informada pelo desenvolvimento, valorizando assim a capacidade de defesa saudável das fronteiras do eu. Assim, há lugar para a agressividade eficaz e saudável no comportamento ético Integral.

Não há necessidade de idealizar a consideração pelos outros à custa da consideração por si mesmo. A consideração saudável começa com a consideração por si mesmo e se estende em círculos concêntricos para incluir a família, os amigos, a comunidade e o mundo. Temos consideração por nós mesmos e pelos outros, e não pelos outros *em detrimento* de nós mesmos.

Quem pratica uma Ética Integral madura tem que habitar a compaixão masculina e a feminina, como for apropriado. A compaixão feminina se expressa como aceitação, consideração, cuidado e doçura. A compaixão masculina se expressa como discriminação, desafio, fixação de limites e honestidade implacável – tudo motivado por amor. É preciso mobilizar essas duas capacidades para incorporar a Ética Integral.

3. Culpa Residual e Falsos Lapsos Éticos

Uma terceira confusão muito comum vem em forma de falsos conflitos éticos. Às vezes, as pessoas pensam que estão passando por um conflito ético quando na verdade estão apenas confusas acerca de contradições entre mensagens sociais e os próprios instintos éticos. Em geral, isso ocorre quando a pessoa está em processo de superar uma série de estruturas sociais e morais e ainda não habitou plenamente as suas novas perspectivas.

Por exemplo, depois de trinta anos sendo a doce esposa do marido ambicioso, Judith ficou chocada ao se ouvir dizendo "Vá para o inferno!" por causa de uma pequena desatenção. "O que está errado comigo?", pensou. "Esse comportamento é terrível." Sentiu-se culpada, achando que tinha se comportado de maneira não ética. Mas não era o caso. Judith precisava mostrar a si mesma – e ao marido – que tinha superado o papel submisso tradicional que vinha representando. Depois de conquistar algum espaço para si mesma, ela passou a acionar a gentileza (ou a dureza) por escolha, como expressão de um modo muito mais livre de ser. O amor saudável por si mesma tinha aberto uma fenda profana no velho código de comportamento.

Muita gente passa anos trabalhando sentimentos residuais de culpa depois de perceber sabiamente que não é possível dizer toda a verdade sobre tudo para todas as pessoas que estão em níveis mais baixos de desenvolvimento, em especial figuras de autoridade como o patrão, o pai ou os professores, que não conseguem aceitar certas verdades. Há uma grande diferença entre falar com compaixão e sinceridade toda a verdade que pode ser ouvida (quando alguém não consegue ainda ouvir e processar tudo de modo equilibrado) e suas alternativas. Por um lado, podemos falar verdades indelicadas, ferir os outros ou provocar separação. Por outro lado, podemos justificar a sonegação de informações assumindo convenientemente uma postura de superioridade e condescendência, que nos afasta desnecessariamente dos outros. É preciso muita integridade e discernimento (e muitas vezes anos de aprendizado e crescimento) para agir habilmente com base nessas distinções.

Quando se ganha esse tipo de clareza, os falsos conflitos éticos desaparecem. No entanto, essas mesmas situações podem persistir na forma de difíceis problemas de comunicação, que podem exigir novas capacidades e uma nova percepção, e levar tempo para serem resolvidos com graça e facilidade. Mas não são mais genuínos conflitos *éticos*.

Concluindo os Seus Karmas

Em geral, o comportamento não ético fere alguém em particular ou a sociedade em geral. Esse dano deixa um legado. Mesmo que não sintamos culpa ativamente por uma má ação do passado, ela quase sempre permanece como uma ponta solta sutil. Prolonga-se como uma transação irresoluta com o mundo. Impõe condições limitantes à nossa integridade. Aparece também na relação com quem quer que tenhamos ferido.

Uma palavra útil para isso é "karma". Aqui, não a usamos no sentido tradicional (como fizemos na p. 282) e nem com a conotação de ideias muitas vezes confusas que algumas pessoas associam a essa palavra. É só uma palavra econômica para se referir aos *fardos intangíveis que inconscientemente assumimos quando ferimos os outros*.

Concluir os karmas inconclusos é uma prática ética. Você pode confessar e se desculpar. Pode ressarcir financeiramente. Pode pedir perdão. Pode fazer favores ou prestar serviços para reparar o desequilíbrio que criou.

Mas alguns erros não podem ser reparados. Às vezes, aqueles que ferimos já morreram. Ou as consequências das nossas ações estão além de qualquer reparação. Ou há karmas demais para serem corrigidos individualmente.

Podemos fazer o que é possível para concluir certos karmas. Podemos enfrentá-los de maneira totalmente autêntica. Podemos sentir remorso genuíno; podemos lamentar as perdas que já não é possível sanar; podemos nos arrepender sinceramente. O verdadeiro arrependimento pode ser profundamente tranquilizador: põe os nossos pés no chão e nos firma nas nossas intenções éticas sinceras à medida que avançamos para o futuro.

No arrependimento verdadeiro, não estamos mais nos escondendo de nós mesmos. Então, alguma coisa kármica foi concluída, mesmo que não tenha sido possível resolvê-la diretamente com as pessoas que ferimos. Concluímos os nossos karmas da melhor maneira possível vivendo de modo a refletir a nossa sinceridade e as nossas intenções mais elevadas.

Nesse contexto, uma definição operacional para Ética Integral seria: "Não crie novos karmas negativos e conclua os antigos na medida do possível".

Não é o que Você Fez, Mas o que Fará em Seguida

Muitas vezes, é só depois do fato que tomamos consciência dos nossos impulsos em direção ao comportamento não ético. Eles se revelam depois, em momentos de retrospecção. Somos apanhados como um cervo pelos nossos próprios faróis, visíveis – ao menos para nós mesmos – como um rato mentiroso e sujo. Parece então que é tarde demais para sermos a pessoa que aspirávamos ser.

Uma enxurrada de novos impulsos nos inunda: "Será que vou ser pego?", "Será que os outros vão descobrir?", "O que eles vão pensar?", "O que será que posso dizer ou fazer para melhorar as coisas?" Sentimos vergonha. E queremos que tudo aquilo desapareça.

É hora de lembrar: *"Não se trata do que você fez, mas do que fará em seguida"*.

Esse é um momento de escolha crucial. É o momento em que desculpas forjadas, mentiras e encobrimentos são postos em ação, aumentando o seu karma ruim. É também a melhor oportunidade para erradicar esse karma ruim logo no início.

O crime não é apenas o acidente: é também *abandonar a cena do acidente*. Não é apenas o escândalo original: é o *encobrimento*. Não se trata apenas do que você fez, mas do que fará em seguida. Muitos dos nossos piores pesadelos éticos vêm de escolhas ruins que fazemos quando já estamos nos sentindo mal a respeito de nós mesmos e não queremos enfrentar as consequências.

Agarre a oportunidade. Reúna coragem para admitir o erro, pedir desculpas ou fazer reparações quando for o caso, e para suportar o embaraço ou o custo de consertar as coisas. Não é fácil. Mas esse é o segredo: *é uma barganha!* Esconder os nossos erros só acumula multas e juros sobre o preço doloroso que queremos deixar de pagar. É melhor enfrentar a situação e seguir em frente com o coração mais leve e a mente mais clara. Quando você encara um lapso ético e assume a responsabilidade por ele, não precisa mais escondê-lo, sentir-se culpado ou perder o respeito por si mesmo, perdendo também energia, atenção e poder pessoal.

Uma chave para a Ética Integral autêntica é a aceitação da própria falibilidade. Quando você se dispõe a se comportar eticamente, sabe no fundo que pode haver um momento futuro em que descobrirá que estragou tudo. Mas tudo bem. Na verdade, é essa a natureza da prática.

A prática é como andar de bicicleta. Não dá para garantir que você nunca cairá da bicicleta. Afinal, a estrada é longa e não dá para ver o que ela trará. O máximo que você pode fazer é não perder muito tempo se cair: sacuda a poeira e volte para a bicicleta. Isso você sabe que sempre poderá fazer.

A *Ética e a Relação Consigo Mesmo*

O comportamento interior abusivo contra si mesmo ocupa um dos primeiros lugares entre as muitas doenças psicológicas da sociedade pós-moderna. É o caso da autocrítica dura demais. Os pais interiores de muita gente são indelicados e a sua conversa interior é temperada com expletivos, hostilidade, insultos, julgamentos negativos e um contínuo estado de suspeita. Então, a relação consigo mesmo é uma rica arena para a prática ética, a compaixão feminina e a autocura.

No entanto, você também precisa de compaixão masculina. Às vezes, a nossa conversa interior negativa é baseada na compreensão correta da nossa consciência ou da autopercepção judiciosa. Estragamos tudo! Não basta ter compaixão por si mesmo: é essencial também se enxergar corretamente e se comprometer a viver à altura dos seus mais elevados valores e possibilidades.

Pode até ser antiético descartar autocríticas válidas, já que elas são o melhor guia para o crescimento ético e para uma nova responsabilidade por si mesmo. O verdadeiro comportamento ético na relação consigo mesmo tem que reunir compaixão masculina e compaixão feminina num equilíbrio continuamente regulado.

Vamos olhar mais de perto essa dinâmica yin-yang.

Autocompaixão Masculina

Viver conscientemente exige escolhas, fronteiras e limites claros. O rio precisa das margens para fluir para o mar. Sem a autocompaixão masculina, a prática pode ficar flutuando à deriva.

A autocompaixão masculina tem duas dimensões: **discernimento**, ou a coragem inabalável para enfrentar realidades desagradáveis, e **disciplina**, ou disposição para escolher e pôr em prática novos hábitos e comportamentos em vez dos antigos padrões que não servem mais.

Expressar autocompaixão masculina é um tremendo ato de amor por si mesmo. Com isso, você ganha mais autorrespeito e capacidade de se mostrar na vida com mais autoridade natural. Isso libera uma tremenda energia e capacidade de foco – o que faz muita diferença, permitindo-lhe ser a pessoa que você deseja ser na sua prática, no trabalho e nos relacionamentos-chave.

Um dos segredos centrais da prática transformadora é o enorme impacto de invadir intencionalmente os seus hábitos confortáveis e interrompê-los. Fazer isso regularmente é um dos segredos que mantêm a prática viva.

Autocompaixão Feminina

A autocompaixão masculina e a feminina podem coexistir muito bem. Discernimento e disciplina não exigem críticas duras ou um coração fechado. Você não precisa se odiar para enxergar os seus padrões e escolher outros. A autocompaixão feminina engraxa as rodas da disciplina porque diminui a tendência de partes do eu a se fecharem umas às outras numa resistência improdutiva.

O hábito da conversa interior negativa não se modifica facilmente. Muitas vezes, o primeiro passo é ser menos rígido e aceitar o abusador interior. Um ambiente interior de autoaceitação e perdão tem que começar em algum lugar.

Se forem recebidos com aceitação compassiva, o julgamento interior e o ódio por si mesmo vão aos poucos se abrandar. Você pode modificar a conversa interior, mas é bom relaxar no meio-tempo e cultivar suavemente uma atmosfera interior de aceitação e gratidão.

Quando você começa a se tratar com mais compaixão e consideração, fica mais natural e mais autêntico estender essa compaixão e essa consideração aos outros.

A Ética do Trabalho com a Sombra

Uma das melhores coisas que você pode fazer para as pessoas que lhe são próximas é assumir a responsabilidade pelas suas projeções psicológicas. Odiamos quando alguém está tão preocupado com questões não resolvidas do passado que não consegue nos ver como realmente somos e nem se relacionar conosco abertamente no presente!

No entanto, é da natureza da psique humana que as nossas experiências mais dolorosas fiquem escondidas na sombra. Tendemos a projetar os sentimentos não resolvidos nas pessoas que são importantes para nós – namorados, figuras de autoridade, figuras maternas e paternas, irmãos, subalternos – a lista vai longe.

Quando fazemos isso, descarregamos de maneira indireta e inconsciente as emoções negativas e as imagens restritivas na direção de quem as desperta.

Fazemos um favor ao mundo quando trazemos essas tendências à consciência e assumimos as nossas projeções. No processo, ficamos muito mais agradáveis de se conviver (e, incidentalmente, melhoramos a maneira como os outros nos tratam.)

Voando Abaixo da Altitude

A importância ética do trabalho com a sombra se estende também à nossa "sombra dourada" – as partes *superiores* de nós mesmos, que negamos ou reprimimos. Por exemplo, alguém que é capaz de fazer um julgamento Turquesa cheio de nuances e de agir de acordo com ele – mas que está *voando abaixo do radar* porque não quer levar um tiro – pode se esquivar agindo como se estivesse vendo as coisas de uma perspectiva Verde, socialmente mais aceitável. Esse tipo de coisa acontece o tempo todo e valores importantes são sacrificados sempre que isso ocorre. Observe todos os tabus embrutecedores – do anti-intelectualismo à extrema correção política – que as pessoas permitem que proliferem sem nenhum questionamento.

Por exemplo, o "boomeritis", o lado insalubre ou "amargo" do Verde, na tentativa de não marginalizar ou não descriminar o que quer que seja, chegou ao extremo de tentar abalar a bússola perceptual de todo mundo, chamando todas as distinções relativas ao desenvolvimento de "elitistas" e "patriarcais". Apesar de bem-intencionado, isso é um desastre porque cria confusão a respeito da realidade – e verticalidade – do crescimento e da maturação. Para não voar abaixo do radar, temos que fazer distinções necessárias e julgamentos de profundidade vertical.

Participar de uma comunidade de Praticantes de Vida Integral nos faz assumir a nossa própria capacidade e nos incentiva a voar na nossa *maior altitude autêntica*. Um exemplo é o exercício feito às vezes em reuniões *quacres*: "Que a próxima coisa que sair da sua boca venha do eu superior". A injunção de não voar abaixo da altitude, de não funcionar abaixo do nosso mais alto potencial, é uma forma de evocar esse aspecto crucial da prática ética vertical.

Responsabilidade Ética Expandida

À medida que assumir uma *responsabilidade ética 100%*, você começará a perceber perspectivas expandidas.

Por exemplo, será que sou eticamente responsável pela atitude da minha companheira? Não inteiramente. Mas tenho alguma influência sobre ela. Além disso, tenho alguma responsabilidade pelas escolhas que fazemos e pelo comportamento que temos como casal. Da mesma maneira, tenho alguma responsabilidade pelo comportamento dos meus filhos e dos meus animais de estimação.

Será que sou responsável pelo comportamento da organização onde trabalho? Pela instituição a que pertenço? Pela minha comunidade? Pela minha cultura em geral? Pela minha nação?

É claro que, quanto maior o grupo, menos capacidade tenho de determinar pessoalmente o seu comportamento. No entanto, esses grupos não têm uma responsabilidade externa aos seus membros individuais. Se eu não tenho responsabilidade, então todos os outros também não têm. Isso não existe. Não há como escapar: cada um de nós tem alguma responsabilidade real.

Em estágios mais elevados do despertar, sabemos que somos inseparáveis de todo o Kosmos em evolução. Assim, à medida que despertam, as pessoas passam a sentir um profundo senso de responsabilidade pelo mundo todo. Não é grandiosidade, mas um comprometimento sério e apaixonado. Paradoxalmente, isso não exige uma disposição pesada, sem humor e nem alegria, mas uma que inspire olhos lúcidos, coração aberto e coluna ereta. É o compromisso de enfrentar a própria hipocrisia – e superá-la. Manifesta-se como a vontade corajosa de par-

Por Mais Longe que Você Vá, Há Sempre um Horizonte

À medida que crescemos, a nossa prática ética evolui e, a cada estágio de crescimento, podemos observar três domínios éticos:

1. Questões éticas pelas quais somos sempre responsáveis. (Por exemplo, a maioria nunca consideraria seriamente cometer um assassinato.)
2. Questões éticas pelas quais somos responsáveis em geral, mas nem sempre. (Esse é o domínio em que estamos praticando e crescendo.)
3. Responsabilidades éticas com mais nuances, que vamos descobrindo. (Isso pode incluir questões da sombra e indelicadezas não intencionais, como interromper os outros, cortar alguém no trânsito ou comunicar indiretamente um negativismo implícito, por exemplo.)

O ponto-chave é o seguinte: **a prática ética de *todo mundo* apresenta desafios**. Um praticante sincero nunca é moralmente complacente.

É por isso que os diários dos maiores santos confessam um coração egoísta e um contínuo afastar-se de Deus. Enquanto isso, o mundo em que todos nós praticamos (incluindo os santos) *está sempre mudando*, apresentando-nos novos e mais complexos desafios.

Quanto melhor compreendemos a prática ética, mais humildes ficamos, profundamente conscientes das infindáveis camadas de desafios éticos dinâmicos. Paradoxalmente, ficamos também mais simples, mais leves e nos aceitamos melhor.

Como os dilemas éticos são inevitáveis (e não um sinal de uma falha terrível), ficamos paradoxalmente com o coração mais leve ao fazer o possível para nadar com integridade nas águas lamacentas deste mundo tão grande e por vezes tão estranho.

ticipar de maneira criativa, séria e responsável do trabalho duro nesta aventura evolutiva.

Esse é um koan profundo (uma charada zen, uma questão a ser vivida em vez de ser respondida levianamente). A responsabilidade pela nossa sociedade e pelo nosso mundo é especialmente pungente porque o mundo humano e natural está diante de desafios tremendos e porque as nossas instituições e sociedades contribuem para criar sofrimento e destruição em escala global. Juntos, estamos diante de muitos desafios sem soluções óbvias.

Como exercer a responsabilidade pelos grupos e sistemas de que somos membros? Como ter consideração saudável por nós mesmos e ao mesmo tempo estender a responsabilidade cívica e ética à sociedade em geral e ao mundo? Essas são questões profundas, difíceis e importantes.

À medida que amadurecemos, aumenta a nossa capacidade de lidar com essas charadas. O nosso senso de responsabilidade pelo mundo acaba se tornando um compromisso integrado, forte e saudável, totalmente diferente do zelo ingênuo do revolucionário idealista. Expressar um autêntico senso de propósito, missão e serviço, voltado para os outros e para o mundo é uma espécie de heroísmo a que todo mundo pode aspirar. Esse compromisso equilibrado não é apenas desperto, mas também fundamentado, sóbrio e estável. Um senso de grande urgência está contido nessa aceitação paciente e profunda. Há por certo muito valor no idealismo revolucionário, mas a Ética Integral reconhece também a sabedoria da reforma, das mudanças incrementais, da conservação e do idealismo prático.

A Leveza da Ética Integral

A ética convencional implica conter os próprios impulsos e se submeter a injunções superiores. Constrói capacidades essenciais que podem ser chamadas de "músculos morais". A ética convencional mais incipiente enfatiza a obediência, enquanto a ética convencional mais madura enfatiza a responsabilidade frente aos valores do grupo a que se pertence.

A ética pós-convencional mais incipiente tende a focalizar virtudes como liberdade, excelência e julgamento independente. As pessoas com uma ética pós-convencional não têm medo de se distanciar da multidão e de se libertar das opressivas restrições morais. A ética pós-convencional mais madura alimenta a sensibilidade com relação aos outros, o que pode se transformar num senso de participação e serviço.

A Ética Integral incorpora a inteligência e as capacidades de **todos** os níveis éticos. O seu espírito é leve e generoso e não pesado e obscurecido pela culpa. Embora esta seção tenha se concentrado em observar os custos dos lapsos éticos e em expressar consideração inteligente a cada momento, não tenha por favor uma reação infantil a essas instruções, como se fossem os "deves" do seu pai interior.

Observe que a Ética Integral é uma oportunidade de alegria e liberdade – um convite para se dedicar à prática ética num espírito de curiosidade respeitosa, inteligência e vigor apaixonado. *Não* se trata de remodelar o seu senso arraigado de obediência submissa em termos mais expandidos. Faça com que a sua prática seja ética no sentido de ser sincera, respeitosa e generosa, e com que permaneça informada pelo espírito ardente que escolhe a liberdade e a autoexpressão. *Seja livre* para se importar cada vez mais. *Expanda-se alegremente* numa liberdade e numa responsabilidade mais profunda e cada vez maior.

finanças e pelo caos de todas as outras áreas da vida que envolvem relacionamentos. Toda prática é uma questão de trazer consciência e consideração a cada momento da vida, e nenhum momento deixa de ter importância.

Todo Mundo Tem suas Coisas

Manter mudança e crescimento contínuos não é fácil. Quase todos nós nos adaptamos a padrões inconscientes. Tendências inatas interagem com experiências, dinâmicas relacionais e traumas do começo da vida, criando desafios únicos para cada indivíduo. Você pode ter comportamentos disfuncionais, pode se identificar com subpersonalidades contraídas ou ficar preso em ciclos repetitivos (como no triângulo dramático vítima-perseguidor-salvador). Todo mundo tem as suas coisas.

Essas coisas aparecem com mais pungência e clareza nos nossos padrões autodestrutivos. Muita gente deixa um casamento estagnado para recriar o mesmo padrão essencial com outro parceiro. No trabalho, muita gente descobre que os seus maiores obstáculos à eficácia e ao sucesso são as próprias crenças, pressupostos e padrões emocionais

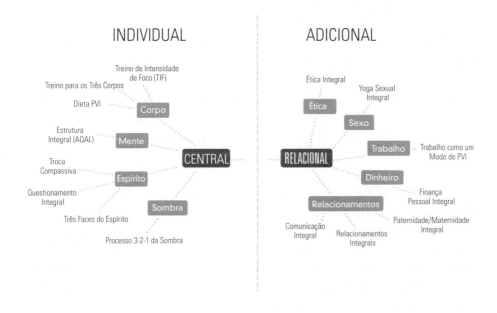

Figura 9.1   Práticas individuais e relacionais.

inconscientes. Muita gente acha quase impossível, mesmo depois de décadas de tentativas bem-intencionadas, se livrar desses limites.

O trabalho e os relacionamentos são as áreas mais enganadoras da prática, o teste acre de maturidade. São essas as principais arenas mediante as quais os padrões das pessoas são espelhados, e em que a sua prática pode mostrar frutos significativos – quando conseguem manter presença, consciência e consideração suficientes para suplantar os seus hábitos e transformar a sua vida de trabalho e de relacionamentos.

A prática em todos os módulos centrais é importante devido ao impacto sinérgico sobre essas outras áreas. Transformar a sua relação com o trabalho, a intimidade, a família, o dinheiro ou o serviço exige uma Prática Integral plena.

É preciso disposição para enfrentar os pontos cegos, sentimentos despercebidos e impulsos ocultos (módulo da Sombra); para enxergar com clareza e fazer escolhas inteligentes (módulo da Mente); para enfrentar a vida com saúde, sentimento e um corpo integrado (módulo do Corpo); para estar aberto e atento à Quididade sempre-presente de cada momento (módulo do Espírito). Isso exige consideração por si mesmo, pelos outros e pelo Kosmos (o módulo da Ética).

Mas praticar esses módulos-chave isoladamente é apenas o primeiro passo. Todas as capacidades desenvolvidas por meio da prática nos módulos centrais produzem frutos mais profundos quando confrontadas com as exigências desordenadas da vida diária. Assim, os Módulos Adicionais são *muito* importantes para quase todos nós, embora não sejam universais. Há pessoas que escolhem uma vida de celibato e renúncia, abrindo mão da intimidade e do trabalho convencional. Mas tais escolhas são incomuns e, para a maioria dos Praticantes de Vida Integral, alguns dos módulos adicionais são tão essenciais quanto os módulos centrais.

Criar uma vida que funcione é importante para quase todo mundo, mesmo quando isso não é considerado uma questão de prática. A Prática de Vida Integral é um modo de acolher as muitas tarefas e metas que são essenciais para uma vida feliz e funcional. A atitude Integral diz *sim* para a vida em todos os níveis, o que significa *sim* para os relacionamentos, a família, o trabalho e o sucesso convencional, assegurando equilíbrio e crescimento contínuo.

Mas a PVI situa tudo isso como prática contínua e não como objetivo *final*. Os antigos caminhos espirituais eram baseados na percepção de que até as mais excelentes e abençoadas vidas humanas são ameaçadas por perdas, doenças, velhice e morte. Perceberam profundamente que a realização convencional é fugaz. Por melhor que a sua vida possa se tornar, os momentos de realização passarão. Esse é um *insight* profundo e duradouro.

No entanto, isso não significa (embora fosse comum em alguns dos antigos caminhos) que você deve renunciar totalmente a certos tipos de realização. Um dia você vai morrer, mas ter saúde é uma boa ideia no meio-tempo! É possível dizer sim à vida e despertar para aquilo que transcende a morte. Essa abrangência reflete a disposição Integral. A PVI o ajuda a viver uma vida Integral, dizendo sim para a vida e sabendo, ao mesmo tempo, que todas as realizações vão acabar se dissolvendo.

É perfeitamente apropriado, numa Prática de Vida Integral, se dedicar de coração a metas de felicidade e sucesso na carreira e nos relacionamentos. Na verdade, isso reflete um *insight* radical: não há contradição entre vida e morte. Não há contradição nem mesmo entre querer que a vida funcione e se render à inevitabilidade de perder tudo no fim. O praticante Integral vive com esses paradoxos.

Então, que tal criar uma vida que funcione?

Esforço, Capitulação, Propósito e Compromisso

Criar uma vida que funcione exige esforço. No entanto, esforço demais pode atrapalhar a prática. As vidas mais realizadas fluem naturalmente e sem esforço.

À medida que a prática amadurece, você desenvolve a capacidade intuitiva necessária para viver esse paradoxo com sabedoria – aprende a dosar esforço e abandono a cada momento da vida. Você vai perceber que, quando é apropriado, o abandono não enfraquece o compromisso: você não fica vagando passivamente pela vida. E, quando é apropriado, o esforço não suplanta a sua capacidade de se abrir a forças maiores, de reconhecer que não consegue controlar tudo ou de ficar em contato com o momento presente.

O impulso evolutivo natural do Kosmos desperta em cada um de nós como um impulso em direção à autorrealização, ao despertar e ao serviço. Toda vida significativa tem propósito. Alguns propósitos dizem respeito a nós mesmos – saúde, longevidade, sucesso e felicidade. E outros aspectos vão além do eu – vontade de fazer uma contribuição, de compartilhar nossos dons, de servir à família, à comunidade e ao mundo.

Quando seguimos o nosso propósito, podemos descobrir uma visão para nós mesmos – um quadro intuitivo de para onde nos leva a vida e a prática. Essa visão pode se tornar clara e específica, a ponto de ser incorporada em metas específicas. Quando esses objetivos ficam claros e fazemos um esforço real para realizá-los, um poder tremendo é liberado. No Capítulo 10, discutiremos algumas práticas para definir a sua direção de vida e para elucidar o seu quadro geral como parte do processo de criar a sua PVI.

Um Rápido *Tour* por Alguns Módulos Adicionais

Os módulos adicionais mais importantes incluem não apenas trabalho e relacionamentos íntimos, mas todas as áreas-chave que enfrentamos na escola da vida. Vale a pena estudar em profundidade cada um deles. No entanto, como a vida pessoal de cada um é única, há muita flexibilidade naquilo que pode ser para você um verdadeiro "módulo" da prática. É claro que consideramos fundamentais os Quatro Módulos Centrais, além da Ética Integral. Mas uma vida de prática abrange qualquer área em que você cultive o seu desenvolvimento. Seguem-se algumas sugestões de módulos adicionais que podem fazer parte da sua Prática de Vida Integral:

Trabalho

O trabalho é uma área-chave da prática, já que quase todo mundo passa mais tempo trabalhando do que em qualquer outra atividade. Para ser eficaz no trabalho, a maioria das pessoas precisa exercitar a *vontade*, ou intenção (uma área-chave, com o próprio módulo da prática, a que voltaremos depois). O módulo do trabalho é uma oportunidade de desenvolver responsabilidade fundamentada, autoadministração mental e emocional, eficácia funcional, administração do tempo, comunicação, habilidades interpessoais e capacidade de liderança. É também uma oportunidade importante de prestar serviço aos outros e à própria comunidade. E de realizar e transmutar suas ambições criativas. É a arena onde você pode observar e cultivar as suas capacidades e definir a sua relação com poder, *status* e identidade pessoal. A prática nesse módulo é em geral muldimensional e está em contínua evolução.

Dinheiro

Por mais bem-sucedido (ou malsucedido) que você seja no trabalho, administrar a sua relação com riqueza e dinheiro é uma prática distinta. Inclui de tudo: controlar o talão de cheques, fazer orçamento, calcular os próprios gastos, estabelecer metas de ganhos e gastos, manter registros usáveis ou tomar boas decisões de investimento. Em geral, o trabalho é um aspecto necessário da liberdade financeira, mas a administração das finanças é a prática mais importante no que diz respeito à segurança na velhice e à oportunidade de fazer um uso criativo do dinheiro para servir aos outros. Assumir a responsabilidade por uma relação consciente com o dinheiro exige e constrói importantes capacidades psicoenergéticas que podem liberar a sua criatividade.

Administração do Tempo

Para muita gente, a administração do tempo é um aspecto-chave do módulo do Trabalho mas, fora do trabalho, também fazemos muitas escolhas importantes a respeito do uso do tempo. O tempo é o nosso recurso mais precioso e mais limitado. De inúmeras maneiras, a relação com o tempo determina as possibilidades da sua vida. À medida que a prática amadurece, a sua relação com o tempo pode evoluir, criando um ritmo de vida eficiente, livre e equilibrado, mesmo estando em contato com o presente atemporal.

Comunicação

Assim como a administração do tempo, a comunicação é uma habilidade de vida essencial. Todos nós temos que aprender a falar efetivamente para diversos grupos e pessoas, que ouvirão o que dizemos mediante um grande número de filtros – diferentes estruturas de percepção, de moral, de identidade e de valores. A comunicação efetiva exige habilidade para ouvir e se relacionar. Isso acaba sendo um teste: expõe as suas fraquezas e exige o máximo da sua força, gerando assim lições e crescimento. Ao longo da vida toda, a comunicação é um campo rico de aprendizado. E faz a diferença entre um relacionamento íntimo que fica estagnado e um que continua a crescer e a se transformar em formas mais profundas de amor.

Relacionamento Íntimo

Para muita gente, os relacionamentos íntimos são a base emocional, um centro fixo de realização, frustração, compreensão e crescimento. Para todos nós, formam uma arena central de aprendizado e transformação. É nela que se manifesta a intimidade e o arrebatamento. Nela, dançam os medos de abandono e sufocamento, além de necessidades básicas de autonomia e comunhão. Trata-se, portanto, de uma atmosfera altamente carregada. Acrescente uma série de diferenças e semelhanças inatas que unem e dividem homens e mulheres – e que aparecem no jogo de energias masculinas e femininas em relacionamentos de qualquer orientação sexual. É uma receita muito picante!

Ser um indivíduo autorresponsável, que tenha uma íntima ligação com um parceiro ao longo da vida, mantendo ao mesmo tempo o amor autêntico e a compreensão mútua, nunca foi fácil. O ritmo acelerado da vida pós-moderna só complicou ainda mais as coisas. O casamento e a família tradicionais vêm se modificando nas velozes culturas pós-modernas, trazendo uma complexidade sem precedentes a relacionamentos íntimos, ativos e conscientes. O caminho do crescimento por meio de um relacionamento comprometido exige que ambos os parceiros pratiquem intensamente, simultaneamente e um com relação ao outro, em meio a muitos paradoxos. Mesmo assim, os relacionamentos íntimos estão entre as mais ricas e mais transformadoras oportunidades da vida. Esse yoga profundo pode ser praticado numa ampla variedade de casamentos tradicionais, assim como em relacionamentos não tradicionais.

Sexualidade

Como a reprodução é vital para a sobrevivência, a sexualidade é uma das expressões mais poderosas do nosso impulso primordial. Temos uma percepção instintiva da sexualidade como a própria intensidade psicoenergética da qual fomos concebidos e da qual os nossos vínculos humanos originais foram forjados. Ela nos atrai. Vivida conscientemente, em cada um dos três corpos, a sexualidade pode ser profunda, extática e tranformadora. Pode ser uma ocasião para a circulação e a troca íntima de energia vital. Mas ela é basicamente uma ocasião para dar corpo à intimidade, ao amor e à consideração. A yoga sexual recorre a muitas práticas, dos tantras antigos às modernas técnicas de comunicação, do ato de amor apaixonado à silenciosa percepção-sentimento, ao ardor casto do Amado Kósmico. Praticada conscientemente, a sexualidade pode ser uma prática extática e libertadora.

Família e Paternidade/Maternidade

O amor materno ou paterno está entre as experiências mais gratificantes da vida. Mas ser pai ou mãe não é nada fácil. Para Freud, essa era uma "profissão impossível", mas pode ser considerada também uma "profissão indispensável". Criar um filho consciente, amoroso, capaz e feliz é uma das realizações mais importantes e desafiadoras da vida. A tarefa é enorme: transformar-se num adulto funcional exige hoje muito mais do que há dezoito anos e o papel dois pais se expandiu à medida que a vida pós-moderna se tornou mais complexa. Em meio à disrupção cultural, algumas abordagens tradicionais à criação dos filhos são ainda mais essenciais, enquanto outras estão se tornando inadequadas. Os pais têm que fornecer o relacionamento básico dos filhos e também criar as estruturas que contêm e moldam a vida deles. Isso exige uma disciplina firme, amorosa e adequada a cada idade, assim como autenticidade sincera. Essas são dádivas vitais e exigem muita entrega, coragem, amor e disciplina. É uma prática profunda mostrar continuamente o máximo de consciência, consideração e compromisso – mesmo em meio ao caos, ao prazer e à dor de criar uma ou mais novas vidas. Quando é praticada conscientemente, a maternidade ou a paternidade desenvolvem muita sabedoria e compaixão.

Comunidade

É só em situações de grupo que conhecemos alguns aspectos de nós mesmos. Somos animais sociais que aprendem por meio de *feedback* social. Precisamos participar com outras pessoas de comunidades de um tipo ou de outro – colegas de escola, amigos, copraticantes, colegas de trabalho ou vizinhos. Crescemos por meio das amizades, dando e recebendo. Crescemos por meio da relação com outros praticantes, em que apoiamos os outros e somos apoiados por um campo de valores e compromissos compartilhados. Temos também responsabilidade pelas nossas comunidades mais amplas – locais, nacionais e globais. Algumas pessoas honram essa responsabilidade através do serviço comunitário de um tipo ou de outro; outras se engajam em responsabilidade social ou participação cívica, incluindo o voto e a política, para expressar essa responsabilidade por comunidades mais amplas.

Serviço

Servir com o coração alegre é um caminho direto para participar da energia que sustenta a vida e eleva o espírito. É dando que se recebe mais plenamente. Um dos principais segredos de uma vida feliz é a prática consciente de servir com intencionalidade sincera. Todo mundo serve aos outros, mas nem todo mundo o faz no espírito de serviço. E o serviço pode se estender não apenas às outras pessoas, mas também aos animais, às plantas, ao ambiente, aos sistemas e a todo o mundo natural. À medida que a sua vida devocional se torna autêntica e plena, o serviço é um modo de pôr esse espírito devocional em ação, usando o corpo todo para efetivar a sua comunhão com o amado Kosmos.

Natureza

Comungar com o mundo natural é essencial na PVI de muita gente. Essa comunhão pode tomar a forma de jardinagem, caminhadas, navegação ou serviço físico em prol da natureza, como coletar lixo ou proteger espécies ameaçadas. Plantas e criaturas selvagens podem ser profundamente curativas e inspiradoras, e podemos também efetivar a nossa totalidade cuidando delas. O misticismo da natureza é uma expressão antiga e quase universal do módulo do Espírito. Absorver as energias densas e sutis dos ambientes naturais através de todos os sentidos é central também para o módulo do Corpo.

Criatividade

Quando têm acesso à "musa", as pessoas entram em contato com uma fonte superior de inspiração criativa. No entanto, os artistas mais dedicados sabem que precisam também de longas horas de transpiração para fazer o seu trabalho. Praticar uma arte exige disciplina e entrega e pode ativar modos de ser que raramente afloram na vida comum. Abrir-se a esse fluxo criativo é um yoga interior que se mostra de maneira única a cada um, seja a sua arte o *jazz*, a poesia, a pintura, a dança, o canto, a composição musical, a atuação, o cinema, o *snowboarding* ou o *design* gráfico. Para muita gente, a prática da criatividade é um módulo-chave, essencial para a prática de vida, já que a expressão criativa favorece um crescimento excepcional do caráter humano e da relação com o Espírito. Para algumas pessoas, praticar violoncelo é central para a PVI e uma das suas dádivas mais profundas ao mundo, independentemente da sua noção de prática.

Vontade

Nos módulos do Trabalho, do Dinheiro e até dos Relacionamentos, é essencial a capacidade de atingir as metas que escolhemos. Quase todas as formas de prática implicam a capacidade de nos disciplinar. Subjacente a quase todo empreendimento humano está o exercício da *intencionalidade*, ou vontade. A sua vontade pessoal pode ser considerada por si só um módulo. Na verdade, muitas abordagens ao crescimento pessoal se concentram no desenvolvimento da vontade pessoal, começando pela capacidade de discernir prioridades e fazer escolhas apropriadas que se transformam em propósitos, de defender o que desejamos manifestar na vida e finalmente de magnetizar e atrair os outros para a nossa visão. Não se trata apenas de ter "força de vontade", mas de *liberdade* e *inteligência* no exercício dessa vontade. Maturidade plena significa ser capaz de exercer a intenção com uma alta efetividade, mas sem stress indevido e nem apego aos resultados. Uma vontade altamente desenvolvida é essencial para a realização dos propósitos da vida.

A prática das Afirmações apresentada mais adiante neste capítulo é um modo excelente de usar e cultivar a sua vontade. No entanto, você vai perceber que o *comprometimento básico com a prática* vai desenvolver o poder de intencionalidade em todas as outras áreas da sua vida.

Usando a Estrutura Integral na Vida Diária

O que torna a PVI diferente de outras abordagens à prática é a Estrutura Integral. Praticar dentro de um contexto AQAL – com a tela de radar pessoal alerta às ricas dimensões e perspectivas presentes em cada momento – intensifica a sua experiência vivida. Com uma consciência e uma estrutura mais ampla você pode literalmente deixar entrar mais vida, mais realidade. É verdade também que o excesso de ênfase na teoria encobre o território que deveria iluminar. Você pode desperdiçar a vida como um turista que fica com a cabeça enfiada no mapa e esquece de olhar a paisagem luxuriante à sua volta. Mas, usado com sabedoria, o mapa AQAL ilumina a profundidade e a riqueza em evolução da vida, de modo que possa ser vivida mais plenamente.

Você já sentiu que as múltiplas perspectivas expressas por AQAL lançam uma nova luz sobre áreas conhecidas da vida, como Corpo, Mente, Espírito e Sombra (os módulos centrais da PVI). Da mesma maneira, uma perspectiva integral oferece contribuições únicas aos módulos adicionais da prática.

A teoria Integral não lhe diz como praticar ou como viver. Ela lhe oferece *novas perspectivas da prática e da vida*, novas possibilidades e novos horizontes.

A PVI procura o equilíbrio entre teoria e prática, entre o mapa e o território. Ter uma visão Integral ilumina a prática da maternidade ou paternidade, do sexo, da comunicação, da liderança e assim por diante. Lembre-se: o Sistema Operativo Integral funciona psicoativamente. Ele o modifica de dentro para fora e literalmente o leva a novos horizontes de experiência.

Vendo os Módulos Adicionais Através de Cinco Lentes Integrais

Cada um dos módulos adicionais poderia por si só ser um livro (ou vários!). A nossa intenção não é cobrir cada módulo em profundidade, mas mostrar como a Estrutura Integral ilumina alguns dos módulos adicionais e traz novas perspectivas a essas áreas tão importantes. Assim, o resto deste capítulo é organizado através dos elementos AQAL: **quadrantes**, **níveis**, **linhas**, **estados** e **tipos**.

Usando os Quadrantes

Assumir mais perspectivas em qualquer área – a relação com a sogra, os investimentos financeiros ou o jogo de golfe – aprofundará a sua prática nessa área. Um atleta de primeira linha compreende o seu esporte de dentro para fora, assim como uma pessoa de negócios bem-sucedida acaba conhecendo a sua atividade e os seus clientes do maior número de ângulos possível. A razão é simples: quanto mais perspectivas você tem, mais informadas, inteligentes e apropriadas serão as suas escolhas.

Pode apostar que um craque do basquete capta toneladas de fenômenos que os espectadores nem percebem. Atrás de uma decisão tomada numa fração de segundo – passar ou lançar, por exemplo – se escondem considerações como química da equipe, estado de confiança, capacidade defensiva do oponente, lesões pessoais, estratégia do técnico, o placar, o tempo e dezenas de outros fatores, que surgem integrados na consciência do atleta naquele momento.

Da mesma forma, tudo isso se esconde também atrás de um sim ou não de um executivo experiente que consegue discernir rapidamente indicadores e sugestões sutis, ligar os pontos para formar um plano estratégico e uma macrovisão, e dar uma resposta decisiva. Os líderes que ampliam as fronteiras da sua disciplina assumem perspectivas com mais profundidade e mais extensão do que a maioria. E o fazem graças a uma vida inteira de prática dedicada.

Um bom mapa não consegue impedir os erros, mas pode revelar pontos cegos e nos ajudar a pisar no lugar certo ao explorar novas áreas da vida. Saber onde procurar e que perguntas fazer são vantagens enormes.

O módulo do Trabalho aparece em todos os quatro quadrantes. Trata-se, afinal, de como você passa cerca de um terço das horas de vigília do seu dia.

O emprego e a carreira estão entre as maiores escolhas da vida. Descobrir um meio de ganhar a vida que sirva a você, aos outros e ao mundo já é por si só uma tarefa de herói. Por meio do trabalho, você pode expressar não apenas o seu caráter, mas também parte do seu propósito de vida. Isso é em geral um impulso central da prática, expressando um desejo primal de autorrealização e serviço.

Você pode trazer uma percepção cheia de nuances a essas investigações usando os quadrantes como uma lente multiperspectiva. O mapa dos quadrantes não lhe dirá explicitamente que carreira ou emprego procurar, mas destacará as perspectivas-chave universais que você pode assumir com relação a qualquer emprego ou carreira. Um mapeamento de algumas perguntas-chave que você pode fazer a respeito de uma oportunidade de emprego pode ser encontrado na figura 9.2, na p. 311.

Um rápido escaneamento dos quatro quadrantes pode ser usado de infinitas maneiras. Aqui, proporciona *insight* ao destacar as dimensões-chave que mais importam, sem privilegiar ou ignorar nenhuma. (As perguntas da figura 9.2 são apenas uma pequena amostra das muitas que podem se aplicar a cada quadrante.)

Se parte da sua prática do Trabalho inclui trabalhar para uma empresa aproximando-se de um centro de gravidade Integral ou atuando como um agente de mudança organizacional que transforma a sua atual empresa de dentro para fora, você pode usar os quadrantes para designar as características que está procurando numa organização Integral (ver figura 9.3, p. 312).

Identificar as suas intenções de prática em todos os quatro quadrantes e ver como todas elas se relacionam e se alinham (ou se tetra-entrelaçam) umas com as outras cria uma forte sinergia para a Prática de Vida Integral no trabalho. O seu trabalho é consumado não apenas pelo que você faz, mas também por *quem você se torna* ao realizar as tarefas. O mesmo se aplica a qualquer módulo da PVI.

Níveis e Linhas de Paternidade/Maternidade

Como você deve se lembrar, os seres humanos crescem através de múltiplos *níveis* ao longo de várias *linhas* de desenvolvimento. Isso é ainda mais óbvio no drama de uma criança crescendo. Os pais são abençoados com a oportunidade de participar do exemplo mais óbvio e inegável da evolução da consciência: a transformação de um bebê recém-nascido num adulto. A história inteira da evolução da consciência é gradualmente reapresentada por intermédio de cada criança. Em poucos anos, o recém-nascido se desenvolve através de vários níveis (ou altitudes) de maturidade, do Bege ao Âmbar e (espera-se) além.

Eis o que faz da paternidade/maternidade uma das práticas Integrais mais importantes: cada nível do desenvolvimento da criança exige um nível correspondente de paternidade/maternidade. A prática de paternidade/maternidade Integral é um tango floreado na pista de dança evolutiva, numa tentativa de manter o mesmo ritmo de um ser humano em crescimento.

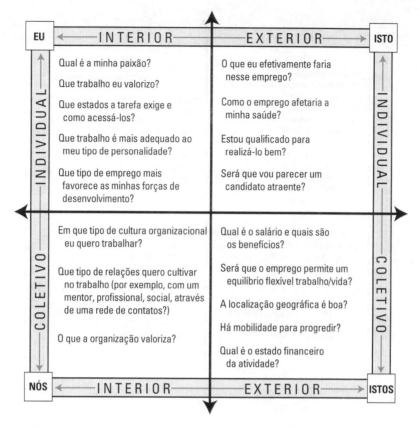

Figura 9.2 Procura de emprego em todos os quatro quadrantes.

Na História de Níveis e Linhas da p. 313, no início Mark não consegue adaptar a sua conduta de pai ao nível de desenvolvimento de Jamie. Ele tem que aprender a traduzir a sua vontade de se comunicar em termos que façam sentido para Jamie. Muitas questões pais-filhos vêm da inflexibilidade de desenvolvimento dos pais.

Às vezes, os pais superestimam a capacidade do filho, como Mark fazia. Mas é ainda mais comum que *subestimem* a capacidade do filho. Na verdade, é um truísmo entre os psicólogos infantis que os pais tendem em geral a se dirigir aos filhos no nível de desenvolvimento em que a criança estava um ano antes! Essa é uma das maneiras pelas quais os pais lançam as sementes da alienação adolescente.

Em geral, o desenvolvimento cognitivo da criança caminha à frente das linhas da moral, dos valores e da autoidentidade. Isso oferece

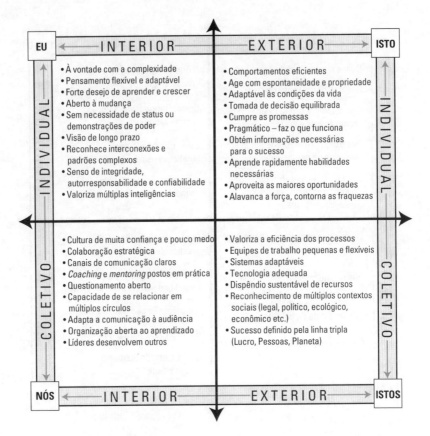

Figura 9.3 Os quatro quadrantes de uma organização Integral.

uma valiosa oportunidade para pais e professores desafiarem a criança a analisar situações específicas e a descobrir por si mesma as implicações. Muitas vezes, isso ajuda a criança a usar a sua sofisticação cognitiva em termos morais e interpessoais (onde tem um impacto mais importante sobre os outros).

Compreender o psicógrafo único do seu filho é importante para a paternidade/maternidade Integral. Se, por exemplo, você tem uma filha com um alto nível de empatia, consideração e sensibilidade emocional, pode alavancar essa força. Pode convidá-la para participar de atividades que lhe permitam expressar e cultivar a inteligência do coração: por exemplo, oferecer tutoria a colegas na escola ou cuidar do animal de estimação da família. Pode então incentivá-la a

Uma História de Níveis e Linhas

Muitas vezes, Susan ficava triste por causa da tendência do marido a falar de um modo que estava além da compreensão de Jamie, o filho deles. Mark amava o filho, mas não conseguia resolver o problema. Usava palavras simples e olhava o filho nos olhos, mas não chegava onde Jamie estava. Vezes seguidas, introduzia conceitos abstratos. Fazia sermão. E vezes seguidas os olhos de Jamie se perdiam no vazio.

Felizmente, Susan tinha uma amiga, Meg, que era psicóloga do desenvolvimento. Meg observou que a consciência de Jamie estava num estágio de desenvolvimento que se identificava melhor com mitos e histórias. Com a ajuda de Meg, Susan e Mark consideraram outras maneiras de Mark comunicar a importante sabedoria de vida que tanto queria compartilhar com o filho.

Juntos, descobriram uma história que comunicava o que Mark queria dizer. Ele contou a Jamie a história do atleta olímpico Glenn Cunningham.

Quando menino, os ferimentos sofridos num incêndio terrível fizeram com que Glenn perdesse vários dedos dos pés e toda a sensibilidade nas pernas. Os médicos lhe disseram que provavelmente nunca voltaria a andar. Depois de muito tentar e praticar, ele conseguiu mexer os dedos, depois os pés, depois ficar em pé e finalmente andar. Então aprendeu a correr. À medida que corria, ia ficando cada vez mais veloz. Começou a competir. Não venceu logo de início. Mas não deixou que isso o desanimasse e continuou a praticar. Depois de alguns anos, Glenn Cunningham, antes "aleijado", tornou-se o corredor mais veloz do mundo!

Dessa vez, os olhos de Jamie não ficaram perdidos no vazio. Ele adorou a história. Pediu ao pai que a contasse de novo. E de novo! Aos poucos, foi entendendo a mensagem. Mark ficou arrepiado quando viu Jamie lutando para amarrar os sapatos, fracassar várias vezes, recusar-se a desistir e dominar finalmente a sua nova habilidade.

---

falar sobre a experiência ou fazer um diário, ajudando-a assim a conectar a mente e o coração, e a desenvolver a compreensão intelectual de si mesma.

Se a sua outra filha é uma atleta natural que adora dançar, jogar vôlei ou patinar no gelo, você pode apreciar e validar essas habilidades cinestésicas jogando com ela e acompanhando-a nos eventos esportivos. Pode então sugerir que ela ensine as suas habilidades para uma irmã mais nova ou para uma amiga, ajudando-a assim a melhorar a capacidade de comunicação e também a equilibrar competitividade e cooperação.

A compreensão de níveis e linhas implica ir ao encontro da criança onde ela está e ao mesmo tempo criar condições que a ajudem a desenvolver níveis mais elevados.

A disciplina é um ato de amor. As crianças precisam de regras claras, limites e estruturas. E às vezes elas testam esses limites e ficam chateadas quando não conseguem excedê-los. Pais habilidosos conseguem estabelecer limites firmes permanecendo abertos para mudá-los à medida que os filhos amadurecem e as velhas abordagens perdem a eficácia.

Não é fácil estabelecer limites para adolescentes rebeldes no processo de desenvolver um senso autônomo de eu. Mas eles estarão mais dispostos a fazer acordos com os pais. Nesse estágio, os pais obtêm os melhores resultados expressando as suas necessidades e estando disponíveis para ajudar sem infringir a responsabilidade do adolescente pelas próprias escolhas e por suas consequências.

Estados da Prática

Experimentamos estados notáveis de corpo, mente e espírito nos momentos mais especiais da vida. Mas quando um estado extraordinário passa, ele se foi. E o momento seguinte será diferente. Quando tentamos nos agarrar a estados exaltados, eles definham nas nossas mãos. Se, como diz William Blake, "beijamos a alegria quando ela voa", "vivemos no alvorecer da eternidade". Não funciona "prender a si uma alegria". Essa é uma das lições centrais a serem aprendidas sobre *estados*.

Os estados vão e vêm o dia inteiro todos os dias. Emoções inconstantes, flutuações da bolsa de valores e conversas vão e vêm como o clima, como a gripe. Os meditadores experimentam vários estados de consciência. Os negócios passam por estados de lucros e perdas. Os artistas gozam de estados de inspiração criativa e agonizam em períodos opacos de bloqueio criativo. Os namorados se fundem em devoção mútua e no momento seguinte se sentem desconectados e magoados. Os estados existem como a mudança constante e a impermanência da realidade fenomênica.

Numa prática sexual consciente, os casais podem passar por estados profundos de abertura transcendental do coração e de expansão extática da mente. No entanto, um pensamento negativo ou um comentário inoportuno pode jogar os parceiros em estados de preocupação,

Aquele que prende a si uma alegria
Destrói assim as asas da vida
Mas aquele que beija a alegria quando ela voa
Vive no amanhecer da Eternidade.
— William Blake, em *Canções da Inocência e da Experiência*.

medo e remorso. Os estados podem ocorrer de maneira imprevisível e sem aviso. Alguém que caminha pela floresta pode estar ansioso e tenso num momento e, de repente, experienciar uma súbita unidade com o ambiente – uma identificação imediata e óbvia com as formigas, os pássaros e as árvores – num estado transcendental de misticismo.

Ou, para dar um exemplo mais concreto, observe como os seus cinco sentidos físicos acionam lembranças com vívidos estados emocionais que parecem vir do nada: sentir o perfume de um antigo namorado, ouvir a voz dura de um antigo patrão, sentir o gosto salgado do mar, tocar o pelo macio de um cachorro, ver os seus pais olhando para você de uma velha fotografia.

Finalmente, considere a relação de um pai ou de uma mãe com o filho pequeno. Com habilidade inacreditável, uma criança pequena pode acabar com os nervos dos pais, levando-os a estados de extrema irritação, frustração e raiva. No entanto, um sorriso ou um abraço no momento oportuno pode derreter o coração dos pais e reabrir a comporta de amor pela criança.

A prática de se relacionar a estados implica o paradoxo de esforço e aceitação. Viver de maneira consciente exige conhecimento e aceitação de todos os estados passageiros. Os estados vêm, permanecem por um tempo e depois deixam de ser. Perceber estados efêmeros e aceitar os inevitáveis altos e baixos das correntes da vida é essencial para uma vida consciente.

Mas, falando relativamente, alguns estados são mais desejáveis do que outros. Os políticos trabalham por um estado de prosperidade econômica. Os ecologistas tentam facilitar estados de sustentabilidade. Parceiros íntimos com um relacionamento consciente buscam estados mais profundos de conexão, vulnerabilidade mútua e consideração. Os meditadores treinam para experimentar estados transpessoais, ou seja, sutis e causais.

A Prática de Vida Integral tem que incluir *aceitação de estados* e *treino de estados*. Um líder que pratica no trabalho pode aprender com os contratempos: quando um novo funcionário se revela um fiasco, quando os ganhos do trimestre não condizem com as expectativas e o preço das ações é derrubado em Wall Street ou quando o defeito de um produto exige um *recall* maciço. Com a compreensão ganha ao experimentar estados indesejáveis, ele pode construir com mais eficácia uma prática de negócios que priorize a clareza da missão, a contratação inteligente, a comunicação eficaz, o planejamento estratégico e a qualidade do produto.

Da mesma forma, um artista pode canalizar o seu sofrimento e os seus erros passados numa obra-prima criativa. Os artistas sabem que a criatividade não pode ser forçada. Se não está lá, não está lá! Mas, em muitos casos, o simples ato de aceitar o que está lá destranca a porta para estados desejáveis. Por exemplo, reunir coragem para sentir abertamente e profundamente a ansiedade e a depressão é em geral a maneira mais eficaz de superá-las. Do mesmo modo, muitas formas de treino de meditação acessam estados transpessoais por intermédio da prática de testemunhar plenamente estados comuns. Amar o que é pode ser a porta para o que pode ser.

Usando Estados para a Criatividade

Uma prática criativa gera alguma coisa nova. Ideias, tecnologias, interpretações e métodos novos transcendem e ao mesmo tempo incorporam o que veio antes. (Essa é a natureza de toda jornada evolutiva.) As grandes invenções não surgem magicamente do nada. Como disse Isaac Newton: "Se vi mais longe, é porque subi nos ombros de gigantes".

Os inovadores trazem uma nova *perspectiva* ao que já existe. Fazem *novas conexões*. O cientista da NASA cuja descoberta permitiu o conserto dos espelhos do telescópio Hubble fez uma associação criativa entre a robótica espacial e o chuveiro de um hotel alemão. Quem pensaria nisso? Praticar a criatividade envolve ver conexões significativas onde os outros nada veem. Vista dessa perspectiva, a Estrutura Integral é um mapa para a renovação.

A prática de quatro passos apresentada abaixo pode ser usada para intensificar a criatividade por meio do treino de estados e variação de perspectiva – com um toque Integral.

1. Absorção: Aprenda tudo o que puder sobre a área específica em que precisa de mais criatividade. Mergulhe nela. Você pode fazer isso consultando livros, entrevistando especialistas ou participando diretamente. Precisa ficar amigo dos gigantes antes de subir nos seus ombros.

2. Incubação: Abandone agora aquilo em que esteve absorvido e mude de contexto. Se você ficou doze horas no escritório trabalhando num problema complexo, vá para casa. Se leu uma biblioteca inteira sobre um assunto técnico, assista a um filme. Se esteve entregue a questões de relacionamento, viaje sozinho para algum lugar. Essa mudança de contexto vai alterar o seu estado de consciência e ativar diferentes dimensões da sua mente e cérebro.

Indo mais além, penetre no seu corpo grosseiro, sutil e causal. Meditar, relaxar, dormir, fazer exercícios, jogar e uma variedade de outras práticas o põem em contato com diferentes corpos e estados, dando-lhe acesso a diferentes perspectivas. Com o Sistema Operacional Integral rodando no fundo, abandonar velhas perspectivas e ao mesmo tempo se expor às novas gerará, mais cedo ou mais tarde, a centelha que põe fogo na sua casa criativa.

3. Iluminação: Os *insights* criativos podem vir inesperadamente a qualquer momento. Pesquisadores da criatividade costumam dizer que as ideias famosas surgem com mais frequência no banheiro, na cama ou no ônibus. Esses lugares facilitam estados diferentes do despertar normal da consciência, ou seja, estados de sonho e seus padrões correspondentes de ondas cerebrais – alfa e teta. O fim da noite e o começo da manhã tendem a ser períodos especialmente iluminadores quando você está no estado *hipnagógico* entre o sono e o despertar. O estado de sonho sutil parece liberar as inibições e fazer conexões entre coisas que aparentemente não combinam.

Quando você é agraciado com uma ideia criativa, não se esqueça de anotá-la rapidamente e na íntegra. Carregar com você um pequeno bloco de notas e uma caneta o tempo todo pode ser uma boa maneira de certificar-se de que você não esqueça as ideias criativas.

4. Avaliação: Nesse ponto, você pode usar a Estrutura AQAL mais explicitamente para identificar a natureza exata das suas associações criativas. Analise o seu *insight* de múltiplas perspectivas (por exemplo, quadrantes, níveis, linhas, estados, tipos) até compreender como funciona e se encaixa no contexto maior.

Continue a avaliar criticamente a sua ideia. Procure falhas que podem não lhe ter ocorrido durante o processo criativo. Faça perguntas: a ideia é viável? É útil? Posso desenvolvê-la mais? Como implementá-la com sucesso?

Vivendo os seus Tipos

Tipos são diferenças *horizontais*, como masculino e feminino ou tipos de personalidade como os que são descritos pelo Eneagrama, pelo Myers-Briggs e outros sistemas semelhantes. Os relacionamentos são uma área rica para explorar essas diferenças. Como Tessa e Luke, por exemplo. Tessa e Luke reservam os domingos à noite para a prática semanal de "checagem". Cada um fala a sua verdade no momento. Essa conversa pode se referir a qualquer coisa: acontecimentos da semana, questões interpessoais, dinâmicas emocionais ou questões sobre significado, direção e propósito. Depois de quatro anos de casados, ainda é um mistério o que vai surgir quando começam a falar.

Enquanto um deles fala com total honestidade e autenticidade, a tarefa do outro é ouvir com a mente e o coração abertos. Pelo menos, essa é a intenção por trás da prática. Mas nem sempre é isso que acontece.

Um padrão começou a se desenvolver: quando Tessa questionava Luke sobre alguma coisa, ele se punha imediatamente na defensiva, revidando com um argumento lógico e elaborado para justificar por que tinha agido daquela maneira. Ao se dar conta dessa dinâmica, Tessa espelhou a atitude defensiva de Luke para lhe dar a oportunidade de detectá-la com clareza em si mesmo. Quando ele finalmente a enxergou, reconheceu que essa mesma atitude defensiva aparecia em outras áreas da sua vida.

No dia seguinte, Luke criou uma afirmação: "Fico aberto e vulnerável quando sou confrontado por alguém em quem confio". Começou então a afirmá-la todos os dias.

Na prática seguinte, Tessa comunicou que tinha se sentido magoada quando Luke quebrou uma promessa que tinha feito a ela. Luke abriu a boca para se defender, mas parou abruptamente. Uma luz se acendeu e a sua afirmação – "Fico aberto e vulnerável quando sou questionado por alguém em quem confio" – lhe atravessou a mente. Luke se conteve e escolheu praticar em vez de reagir da maneira habitual. Soltando-se na plenitude do seu ser, conseguiu assumir a perspectiva de Tessa e sentir empaticamente a sua mágoa antes mesmo de pronunciar uma palavra. Quando finalmente respondeu, Luke falou de um lugar diferente. Dali, a conversa fluiu para um espaço de reconhecimento mútuo, compreensão e amor.

Os tipos masculino e feminino representam a mais simples e fundamental das tipologias. Elementos masculinos e femininos estão quase sempre se manifestando em nós simultaneamente, intercambiando-se a cada momento e a cada prática.

Uma orientação masculina prospera em práticas programadas e estruturadas: meditação todos os dias às seis horas, treino com pesos depois do trabalho às segundas, quartas e sextas-feiras às cinco e meia e, nesse caso, checagem do relacionamento nos domingos à noite. Os pontos fortes da prática masculina incluem disciplina, foco, superação de limites, enfrentar diretamente os desafios, perseverar nas tarefas e na ação. Juntos, Tessa e Luke usam a energia masculina de um e de outro para continuarem fiéis ao compromisso com a prática e para se reunirem todos os domingos à noite para enfrentar a verdade nua da sua vida e do seu relacionamento.

Tessa recorreu à sua capacidade masculina para se afirmar e questionar Luke. A espada de discernimento que atravessa a confusão deixa a marca da sabedoria masculina. O *feedback* honesto e direto que penetra a verdade é uma forma de compaixão masculina. Da mesma forma, levantar pesos com intensidade, concentrar-se numa só coisa, administrar o tempo, fazer o que tem que ser feito, ater-se a um novo plano nutricional, enfrentar com coragem a própria sombra – são dons masculinos usados numa prática viva.

A natureza espontânea e fluente da checagem personifica o aspecto feminino da prática. Sempre aberto ao inesperado, o feminino dança com os momentos de prática e se banha nas joias não programadas da vida. O feminino tende a gravitar em direção a uma abordagem mais leve, alegre e bem-humorada à prática – percorre sorrindo o caminho para a iluminação. Um tipo mais feminino segue o desenrolar natural da intuição criativa, praticando por meio de conversas não antecipadas, de relacionamentos estimulantes e de movimentos naturais. A energia feminina personifica o movimento dinâmico e o mistério radiante de uma prática de vida atraente.

Luke incorporou o lado feminino da prática quando se abriu ao *feedback* de Tessa. Nesse momento, cedeu e foi vulnerável o suficiente para receber as palavras dela, permitindo que furassem as suas defesas e penetrassem em sua psique.

Sistemas tipológicos com mais complexidade do que masculino/feminino revelam qualidades com mais nuances. Alguns tipos tendem a enfatizar a mente, o coração ou o hara. Outros são mais introvertidos ou extrovertidos, ou mais intuitivos ou lógicos. Para alguns é importante evitar os erros, para outros, as oportunidades perdidas, a rejeição ou o sufocamento. *O estilo da sua prática vai diferir dependendo do seu tipo.*

A meta não é necessariamente atingir um equilíbrio perfeito entre todos os tipos possíveis, mas alavancar os dons da sua orientação dominante sem negligenciar a possibilidade de agregar os pontos fortes de orientações menos dominantes. Por um lado, um tipo feminino extremo pode ter dificuldade para se ater a uma única prática por algum tempo, querendo variar constantemente e distraindo-se com outras coisas. Por outro lado, um tipo masculino extremo pode levar a prática a sério demais e deixar que ela se desgaste por se recusar rigidamente a se adaptar às correntes dinâmicas da vida.

Descobrir maneiras de exercitar as capacidades que o seu tipo tende a excluir costuma ser uma parte importante da sua PVI. É importante superar os nossos padrões fixos. No entanto, as práticas que combinam com o seu tipo de personalidade tendem a ter mais impacto e são em geral as que lhe dão mais prazer.

Os melhores administradores, por exemplo, não seguem cegamente a última tendência em administração. Criam um estilo único e vital a partir dos dons naturais da sua personalidade e que funcione para eles, para seus empregados e para a companhia. A personalidade de um grande administrador pode ser de vários tipos: sensorial ou intuitivo, pensador ou sentimental, julgador ou perceptivo, para usar os tipos Myers-Briggs como exemplo. Seja no trabalho, com os filhos ou na cama, cada prática funciona mais para alguns do que para os outros. Por quê? Uma das diferenças-chave pode ser a naturalidade e a autenticidade que são possíveis quando o seu comportamento é congruente com a sua tipologia.

Afirmações: Uma Ferramenta Eficaz para Realizar Mudanças Desejadas

As afirmações são uma prática eficaz de intencionalidade dirigida. Podem ser usadas como parte do módulo da Vontade ou para reforçar *qualquer* módulo, central ou adicional. As afirmações são úteis quando você está pronto para assumir o compromisso de produzir uma mudança na vida – seja um novo comportamento ou uma meta específica no trabalho ou na vida pessoal. Enunciar essa intenção é uma forma de se alinhar ao futuro com que você se comprometeu – e de afirmá-lo.

A prática de usar afirmações envolve repetir regularmente uma ou mais declarações de intenções positivas. Isso pode cultivar mudanças extraordinárias quando a prática é realizada com intenção ardente, discernimento rigoroso e maturidade humana. Caso contrário, pode ser um exercício em futilidade (e até mesmo burrice).

As afirmações atuam como chamarizes que funcionam nos bastidores para chamar a atenção para momentos de prática não programados da vida. Quando você repete uma afirmação, ela projeta a mensagem "lembre-se, lembre-se, lembre-se" sempre que surge uma oportunidade para a prática em questão.

Por exemplo, digamos que você tenha decidido perder peso e tenha criado uma afirmação para atingir seu peso ideal, de 70 quilos: "Eu peso 70 quilos". Uma afirmação eficaz encontra eco nos diferentes níveis da sua psique e começa a reprogramar vozes e pensamentos recorrentes que dizem, por exemplo: "Sempre vou ser gordo" ou "Não tenho controle sobre os meus hábitos alimentares". Repetir a afirmação todos os dias o ajudará a reconhecer momentos de prática nutricional e a escolher ações condizentes com as suas intenções – nesse caso, comer alimentos saudáveis e se exercitar. Então, quando o garçom lhe oferecer aquela fatia imensa de bolo de chocolate com cobertura especial, soará um alarme e é muito provável que você decida de acordo com a realidade da sua futura identidade de 70 quilos.

Uma prática de afirmações começa com a clara decisão de que uma nova realidade virá a ser. Praticada nessa base, é uma ferramenta poderosa para a transformação. Basicamente, você traça uma linha na areia e declara: "Isso será". Agregando isso à afirmação e repetindo-a diariamente, você gera um alinhamento de todos os níveis do seu ser com a sua intenção, e fica transmitindo essa ressonância para o mundo. O que antes parecia dolorosamente difícil (ou seja, dizer não para o bolo) acabará se tornando fácil e natural (comer apropriadamente).

A prática envolve descobrir um modo de enunciar uma afirmação e de se identificar com ela, de modo que você embarque totalmente e acredite no que está afirmando. A afirmação tem que ser alguma coisa com que você está envolvido. Então, transmita-a de um lugar de verdadeira paixão e fale com certeza e não apenas acreditando – é um compromisso de todo o seu ser.

Ao criar uma afirmação, é bom escolher uma área da vida em que você tem dificuldade para reconhecer oportunidades de praticar. Então, explore essa área – amizades, sexualidade, hábitos de discurso, comportamento dependente, padrões financeiros etc. – e forme uma visão de como ela poderia mudar para se alinhar melhor aos seus valores e à sua visão.

Agora, articule essa intenção em palavras, trabalhando a frase como trabalharia um poema, procurando as palavras exatas, de modo a dizer realmente o que resolveu criar. Depois de escrever a afirmação, a prática é dizê-la todos os dias (ou muitas vezes por dia) com regularidade.

As afirmações podem ser usadas com a PVI para cultivar não apenas mudanças comuns, mas também mudanças extraordinárias. Na verdade, alguns especialistas, incluindo Michael Murphy, autor do influente *The Future of the Body*, acreditam que as afirmações estão entre as ferramentas mais eficazes no desenvolvimento de capacidades supernormais.

Considere criar algumas afirmações que visem às áreas em que você está pronto para uma transformação real. Depois, pratique com fé e observe com que frequência você começa a acordar para oportunidades de prática não programadas. Você descobrirá uma poderosa arma secreta para libertar o poder da sua intenção. A prática de afirmações funciona!

Orientações para a Prática de Afirmação

1. Expresse sempre as afirmações no presente. Por exemplo: "Sou saudável". Evite usar o futuro, como por exemplo: "Eu vou ser saudável" ou "Serei saudável".

2. Expresse-as de maneira positiva. Expresse sempre as afirmações de maneira positiva. Enunciados negativos enfraquecem o efeito pretendido. Diga, por exemplo, "Eu como uma deliciosa comida saudável" em vez de "Eu não como *fast-food*".

3. Faça frases curtas e específicas. Isso as torna mais fáceis de lembrar. Quando são claras e específicas, você pode senti-las e visualizá-las mais facilmente.

4. Diga as afirmações na primeira pessoa. "Eu sou" ou "Eu faço" ou "Meu..." Algumas afirmações são ampliadas quando são ditas três vezes: na primeira, depois na segunda e depois na terceira pessoa. Por exemplo: "Eu confio em mim mesmo", "Você confia em si mesmo", "Joe confia nele mesmo".

5. Torne-as _verossímeis_ (para você) aproximando-as ao máximo da verdade. Elas têm que estar à altura das vozes dentro de você (como o "cético" ou o "editor"). Afirmações grandiosas ou pouco realistas não são apenas bobas, mas ineficazes.

6. É essencial que você _se importe_ com as suas afirmações. Elas dependem de uma forte ligação **emocional**. É importante torná-las reais e inspiradoras para você.

7. A repetição e a persistência são essenciais. A afirmação grava em todos os níveis o que é afirmado, aumentando o seu conforto, a sua convicção e a sua concordância com o que está dizendo. A prática diária é importante. Depois de se comprometer com uma afirmação, atenha-se a ela por pelo menos três meses.

8. Aja de acordo com as suas afirmações sempre que tiver oportunidade. Isso tem um impacto enorme sobre o corpo sutil, ampliando o poder da prática de afirmações.

9. Se as afirmações são novas para você, experimente-as gradualmente. Descubra afirmações que você aceite com o mínimo de desconforto e reserva. Acrescente outras só quando isso lhe parecer natural e congruente. Mas não se agarre a nenhuma: é bom que as suas afirmações evoluam com o tempo.

Exemplos de Afirmações

- Digo a minha verdade com amor.
- Cumpro os meus horários com graça e facilidade.
- Eu me amo incondicionalmente.
- Confio em mim mesmo, confio na Vida.
- Há tempo suficiente para tudo.
- A minha casa e o meu ambiente alimentam a minha alma.
- Atraio abundância para a minha vida.
- Cumpro os meus compromissos com os outros e comigo mesmo.
- Confio em mim mesmo, no meu companheiro e na nossa relação.
- Eu me cerco de beleza e ordem.
- Atraio bênçãos, sorte, oportunidades, apreciação, alegria e prazer.
- Escolho a minha alimentação para otimizar a minha saúde, beleza, energia e atenção livre.
- Cuido de mim mesmo descansando e dormindo o suficiente.

- Concentro a minha atenção alegremente nas minhas prioridades e trabalho com eficácia.
- Eu me perdoo, perdoo meus pais e perdoo os meus padrões.
- Sou uma usina equilibrada.
- Sei o que quero e sei buscá-lo com habilidade.
- Consulto os meus três corpos como oráculos sábios para ter clareza em decisões importantes.
- Tenho uma profunda empatia pelos outros.
- Relaxo quando quero e sou saudável na mente e no corpo.
- Sinto unidade com toda a existência.

Praticando a Perfeição

Como já observamos neste capítulo, todos os nossos esforços para fazer a nossa vida funcionar – o que é o foco de vários módulos adicionais – estão condenados. Sofremos perdas, ficamos doentes, envelhecemos e morremos. A boa notícia é que tudo e todos (incluindo você e todos os seus "erros") *são sempre perfeitos.*

Não *precisamos* praticar para atingir a perfeição, só precisamos despertar para a perfeição que já existe – coincidente com as dificuldades humanas comuns, as perdas, a mortalidade e até mesmo a morte daqueles que amamos. Nada precisa ser mudado, conquistado, descoberto ou purificado para que este momento seja 100% cheio de Quididade radiante. E isso é óbvio – pelo menos quando despertamos para quem realmente somos.

Mesmo assim, a vida gentilmente (ou não) nos pede para crescer, desabrochar e evoluir. O que significa que a prática é uma boa ideia – na verdade, indispensável. Esperamos que isso empreste um senso de leveza e humor ao exercício da Prática de Vida Integral.

Este é o paradoxo da prática: tudo está sempre absolutamente certo assim como é. No entanto, somos sempre chamados para mais bondade, verdade e beleza. Por meio da Prática de Vida Integral, continuamos sendo como realmente somos – aspirando também a ser o que sabemos que podemos nos tornar.

A nossa saúde essencial expressa o quanto estamos presentes na Grande Perfeição. A PVI não pode nos ajudar a manufaturar o eu absoluto, mas pode facilitar um profundo *reconhecimento* de alguma coisa que já está presente. É como olhar para a vitrine de uma loja e ver uma figura indistinta olhando para você. Você olha em volta para ver quem é e, de repente, percebe que é o seu próprio reflexo na vitrine: você está sendo a sua própria testemunha.

Tudo vem e vai, mas a Testemunha está sempre presente. A Testemunha não pode ser alcançada porque está sempre presente. A Testemunha não pode ser atingida porque está sempre presente.

Observe: as nuvens passam pela sua percepção, os pensamentos flutuam na sua mente, os sentimentos se dão no seu corpo e você é a Testemunha de tudo isso. A testemunha já está funcionando plenamente, plenamente presente, plenamente desperta. O Eu iluminado está 100% presente na sua percepção desta página. O Espírito Iluminado é o que está lendo estas palavras neste momento: será que dá para chegar mais perto? Por que sair e começar a procurar Aquele que Olha?

A grande busca por perfeição espiritual não é apenas uma perda de tempo: é uma impossibilidade colossal. Isso porque o Eu iluminado está sempre presente, como Testemunha deste e de todos os momentos. Você não pode causar uma coisa que já está lá. Em suma, você não se torna iluminado: você simplesmente acorda numa manhã e *confessa* que sempre esteve e que tem brincado de esconde-esconde com o seu Eu. E se esse é o jogo que está jogando, então certas atividades – como uma PVI – podem ser agregadas como parte do jogo até que você fique cansado da grande busca, admita a impossibilidade de se tornar iluminado e perceba que já o é, permanecendo então como o Eu atemporal que sempre foi, sorrindo com o choque repentino de que o meu Mestre é o meu Eu, e que estava vendo na vitrine kósmica o meu próprio reflexo.

Absoluto e relativo, Eu e eu, perfeição e evolução, quietude e prática. O paradoxo permeia uma prática viva. Nesse espaço de prática translógica, aceitamos plenamente quem somos e trabalhamos duro para expandir quem somos. Saboreamos a perfeição do presente e damos ouvidos ao desejo evolutivo de crescer.

Todos os módulos centrais e adicionais de PVI – Sombra, Relacionamentos e Trabalho – representam áreas de desenvolvimento relativo dentro do contexto absoluto de consciência sempre presente. A sua saúde essencial é a sua relação com esse paradoxo fundamental: toda mudança ocorre no imutável, toda transformação se dá na quietude, toda prática ocorre na perfeição.

10

Navegando a Vida como Prática

Agora que já vimos todos os elementos da Prática de Vida Integral, este capítulo vai reuni-los. É hora de uma conversa prática, íntima e fundamentada sobre o que é preciso para *viver* uma vida de prática integrada.

Como começar? Como integrar a PVI à vida diária? Como é viver uma vida de prática? Como continuar praticando e crescendo em meio a crises, distrações e obstáculos? O que é a arte de uma prática cada vez mais profunda?

A Parte I, **Planeje a sua PVI**, fornece modelos que você pode usar para escolher e monitorar as suas práticas, levando em conta possíveis mudanças que deseje fazer à medida que a sua prática for se aprofundando e evoluindo.

A Parte II, **A Arte da Prática Integral**, fornece algumas ideias viáveis – pepitas de sabedoria e conselhos práticos – para você ter em mente à medida que avança no caminho da prática.

Parte I: Planeje a sua PVI

A sua Prática de Vida Integral *deve* ser personalizada, já que ninguém mais tem a sua vida! A flexibilidade da PVI lhe permite esculpir a sua prática até chegar a uma forma personalizada que seja ótima para você.

Começamos guiando-o através do planejamento de um programa de treinamento cruzado que pode se transformar num *estilo de vida* sustentável. A ideia é escolher as práticas que você *adora fazer* e se comprometer com uma visão de prática e uma maneira de viver em que você adora *estar*. Mas não é só isso: assim como a vida nunca para, a sua Prática de Vida Integral pode e deve mudar ao longo do tempo, adaptando-se e evoluindo com você.

A injunção básica da PVI lhe pede para se dedicar a cada um dos Quatro Módulos Centrais (Sombra, Corpo, Mente e Espírito). Para começar, escolha ao menos uma prática em cada módulo central e faça-as conjuntamente, vivendo com ética ao mesmo tempo. Essa é a versão resumida! Fazendo isso, você já tem uma PVI.

Entretanto, muita gente acha que um processo mais estruturado é extremamente útil. O processo de planejamento da PVI abaixo pode ajudar qualquer pessoa a começar uma PVI – seja qual for a sua experiência anterior, incluindo o número de módulos, ou a quantidade de tempo disponível. O processo de planejamento da PVI pode trazer à vida a sua visão de prática.

1. Avalie as suas práticas atuais.
2. Identifique o que está faltando.
3. Escolha as suas práticas.
4. Pratique.
5. Seja flexível.
6. Faça ajustes continuamente.
7. Procure apoio.

Elizabeth e Jeremy
Dois Exemplos do Processo de Criação da PVI

Criamos dois praticantes fictícios – Jeremy e Elizabeth – para lhe dar exemplos de como se faz para criar uma PVI. Depois de ter uma ideia de como é a vida deles, acompanhe os sete passos do planejamento, à medida que Jeremy e Elizabeth personalizam as suas PVIs. Então, você estará pronto para planejar uma Prática de Vida Integral só para você.

Sobre Jeremy

Jeremy é um empresário de 34 anos que dirige uma pequena empresa de *marketing* e trabalha de cinquenta a sessenta horas por semana. Esse trabalho exige que ele compreenda a complexidade de múltiplas perspectivas e visões de mundo para se comunicar com eficiência. Vista de fora, a vida de Jeremy parece confortável: um trabalho estimulante, um fluxo constante de clientes, uma casa adequada e bons amigos. Ele pensava que era isso o que desejava da vida, mas parecia que tudo, do emprego aos relacionamentos, não era mais tão satisfatório. Um dia, ouviu o especialista em negócios Warren Bennis dizer: "Tornar-se um líder é o mesmo que se tornar um ser humano totalmente integrado". Começou então a se perguntar o que isso queria dizer. Queria encontrar maior profundidade, significado e vitalidade na vida, mas nunca tinha um tempo extra devido à sua agenda sobrecarregada.

Sobre Elizabeth

Muitas vezes, Elizabeth se sente sobrecarregada por todos os papéis que desempenha: esposa, mãe, filha, amiga, voluntária, motorista, trabalhadora assalariada, cuidadora, cozinheira, solucionadora de problemas e assim por diante. Sente-se exausta e ineficaz, fazendo tantas coisas num contexto de caos aparente. A prática tem sido parte da sua vida há muitos anos, embora nem sempre tenha sido fácil encaixá-la e praticar regularmente. Diante de todas as suas obrigações, não tem dedicado muito tempo para se concentrar em si mesma e percebe que dar energia aos outros sem recuperá-la para si mesma é a fonte provável do seu cansaço. Elizabeth deseja ter mais clareza, foco e equilíbrio na vida – um senso de quietude no centro da tempestade, onde possa trabalhar a tensão entre consideração pelos outros e a consideração por si mesma. Está aberta e animada com a perspectiva de trazer uma orientação PVI às práticas que mantém há muitos anos.

1. Avalie a sua Situação Atual

Você *já pode estar* fazendo uma PVI ou, pelo menos, as suas principais partes! Neste primeiro passo do planejamento da sua PVI, examine a sua vida para determinar que práticas você já tem.

O que você já faz que pode ser considerado *prática*, uma atividade intencional que seja consciente e regularmente repetida para fins de saúde ou crescimento? Identifique o que você já faz em termos de exercício, dieta, estudo, meditação e trabalho com a sombra. E em termos de trabalho, relacionamentos, sexualidade, serviço e dinheiro? Esse processo será muito mais significativo se você listar as suas práticas por escrito.

Considere agora como as suas práticas se encaixam num contexto Integral. Quais práticas presentes, se existirem, se relacionam com os Quatro Módulos Centrais – Corpo, Mente, Espírito e Sombra? Quais têm relação com os módulos adicionais? Tenha em mente que algumas práticas como yoga e artes marciais se aplicam a vários módulos.

Crie pelo menos cinco títulos (Corpo, Mente, Espírito, Sombra e Adicionais) numa folha de papel e liste sob eles as práticas que você já mantém. É provável que algumas seções fiquem mais cheias do que as outras, mas tudo bem. Você pode usar um modelo de planejamento de prática ou "projeto de PVI" para esse fim, como a amostra da p. 354.

Se você não tem muitas práticas, não se preocupe. O processo de planejamento da PVI funciona, seja qual for o seu ponto de partida – principiante, avançado ou qualquer ponto intermediário.

Projeto de PVI – Jeremy
1º Passo: Avalie as suas práticas atuais.

Módulo do CORPO

PRÁTICAS	DESCRIÇÃO	FREQUÊNCIA
Treino com pesos	Treino com pesos leves quando tenho oportunidade.	1-2x/semana
Dieta	Tento consumir menos junk-food e refrigerantes.	
Jogging	Corro ao ar livre quando possível.	1x/mês

Módulo da SOMBRA

PRÁTICAS	DESCRIÇÃO	FREQUÊNCIA
Nenhuma		

Módulo da MENTE

PRÁTICAS	DESCRIÇÃO	FREQUÊNCIA
Leitura	Livros sobre marketing, crescimento pessoal e filosofia.	2x/semana

Módulo do ESPÍRITO

PRÁTICAS	DESCRIÇÃO	FREQUÊNCIA
Meditação	Medito 30 minutos no mínimo.	Tentei uma ou duas vezes. Não consegui perseverar.

Módulos ADICIONAIS

PRÁTICAS	DESCRIÇÃO	FREQUÊNCIA
Trabalho	Faço a diferença através de produtos e serviços de marketing sustentáveis	6x/semana
Relacionamento	Uso serviços de encontros on-line e ir aos encontros	2x/mês

2. Identifique o que Está Faltando

O próximo passo é identificar quaisquer desequilíbrios ou lacunas na sua prática atual. Lacunas são áreas ou módulos importantes que você tende a negligenciar. Considere onde você precisa assumir novas práticas para ter uma verdadeira Prática de Vida *Integral*.

Primeiro, concentre-se em Corpo, Mente, Espírito e Sombra, já que esses são os módulos essenciais da PVI. A qual dos Quatro Módulos Centrais você tem dado menos atenção? Veja nas pp. 333 e 334 como Jeremy e Elizabeth identificaram lacunas nas suas respectivas práticas.

Jeremy não tem problema para meditar, mas tende a subvalorizar o exercício físico intenso. Ele poderia se beneficiar com um treino de força ou aeróbico mais estruturado ou com a prática de um esporte.

Projeto de PVI - Elizabeth
1º Passo: Avalie as suas práticas atuais.

Módulo do CORPO

PRÁTICAS	DESCRIÇÃO	FREQUÊNCIA
Escalada	Adoro escalar rochas com Rick (meu marido).	2-3x/ano
Tênis	Jogo regularmente numa liga.	1-2x/semana
Yoga	Faço aulas regularmente.	1-2x/semana

Módulo da SOMBRA

PRÁTICAS	DESCRIÇÃO	FREQUÊNCIA
Crescimento psicológico	Faço trabalho pessoal profundo em seminários de 3 ou 4 dias.	1-2x/ano

Módulo da MENTE

PRÁTICAS	DESCRIÇÃO	FREQUÊNCIA
Conversar	Tenho conversas estimulantes com o meu marido e com os nossos amigos.	1-2x/semana

Módulo do ESPÍRITO

PRÁTICAS	DESCRIÇÃO	FREQUÊNCIA
Oração	Frequento grupos noturnos de oração na minha igreja.	2x/semana
Ir à igreja	Participação, oração, canto e comunhão nas manhãs de domingo.	1x/semana

Módulos ADICIONAIS

PRÁTICAS	DESCRIÇÃO	FREQUÊNCIA
Voluntariado	Muito ativa na minha igreja, especialmente na divulgação. Uma parte importante da minha vida social.	2-3x/semana
Tempo com a família	Ter um tempo de qualidade com Rick e as meninas quando é possível.	

Elizabeth, ao contrário, se mantém ativa, praticando regularmente escalada, tênis e yoga. Algum tempo de contemplação silenciosa lhe traria mais equilíbrio para a prática. O importante é praticar de alguma forma com o Corpo, a Mente, o Espírito e a Sombra.

À medida que a prática se aprofunda, esse processo de ajuste pode se tornar mais refinado e matizado. Você pode acabar personalizando a sua prática de modo a incluir as suas forças, fraquezas e tendências – toda a sua constelação AQAL, incluindo tipo de personalidade, psicógrafo (os níveis das diversas linhas de desenvolvimento) e tendências – que vão gravitar mais em torno de certos quadrantes do que de outros. O plano mais eficaz para a sua prática não é nem o mais rígido nem o mais flexível. Você tem que ser capaz de iniciar e aproveitar prontamente as suas práticas, mas elas têm que ser também um desafio para você. Elas têm que renovar e reorientar a sua energia e atenção e, ao mesmo tempo, se integrar à vida diária de maneira harmônica e agradável.

Uma vez que essas bases fundamentais estejam cobertas, veja quais os módulos adicionais que exigem atenção. O que está lhe acontecendo no trabalho e na carreira, nas relações íntimas, na sexualidade, na vida financeira e familiar? Você pode também examinar melhor outras áreas da sua vida, como a relação com o mundo natural, as amizades mais próximas, a vida social e os ambientes doméstico e profissional. Jeremy não só negligencia o trabalho com a sombra, mas gostaria de ter uma vida amorosa mais ativa. Pode ser que aí haja uma ligação! Contemple os padrões que se mostram: eles podem revelar oportunidades para transformações importantes.

Você também pode usar os Quatro Quadrantes para avaliar o equilíbrio, no treino cruzado, entre as quatro dimensões fundamentais do seu ser. Localize as dimensões que está negligenciando e as que enfatiza demais.

Jeremy tende a dar atenção demais à dimensão Eu: ele pode equilibrar as suas práticas compartilhando mais energia com a família, os amigos e a comunidade (a dimensão Nós), ou focalizando mais o mundo (as dimensões Isto e Istos). Podemos especular que Elizabeth tende a ficar absorvida demais no mundo exterior (Istos) e a se perder ajudando aos outros (Nós). Ela identificou lacunas na atenção dada à percepção interior, à autoconfiança e à autonomia (Eu).

Projeto de PVI
2º Passo: Identifique o que está faltando.

Módulo do CORPO

PRÁTICAS	DESCRIÇÃO	FREQUÊNCIA
Treino com pesos	Treino com pesos leves quando tenho oportunidade. Um programa de exercícios mais formal e intenso me faria bem.	1-2x/semana
Dieta	Tento comer menos junk food e tomar menos refrigerantes. Mais uma vez, quero um plano de dieta mais formal que eu possa realmente adotar.	
Jogging	Corro ao ar livre quando possível. Algo que toque o meu corpo sutil ao fazer conexões com outras pessoas.	1x/mês

Módulo da SOMBRA

PRÁTICAS	DESCRIÇÃO	FREQUÊNCIA
Nenhuma	Acrescentar uma prática aqui!	

Módulo da MENTE

PRÁTICAS	DESCRIÇÃO	FREQUÊNCIA
Leitura	Livros sobre marketing, crescimento pessoal e filosofia. Gostaria de aprender mais sobre a Teoria Integral e suas implicações.	2x/semana

Módulo do ESPÍRITO

PRÁTICAS	DESCRIÇÃO	FREQUÊNCIA
Meditação	Medito por 30 minutos no mínimo. Talvez eu possa experimentar uma meditação de 5 ou 10 minutos antes de ir para o trabalho.	4-5x/semana

Módulos ADICIONAIS

PRÁTICAS	DESCRIÇÃO	FREQUÊNCIA
Trabalho	Faço a diferença através de produtos e serviços de marketing sustentáveis. Sinto-me isolado. Será que posso me associar a outras pessoas ou organizações para expandir meus negócios e meu círculo de relações?	4-5x/semana
Relacionamento	Uso serviço de encontro online e vou aos encontros. Essa coisa online não está funcionando. Quero encontrar uma mulher que também deseje um relacionamento consciente.	2x/semana

Qual é o seu padrão? Esse exercício simples pode ter um poder revolucionário, estabelecendo uma direção clara, integradora e favorável ao crescimento para toda a sua vida.

Essa é uma oportunidade para identificar compromissos vagos com a prática, assim como os pontos em que você não está enfrentando os fatos da sua vida. O que é necessário para tornar a sua PVI completa e eficaz? Com base na avaliação da sua situação atual, perceba os módulos em que você acredita que existam lacunas e onde você gostaria de adicionar novas práticas ou refinar práticas antigas com o objetivo de criar uma PVI mais completa e mais equilibrada.

Projeto de PVI – Elizabeth

2º Passo: Identifique o que está faltando.

Módulo do CORPO

PRÁTICAS	DESCRIÇÃO	FREQUÊNCIA
Escalada	Adoro escalar com Rick (meu marido). Não escalo há quase dois anos, então não deveria listar isso como prática. No entanto, quero planejar uma escalada de rochedos nos próximos dois meses.	
Tênis	Jogo regularmente num clube. Gostaria de explorar o jogo interior do tênis. Por que fico tão aborrecida quando perco um lance fácil?	1-2x/semana
Yoga	Tenho aulas regulares. Que tipo de yoga ativaria mais o meu corpo sutil?	1-2x/semana
Rotina matinal	Gostaria de ter uma rotina simples, de 5 a 10 minutos, para fazer diariamente em casa.	5-7x/semana

Módulo da SOMBRA

PRÁTICAS	DESCRIÇÃO	FREQUÊNCIA
Crescimento psicológico	Faço trabalho pessoal profundo em seminários de 3 ou 4 dias. Acho que uma prática diária que eu possa fazer sozinha complementaria os seminários.	1-2x/ano

Módulo da MENTE

PRÁTICAS	DESCRIÇÃO	FREQUÊNCIA
Conversar	Tenho conversas estimulantes com meu marido e nossos amigos. Gostaria de aprender mais sobre Teoria Integral e consciência superior, mas não aprendo direito através da leitura. Será que há alguma outra maneira?	

Módulo do ESPÍRITO

PRÁTICAS	DESCRIÇÃO	FREQUÊNCIA
Oração	Frequento grupos noturnos de oração na minha igreja. Gostaria de complementar o grupo com uma prática regular de meditação.	2x/semana
Ir à igreja	Companheirismo, oração, cantar e comungar nos domingos de manhã.	1x/semana

Módulos ADICIONAIS

PRÁTICAS	DESCRIÇÃO	FREQUÊNCIA
Voluntariado	Sou muito ativa na minha igreja, especialmente na divulgação. Uma parte importante da minha vida social.	2-3x/semana
Tempo com a família	Gostaria de passar algum tempo de qualidade com a família todos os dias, mesmo que seja pouco e planejar uma ocasião mais demorada uma vez por semana.	—
Sexo	Gostaria muito de acrescentar uma prática aqui.	

3. Escolha as suas Práticas

Agora você está pronto para preencher os espaços em branco determinando as práticas que pretende fazer. Você pode também deletar ou modificar qualquer prática que tenha ficado desgastada e ineficaz, não servindo mais ao seu propósito original. (Veja como esse processo funcionou para Jeremy e Elizabeth nas pp. 339 e 340).

Pode ser que você passe por um processo de tentativas e erros antes de encontrar uma combinação de práticas que lhe sirva. Algumas pessoas são especialmente abertas em uma das dimensões do ser, por exemplo a mente, o coração ou o hara, e especialmente fechadas em outra. Por exemplo, conhecemos um praticante de PVI que, embora tenha o coração e os sentimentos abertos e vivos, tende a ficar desconectado do hara. Ele incluiu então na sua PVI uma forma de hatha yoga especialmente devocional, embora fisicamente ativa. Com isso, usa a energia do coração numa prática que está aos poucos abrindo e fortalecendo o seu corpo e a sua inteligência cinética.

Ao escolher as suas práticas, lembre-se: *mais não é necessariamente melhor*. O importante não é acrescentar práticas e mais práticas até ficar enjoado de praticar. Adotar práticas demais pode ser na verdade *contra*producente.

É por isso que a PVI pede uma abordagem *modular*. É por isso também que recomendamos as Práticas da Estrela Dourada, que são uma *destilação* e *condensação* das melhores práticas. Uma só Prática da Estrela Dourada em cada um dos Quatro Módulos Centrais já cobre os requisitos básicos de uma PVI.

Lembre-se também que a PVI é *escalável*, o que significa que você é livre para abreviar ou prolongar as suas sessões de prática conforme o necessário. Assim, o tempo não será o problema (e nem uma desculpa). Você pode praticar pelo tempo que tiver disponível – de um Módulo de Um Minuto a uma sessão de uma hora ou mais.

Como já dissemos, mais não é necessariamente melhor. Na prática de meditação, por exemplo, é muito melhor se comprometer com cinco minutos por dia – e praticar sempre – do que se comprometer com sessenta minutos por dia e nunca praticar. A sua PVI vai crescer mais depressa se você programar períodos de tempo curtos e administráveis do que se programar períodos muito longos e depois desistir frustrado por não conseguir cumprir as suas metas.

Nos dias que tiver pouco tempo, os *Módulos de Um Minuto* são uma fantástica solução. Você vai perceber que o simples contato com uma área da prática gera uma sensação de plenitude em todo o seu ser. Estar ocupado com a *vida* não deve impedi-lo de viver a *vida como prática*. É claro que é maravilhoso se você puder dedicar mais tempo à prática.

Aproveite agora para especificar as práticas que pretende acrescentar à sua PVI – ou excluir dela. Escolha práticas que preencham as lacunas modulares que você já identificou no passo 2. Por exemplo, se você estiver negligenciando o módulo da Sombra, considere uma psicoterapia ou um processo 3-2-1 diário.

Embora eu tenha sugerido várias Práticas da Estrela Dourada como recomendação especial, o universo total de práticas entre as quais você pode escolher é tão ilimitado quanto a criatividade humana. Se quiser, faça a sua própria pesquisa. Consulte a Internet ou um guia comercial da sua região. Ou descubra se há professores em locais viáveis para você e que práticas oferecem.

Muitas pessoas percebem que alternam – assim como a sua vida – entre períodos de prática mais intensa e menos intensa. Ou entre diferentes tipos de prática. Então, não há nada de fixo nessas escolhas iniciais. Comece com o que você sinceramente acha que funciona para você no momento. Vá um pouco além da sua zona de conforto,

Planejando para a Sustentabilidade

A vida é cheia de exigências que nos distraem da prática. A maioria das pessoas não tem disposição para praticar *todos os dias*. Há sempre outros compromissos importantes, que às vezes exigem prioridade.

Leve em conta todas as suas necessidades e comprometimentos (inclusive a sua resistência e as suas subpersonalidades relutantes!) quando planejar a sua PVI. Descubra uma solução que inclua todas as suas vozes interiores, com os seus interesses conflitantes.

Em geral, essa avaliação resultará num compromisso menos ambicioso com a prática. Mesmo que ache maravilhoso meditar por uma hora todos os dias, isso só deve fazer parte da sua PVI se você puder manter esse compromisso ao longo do tempo.

Leve em conta o fato de que certas necessidades-chave (como sobrevivência financeira e principais relacionamentos) podem às vezes ter prioridade. Mesmo assim, proteja a prática como uma pedra fundamental do seu estilo de vida, que favorece todos os tipos de saúde: horizontal, vertical e essencial (ver p. 43).

Tendo tudo isso em mente, planeje uma PVI que você *possa manter com alegria ao longo do tempo*. É bom ter um estilo de vida viável e duradouro e não um programa intensivo que dure apenas algumas semanas ou meses.

mas não esqueça que é importante *amar* as suas práticas. Uma prática intencional a longo prazo nos dá satisfação quando gostamos intrinsecamente do processo, independentemente de acreditar nos seus benefícios futuros.

Neste ponto, pode ser extremamente valioso registrar os resultados do seu processo de planejamento num Projeto de PVI (ver na p. 354 um modelo para preencher) para organizar as suas práticas e ter uma visão geral do processo, já que você verá toda a sua PVI numa só página.

O Projeto de PVI de Elizabeth, na p. 340, é adequado para iniciantes. É simples, fácil e curto. Lembre que para obter o maior benefício, é preciso fazer essas práticas ao mesmo tempo. Treinamento cruzado Integral significa que é mais eficaz fazer alguns minutos de cada módulo central do que fazer uma hora de um único módulo. Então, comece aos poucos. Vale a pena repetir: **mais não é necessariamente melhor**. Observe também que o modelo inclui um espaço para a prática em que você pretende trabalhar em seguida.

O Projeto de PVI mais avançado de Jeremy, na p. 339, vale a pena para quem já pratica há algum tempo e pretende acrescentar mais dimensão à prática. Esse é obviamente só um exemplo de um número ilimitado de planejamentos possíveis. Prática avançada não significa necessariamente fazer mais práticas, mas aprofundá-las, refinando as práticas e a sua relação com elas. Muitos praticantes avançados acabam se limitando a quatro ou cinco práticas principais. Outros fazem muito mais. Mas o essencial é que a prática seja viável, ou que em geral significa simples: uma prática de cada um dos quatro Módulos Centrais e, conforme o caso, algumas práticas adicionais.

Além do nome e de uma breve descrição das suas práticas, não deixe de anotar a frequência com que você se propõe a fazer cada uma delas. Essa frequência vai variar com a prática. Então, no seu projeto de PVI, indique as práticas que se propõe a fazer todo dia, além das que pretende fazer com menos frequência, seja um dia sim um dia não ou apenas duas vezes por semana.

Depois você poderá incluir atividades ocasionais – como retiros de meditação, seminários, corridas longas, jejuns ou dietas purificadoras – para fazer mensalmente, de três em três meses ou anualmente. Nem todas as práticas são realizadas todos os dias e nem mesmo todas as semanas. É bom **renovar e recalibrar** periodicamente a prática. Eis alguns exemplos:

Retiros de meditação. Dias ou semanas de meditação intensiva, em geral com um professor ou guia, podem criar o cenário para intensas descobertas e vislumbres de estados superiores de percepção. Os retiros podem reenergizar e purificar a sua prática diária. Embora os retiros de meditação de dois a sete dias sejam os mais comuns, um retiro pode durar só um dia ou um ano inteiro.

Treinamento físico intensivo. Às vezes, um novo nível de foco, motivação, condicionamento e função metabólica se torna possível durante um período de treinamento intensivo (por exemplo, preparar-se para uma corrida longa ou um triatlo, ou adotar um novo esporte ou arte marcial). Mas *não exagere*: os benefícios serão muito maiores se você puder manter os ganhos!

Seminários de crescimento pessoal. Quando reúne uma comunidade de prática e se torna um cadinho para um profundo trabalho de transformação, um seminário pode acionar um novo nível de percepção e responsabilidade. Pode também ser uma ocasião para trabalhar com um professor habilidoso e desperto, e com outros praticantes que tenham o que lhe ensinar.

Acampamento, férias, trilhas. Afastar-se dos efeitos entorpecentes da rotina diária pode fazer mais do que recarregar as suas baterias. O descanso profundo, a diversão e a companhia da natureza podem mudar a sua perspectiva, capacitando-o a fazer escolhas claras, livres e conscientes, que de outra maneira lhe escapariam.

Jejuns e dietas de limpeza. Muitos sistemas de nutrição e saúde holística recomendam limpezas periódicas. Feitas corretamente, podem repousar e rejuvenescer o corpo todo, especialmente o sistema digestório. Podem também reequilibrar o paladar, reduzindo a vontade de alimentos desnecessários e pouco saudáveis. Nota: tenha cuidado e informe-se bem: entregar-se desavisadamente a regimes extremos pode *criar* problemas de saúde.

Buscas da visão. Embora o termo "busca da visão" venha de tradições nativas norte-americanas, a prática é universal. Em certas épocas da vida, muitos praticantes espirituais passam alguns dias em lugares solitários para rezar, jejuar e pedir inspiração espiritual. Essa prática esteve presente na vida de Jesus, Buda, Maomé, Santa Tereza D'Ávila e muitos místicos, santos, yogues e sábios ao longo da história. Em certos momentos da sua vida de prática, uma busca da visão pode ser profundamente iluminadora.

Projeto de PVI – Jeremy
3º Passo. Escolha as suas práticas.

Módulo do CORPO

PRÁTICAS	DESCRIÇÃO	FREQUÊNCIA
TIF	Treino de Intensidade de Foco - Módulo de Um Minuto pra fazer em casa.	3x/semana
	Treino de Intensidade de Foco - treino de 30 minutos na academia.	2x/semana
Nutrição Integral	Eliminar todos os alimentos de má qualidade. Restringir a porções. Acabar com os lanches de fim de noite.	6x/semana
Jogging	Correr ao menos 20 minutos ao ar livre nas manhãs de domingo.	1x/semana
Qigong	Ir às aulas para principiantes com o professor aos sábados e praticar sozinho nos outros dias.	3x/semana

Módulo da SOMBRA

PRÁTICAS	DESCRIÇÃO	FREQUÊNCIA
Psicoterapia	Investigar questões da sombra com o dr. Kluever, um terapeuta em quem confio.	1x/semana

Módulo da MENTE

PRÁTICAS	DESCRIÇÃO	FREQUÊNCIA
Leitura	Ler livros sobre marketing, crescimento pessoal e filosofia.	~ 2 hrs/semana
Teoria Integral	Estudar o modelo AQAL em livros e na Internet.	~ 2 hrs/semana

Módulo do ESPÍRITO

PRÁTICAS	DESCRIÇÃO	FREQUÊNCIA
Meditação	Ao menos 5 minutos do Módulo de Um Minuto de Questionamento Integral. Ao menos uma sessão de 20 minutos de meditação sentada nos fins de semana, quando possível.	4-5x/semana

Módulos ADICIONAIS

PRÁTICAS	DESCRIÇÃO	FREQUÊNCIA
Trabalho	Participar de conferências e convenções relevantes e estabelecer uma rede de contatos com outros profissionais de marketing sustentável (ou mesmo Integral).	3x/ano
Relacionamentos	Usar afirmações para definir e fortalecer as minhas intenções referentes a relacionamentos.	1 min pela manhã
	Como prática, assumir riscos emocionais e marcar um encontro com alguém de quem gosto.	2x/mês

4. Pratique!

No final das contas, o importante na PVI é *praticar*. Isso envolve disciplina, persistência, paciência e muitas vezes humor. O segredo da Prática de Vida Integral é fazer as práticas que você se propõe a fazer.

Não é fácil começar uma coisa nova e perseverar. Isso requer compromisso e autodisciplina. Em geral, um novo hábito saudável leva uns noventa dias para se fixar. Mas, depois de gravar uma nova ranhura no seu padrão de vida, fica muito mais fácil se ater a ela de modo consistente. Então, nos primeiros três meses, é especialmente importante se

Projeto de PVI – Elizabeth

3º Passo. Escolha as suas práticas.

Módulo do CORPO

PRÁTICAS	DESCRIÇÃO	FREQUÊNCIA
Tênis	Jogar regularmente numa liga e praticar focalizando a percepção na cabeça, coração e hara.	1-2x/semana
Ashtanga yoga	Praticar com um professor de Ashtanga Yoga que se concentre nos três corpos.	2x/semana
Nutrição Integral	Comer alimentos frescos, integrais e naturais e minimizar os carbonatos simples.	6x/semana

Módulo da SOMBRA

PRÁTICAS	DESCRIÇÃO	FREQUÊNCIA
Crescimento psicológico	Trabalho pessoal profundo em seminários de 3-4 dias.	1-2x/ano
Processo 3-2-1 da Sombra	Módulo de Um Minuto de manhã e à noite.	4x/semana

Módulo da MENTE

PRÁTICAS	DESCRIÇÃO	FREQUÊNCIA
Conversas	Manter conversas estimulantes com meu marido e/ou amigos.	2x/semana
Diálogos Integrais	Ouvir diálogos em áudio com pensadores Integrais.	1-2x/semana

Módulo do ESPÍRITO

PRÁTICAS	DESCRIÇÃO	FREQUÊNCIA
Oração	Frequentar grupos noturnos de oração na minha igreja.	2x/semana
Meditação das Três Faces do Espírito	Praticar esta meditação por 10 minutos nos dias em que não participo das atividades na igreja.	3-4x/semana
Frequentar a igreja	Companheirismo, oração, canto e comunhão nas manhãs de domingo.	1x/semana

Módulos ADICIONAIS

PRÁTICAS	DESCRIÇÃO	FREQUÊNCIA
Voluntariado	Muito ativa na minha igreja, especialmente na divulgação. Uma parte importante da minha vida social.	2-3x/semana
Tempo com a família	Ao menos 30 minutos de tempo de qualidade com a família. Ao menos um passeio ou ocasião alegre em família além da igreja.	6x/semana 1x/semana
SexO	Experimentar práticas simples de sexualidade consciente (do meu livro novo sobre Tantra) com o meu marido Rick.	1x/semana

manter em alinhamento com o que se propôs a fazer e com o que está realmente fazendo.

Para isso, muita gente monitora a prática para não se perder. Esse monitoramento vai ajudá-lo a manter o seu compromisso inicial e pode também reenergizar a prática depois de anos ou décadas.

Os praticantes usam diferentes métodos para monitorar a prática. Alguns gostam de usar modelos como o da p. 355. (Nas páginas seguintes, você verá exemplos dos modelos usados por Jeremy e Elizabeth.)

Outros acham que é melhor fazer um diário da prática, especialmente no começo. Você pode simplesmente registrar seus *insights* e ideias num caderno comum de apontamentos. O importante é descobrir um jeito de saber se você está se atendo às práticas que se dispôs a fazer. Monitorar as suas práticas serve também para não deixá-lo esquecer onde esteve e para onde está indo.

Se não lhe agrada a ideia de monitorar as suas práticas, tudo bem. Isso não faz o estilo de algumas pessoas. O mais importante é a própria prática. Vá nessa!

5. Seja Flexível

Depois que estiver praticando regularmente, você pode ser criativo no planejamento da sua prática. Por exemplo, conhecemos praticantes experientes que criam muito espaço para brincar e improvisar na sua PVI sem perder o foco. Uma mulher se propôs a fazer exercícios físicos intensos durante trinta minutos no mínimo *todos* os dias e durante noventa minutos no mínimo três dias por semana. Ela pode escolher entre correr, pedalar, treinar com pesos, dançar, fazer yoga, dependendo dos seus horários e inclinações. Além disso, faz um ritual matutino de dez minutos, parecido com o Treino para os Três Corpos. Isso lhe permite fazer escolhas flexíveis, espontâneas e divertidas várias vezes por semana, o que a ajuda a ficar motivada e animada.

Finalmente, a sua PVI, assim como a sua vida, pode ser uma obra de arte viva. Como em qualquer arte, a *forma* é essencial. Não use a criatividade como desculpa para a bagunça, que mina a intensidade e a livre percepção da vida como prática. Mas também não se prenda a formas rígidas. Crie oportunidades para improvisar, brincar e ser inspirado pelo que o atrai no momento.

6. Faça Ajustes Continuamente

Periodicamente, ao longo da vida, é preciso renovar as suas práticas – **replanejar a sua PVI**. A prática evolui! Atualizar periodicamente a prática a mantém dinâmica e viva. É saudável e conveniente que a sua prática mude à medida que você entra em novas fases da vida. Na verdade, refletir de maneira profunda e consciente sobre a forma da sua prática é *em si mesmo* uma prática.

Estabelecer uma **linha do tempo** para os seus planejamentos pode ajudá-lo nesse ponto. Você pode escrever literalmente: "Vou fazer o meu novo treino de força três vezes por semana até o dia 1º de setem-

Seguimento da PVI – Jeremy
4º Passo: Pratique!

Módulo do CORPO

PRÁTICAS	Freq.	SEG	TER	QUA	QUI	SEX	SAB	DOM	TOTAL
TIF - 1 -Módulo de Um Minuto em casa	3x/sem	S		S		S			3
- 20 a 30 min na academia	2x/sem		S				S		2
Nutrição Integral	6x/sem			S	S	S		S	4
Jogging	1x/sem							S	1
Qigong	3x/sem			S			S		2

Módulo da SOMBRA

PRÁTICAS	Freq.	SEG	TER	QUA	QUI	SEX	SAB	DOM	TOTAL
Psicoterapia	1x/sem				S				1

Módulo da MENTE

PRÁTICAS	Freq.	SEG	TER	QUA	QUI	SEX	SAB	DOM	TOTAL
Leitura	2x/sem		S					S	2
Estudar AQAL	2x/sem				S		S	S	3

Módulo do ESPÍRITO

PRÁTICAS	Freq.	SEG	TER	QUA	QUI	SEX	SAB	DOM	TOTAL
Meditação - 5 minutos	4x/sem	S	S	S		S			4
- 20 minutes	1x/sem						S		1

Módulo ADICIONAIS

PRÁTICAS	Freq.	SEG	TER	QUA	QUI	SEX	SAB	DOM	TOTAL
Trabalho - Rede de contatos	1 -2x/mês		S						1
profissionais	7x/sem								
Relacionamentos - Afirmação	2x/mês	S	S	S	S	S	S	S	7
- Marcar encontros							S		1

NOTAS

Na próxima semana quero praticar mais Qigong sozinho para não me esquecer o que aprendi na aula.
Preciso me livrar de alguns alimentos pouco saudáveis que ainda estão na cozinha.

bro, quando programarei outros exercícios para manter a força muscular". (Lembre que os planos que duram pelo menos três meses são em geral mais produtivos.)

Algumas práticas (como a meditação diária) podem permanecer estáveis por décadas. Outras (como alguns esportes sazonais e certos tipos de exercícios físicos) podem mudar várias vezes ao ano. À medida que você passa para novos níveis e fases da vida, a sua PVI precisa evoluir com você para que continue sendo um estímulo e um desafio.

7. Procure Apoio

Pode ser um desafio praticar num vácuo. O compromisso com a prática costuma se tornar mais significativo quando não pode falhar sem que ninguém perceba. Quando você permite que outra pessoa saiba se você está praticando ou não, ocorre uma espécie de prestação de contas. Isso o mantém honesto e injeta uma clareza e um vigor que fazem com que a prática ganhe tração.

Você já tem alguém que possa ser o seu companheiro de prática ou alguns amigos praticantes dispostos a se reunir periodicamente? Tem um professor, *coach*, mentor ou terapeuta para apoiá-lo? Você já pertence a alguma igreja, comunidade de prática ou sangha que lhe sirva de apoio? Será que consegue organizar um grupo de Prática de Vida Integral? Será que você e um amigo em outra cidade podem se apoiar mutuamente por telefone ou e-mail? Mesmo que estiver sozinho, você pode criar uma estrutura de prestação de contas mantendo um diário e monitorando as suas práticas.

Se você souber mantê-la, a sua Prática de Vida Integral vai deixar de ser uma série de atividades especiais para se transformar num aspecto integrado da sua vida diária. Uma comunidade de apoio não apenas acelera essa transição, mas também informa a sua PVI a cada passo. A interação do grupo ajuda a evitar armadilhas como ignorar a sombra, romper compromissos, embarcar num senso inflado de progresso, praticar roboticamente. Muita gente acha que a prática se beneficia da visibilidade que um grupo fornece. Para não mencionar o fato de que é gostoso praticar na companhia de outras pessoas.

Por outro lado, não deixe que a falta de uma comunidade se torne um obstáculo. Se você não tem outras pessoas com quem praticar – ou se você é um lobo solitário – não desanime. Mesmo assim pode praticar

Projeto de PVI Atualizado – 3 Meses – Jeremy
5º e 6º Passos: Ser Flexível e Fazer Ajustes Continuamente

Módulo do CORPO

PRÁTICAS	DESCRIÇÃO	FREQUÊNCIA
TIF	Treino de Intensidade de Foco - Módulo de Um Minuto. Esta prática é tão fácil e rápida. Vou acrescentar um segundo grupo muscular: um músculo da parte superior do corpo e um músculo da parte inferior. Treino de Intensidade de Foco - treino de 30 minutos na academia. Está funcionando bem como está.	3x/semana 2x/semana
Nutrição Integral	Eliminar os alimentos de má qualidade. Acabar com os lanches de fim de noite. Às vezes eu falho, mas no geral estou indo bem. Usar a mão para medir as porções.	6x/semana
Jogging	Correr ao menos 20 minutos ao ar livre nas manhãs de domingo. Às vezes gosto de ter as manhãs de domingo livres.	2x/mês
Qigong	Ir às aulas para intermediários com o professor às quintas-feiras e praticar sozinho nos outros dias.	3x/semana

Módulo da SOMBRA

PRÁTICAS	DESCRIÇÃO	FREQUÊNCIA
Psicoterapia	Investigar questões da sombra com o dr. Kluever, um terapeuta em quem confio. Estou aproveitando muito a terapia. Pretendo continuar com o dr. Kluever por mais três meses pelo menos.	1x/semana

Módulo da MENTE

PRÁTICAS	DESCRIÇÃO	FREQUÊNCIA
Leitura	Ler livros sobre marketing, crescimento pessoal e filosofia.	~ 2 hrs/semana
Teoria Integral	Estudar o modelo AQAL em livros e na Internet.	~ 2 hrs/semana

Módulo do ESPÍRITO

PRÁTICAS	DESCRIÇÃO	FREQUÊNCIA
Meditação	Ao menos 5 minutos do Módulo de Um Minuto de Questionamento Integral. Ao menos uma sessão de 20 minutos de meditação sentada nos fins de semana, quando possível. Estou aproveitando muito a meditação e vou me programar para meditar por 20 minutos todos os dias.	4-5x/ semana

Módulos ADICIONAIS

PRÁTICAS	DESCRIÇÃO	FREQUÊNCIA
Trabalho	Participar de conferências e convenções relevantes e estabelecer uma rede de contatos com outros profissionais de marketing sustentável (ou mesmo Integral).	3x/ano
Relacionamentos	Usar afirmações para definir e fortalecer as minhas intenções nos relacionamentos. Como prática, assumir riscos emocionais e marcar um encontro com alguém de quem gosto. Estou menos tímido e as coincidências parecem acontecer com mais frequência. Estou começando a conhecer mulheres maravilhosas. Gosto muito da Susan..	Um minuto de manhã 2x/semana

Projeto de PVI Atualizado – 3 Meses – Elizabeth
5º e 6º Passos: Ser Flexível e Fazer Ajustes Continuamente

Módulo do CORPO

PRÁTICAS	DESCRIÇÃO	FREQUÊNCIA
Tênis	Jogar regularmente numa liga e praticar focalizando a percepção na cabeça, coração e hara. **Meu jogo melhorou significativamente. No próximo torneio, estarei pronta para jogar numa liga mais avançada.**	1-2x/ semana
Yoga	Praticar com um professor de Ashtanga Yoga que se concentre nos três corpos. **Uau! Essa prática me ajudou a ficar com os pés no chão em meio à minha vida agitada. Quero aumentar a frequência da prática de yoga, mas só um pouco.**	3x/semana
Nutrição Integral	Comer alimentos frescos, integrais e naturais e minimizar os carbonatos simples. **É difícil manter essa prática quando como fora. Acho que vou distribuir o tempo do meu único dia "livre" pelos dias da semana em que como fora.**	6x/semana

Módulo da SOMBRA

PRÁTICAS	DESCRIÇÃO	FREQUÊNCIA
Crescimento psicológico Processo 3-2-1 da Sombra	Trabalho pessoal profundo em seminários de 3 a 4 dias Módulo de Um Minuto de manhã e à noite. Que processo eficiente! **Nem acredito o quanto eu cresci usando o Processo 3-2-1 da Sombra nos meus sonhos. Acho vou considerar uma psicoterapia.**	1-2x/ano 4x/semana

Módulo da MENTE

PRÁTICAS	DESCRIÇÃO	FREQUÊNCIA
Conversas	Manter conversas estimulantes com meu marido e/ou amigos.	2x/semana
Diálogos Integrais	Ouvir diálogos em áudio com pensadores Integrais. **Estou gostando muito disso!**	2x/semana

Módulo do ESPÍRITO

PRÁTICAS	DESCRIÇÃO	FREQUÊNCIA
Oração	Frequentar grupos noturnos de oração na minha igreja. **Basta uma noite por semana. Estou sobrecarregada e preciso reduzir as atividades.**	1x/semana
Meditação das Três Faces do Espírito	Praticar esta meditação por 10 minutos nos dias em que não participo das atividades na igreja. **Está funcionando. Muitas vezes, medito por mais tempo.**	3-4x/ semana
Frequentar a igreja	Companheirismo, oração, canto e comunhão nas manhãs de domingo.	1x/semana

Módulos ADICIONAIS

PRÁTICAS	DESCRIÇÃO	FREQUÊNCIA
Voluntariado	Participar das atividades da igreja e fazer trabalho voluntário.	2-3x/ semana
Tempo com a família	**Continuar a criar tempo de qualidade com a família, diariamente e semanalmente.**	
Sexo	Experimentar práticas simples de sexualidade conscientes com o meu marido Rick. **Isso me redespertou como mulher. Às vezes, nós nos vemos com novos olhos, como se fosse pela primeira vez. Depois de 12 anos! Estou muito grata.**	1x/semana

Projeto de PVI Atualizado – 3º Ano – Elizabeth
5º e 6º Passos: Ser Flexível e Fazer Ajustes Continuamente

Módulo do CORPO

PRÁTICAS	DESCRIÇÃO	FREQUÊNCIA
Treino para os Três Corpos	Módulo de Um Minuto de manhã, por 10 minutos no mínimo.	5x/semana
Tênis	Jogar o meu jogo interior consciente numa liga avançada.	1x/semana
Ashtanga yoga	Continuar a aprofundar a integração dos corpos grosseiro e sutil.	2x/semana
Retiro de yoga	Ir a workshops de uma semana.	2x/ano
Nutrição Integral	Envolver as perspectivas dos quatro quadrantes nas minhas escolhas alimentares.	6x/semana
Dança extática	Integrar a percepção com o movimento extático espontâneo	1x/semana

Módulo da SOMBRA

PRÁTICAS	DESCRIÇÃO	FREQUÊNCIA
Seminários de crescimento psicológico	Aprofundar o trabalho pessoal em seminários de 3 a 4 dias.	1-2x/ano
Psicoterapia somática	Aprofundar a minha integração e libertar padrões e escolhas.	2x/mês
Processo 3-2-1 da Sombra	Fazer muito conscientemente o processo inteiro, pelo menos uma vez por mês.	1x/mês

Módulo da MENTE

PRÁTICAS	DESCRIÇÃO	FREQUÊNCIA
Grupo de discussão Integral	Encontros com pensadores Integrais (incluindo Rick) para entender melhor a perspectiva Integral sobre a vida, a prática e a política.	1x/mês
Diálogos Integrais	Ouvir diálogos gravados com grandes pensadores Integrais.	1-2x/semana

Módulo do ESPÍRITO

PRÁTICAS	DESCRIÇÃO	FREQUÊNCIA
Oração	Frequentar grupos noturnos de oração na minha igreja.	1x/semana
Meditação das Três Faces do Espírito	Praticar esta meditação por 15 minutos nos dias em que não participo das atividades na igreja.	4-5x/ semana
Frequentar a igreja	Companheirismo, oração, canto e comunhão nas manhãs de domingo.	1x/semana

Módulos ADICIONAIS

PRÁTICAS	DESCRIÇÃO	FREQUÊNCIA
Voluntariado	Participar e trabalhar com líderes da igreja para que ela continue crescendo	1x/semana
Tempo com a família	Continuar a criar tempo de qualidade com a família, diariamente e semanalmente.	
Sexo	Práticas regulares de sexo consciente com Rick.	3x/semana

PVI e colher benefícios enormes. Basta seguir todos os outros passos. O resto é igual, não se preocupe. Se depois você resolver se ligar a uma comunidade, vai fazê-lo de maneira mais consciente, saudável, integrada e responsável.

O melhor sistema de apoio envolve pessoas dispostas a compartilhar as próprias experiências e ouvir as suas, pessoas que podem lhe dar apoio durante uma baixa e revigorá-lo durante os platôs. A prática em grupo forma as bases de uma cultura Integral – uma cultura que respeite o maior espectro de capacidades humanas.

Projeto de PVI Atualizado – 5º Ano – Jeremy

5º e 6º Passos: Ser Flexível e Fazer Ajustes Continuamente.

Módulo do CORPO

PRÁTICAS	DESCRIÇÃO	FREQUÊNCIA
TIF	Fazer o Treino de Intensidade de Foco depois do trabalho por 45 minutos.	3x/semana
Dieta	Continuar a comer só alimentos de qualidade, a controlar as porções e os lanchinhos, e escolher alimentos orgânicos.	6x/semana
Natação	Nadar na piscina do clube.	2x/semana
Qigong	Praticar no parque com um grupo.	3x/semana
Caminhar na natureza	Parque estadual perto de casa.	2x/mês

Módulo da SOMBRA

PRÁTICAS	DESCRIÇÃO	FREQUÊNCIA
Diário	Escrever no diário pessoal.	3x/semana
Workshop de crescimento pessoal	Nos últimos dois anos, cresci tremendamente com isso e vou voltar.	1x/ano

Módulo da MENTE

PRÁTICAS	DESCRIÇÃO	FREQUÊNCIA
Escrever	Continuar a publicar artigos integralmente informados no jornal de marketing	
Teoria Integral	Participar de fóruns de discussão integral online.	2x/semana
Leitura	Continuar a ler. Especialmente interessado em psicologia do desenvolvimento.	

Módulo do ESPÍRITO

PRÁTICAS	DESCRIÇÃO	FREQUÊNCIA
Meditação	Meditar num centro de meditação com uma comunidade de praticantes às segundas, quartas e sextas-feiras de manhã, além da prática aos finais de semana.	5x/semana
Questionamento Integral	Nos dias em que não me reúno com a minha sangha.	2x/semana

Módulos ADICIONAIS

PRÁTICAS	DESCRIÇÃO	FREQUÊNCIA
Finanças	Pesquisar e investir em companhias socialmente responsáveis.	
Trabalho	Reuniões com o grupo mastermind de profissionais de marketing.	2x/mês
Relacionamentos	Programar um tempo especial com Susan, minha noiva.	3x/semana
Serviço	Trabalho voluntário no asilo comunitário.	2 hrs/ semana

Fique Sempre em Boa Companhia

Todas as antigas tradições espirituais recomendam que os aspirantes convivam com praticantes fortes e sinceros, "a companhia do Sagrado". Isso é bom porque transmitimos continuamente os nossos estados uns para os outros. Um ambiente de pura intenção de prática gera uma abundância de informações instrutivas. Nós nos sintonizamos a esse campo de clareza e aceleramos assim o nosso próprio crescimento.

Na verdade, o despertar espiritual tem sido transmitido através de linhagens, passando de uma pessoa desperta para outra. Em geral, isso acontecia depois de muitos anos de estudo e aprendizado num mosteiro ou outra comunidade de prática intensa.

A sua prática pode ser fortalecida e acelerada se você conviver com outros praticantes. De inúmeras maneiras, os praticantes fornecem exemplos e apoio uns para os outros. Compartilham a vida uns com os outros de maneira informal, o que comunica naturalmente detalhes essenciais de como a prática pode ser vivida. Os exemplos de coragem, clareza e compaixão dos nossos amigos nos inspiram a melhorar.

A prática também pode ser prejudicada pela convivência com más companhias. Às vezes, é uma vantagem passar menos tempo com um antigo amigo que desgaste a sua percepção e a sua energia, arrastando-o sutilmente para padrões improdutivos. Para muita gente, a relação viciada com a televisão, o computador, a comida, o álcool ou outras drogas funciona como más companhias.

As tendências humanas – sejam elas úteis ou não – se desenvolvem mais plenamente dentro de culturas que as estimulem. Que tendências são estimuladas pelas suas companhias?

Sobre o Trabalho com um Professor

É claro que há outra maneira de obter apoio: você pode procurar um *coach* ou um professor.

Por muitas razões (incluindo a importância da autorresponsabilidade, da autonomia e da escolha), supomos que você criará a sua própria PVI. No entanto, isso tem limitações inerentes: significa que a sua prática será projetada pela pessoa que tem menos visão dos seus pontos cegos – você! Como resolver isso?

Uma solução é perguntar à família e aos amigos. Embora a visão deles possa ter as próprias limitações, estão em posição de enxergar o que você não enxerga, podendo até funcionar como verdadeiros professores. Avaliando da melhor forma possível esses conselhos, você pode reprojetar a sua prática levando em conta os seus pontos cegos.

No entanto, a principal maneira de transcender os próprios pontos cegos, usada por todas as antigas tradições, é encontrar um professor sábio que o aceite como aluno. Todas as grandes tradições espirituais da humanidade se originaram com grandes realizadores espirituais e mantiveram a profundidade ao longo do tempo através de sistemas de *linhagem*. Uma pessoa reconhecida pela sabedoria e maturidade espiritual reconhece outras pessoas e assim por diante. É assim que o coração esotérico da tradição continua vivo. Lembre-se: toda a sabedoria espiritual da humanidade começou com grandes realizadores despertos e seus discípulos. Um professor realmente desperto pode ser uma fonte imensa de orientação, sabedoria e transmissão espiritual.

No entanto, os sistemas de linhagem podem preservar uma bagagem desnecessária, o que pode acabar subordinando a eficácia e a sabedoria à autoridade tradicional. Além disso, alguns sistemas de linhagem parecem não contar com nenhum mecanismo de controle, já que professores aparentemente desenvolvidos têm abusado da sua autoridade espiritual.

Assim, o caminho para encontrar um professor confiável não é fácil e nem óbvio. Não é surpresa que uma nova função esteja emergindo – a de *Coach* Integral. Aqui, um praticante experiente atua como mentor dando suporte aos outros praticantes, que assim não precisam se submeter à autoridade de outra pessoa. A legitimidade do *Coach* Integral vem de sua profundidade, habilidade, profissionalismo e conformidade aos padrões éticos em vez de uma suposta autoridade e superioridade espiritual. E um *Coach* Integral pode ajudá-lo a planejar (e seguir) uma PVI orientada ao crescimento multidimensional. Os que trabalham com um *Coach* Integral escolhem eles mesmos as práticas com que querem se comprometer, mas com a assistência de um guia maduro.

Um *Coach* Integral não é necessariamente uma *alternativa* ao trabalho com um professor extraordinário de uma linhagem tradicional. Um aspirante envolvido numa relação tradicional com um guru ou professor espiritual pode às vezes trabalhar ao mesmo tempo com um *Coach* Integral que respeite a linhagem do professor.

As opções são várias, cada uma com pontos fortes e fracos. Em algum ponto do caminho, os mais sérios praticantes encontram alguém que respeitem pelo conhecimento e sabedoria. Professores, *coaches* ou mentores que conhecem um território específico da prática podem ver os seus pontos cegos com especial clareza. Um *coach* ou professor sábio e interessado gera confiança naturalmente e fundamentará a sua prática numa perspectiva mais ampla, conduzindo-o além da sua zona de conforto. Você pode também se beneficiar com a presença e a percepção do professor ou *coach*. Mas apesar das vantagens, trabalhar com um professor não é inerentemente obrigatório: alguns praticantes amadurecem de maneira significativa por conta própria.

Propósito de Vida, Visão e Valores Centrais

No *nível básico,* o fundamento da prática é a sua disciplina diária. Como disse o Yogue Berra: "Quando chegar a uma bifurcação na estrada... pegue-a". Em outras palavras, o mais importante da prática é... praticar.

No *nível elevado,* o fundamento da prática é o porquê da prática – o seu *significado.* Isso inclui o seu propósito ao praticar, como a prática expressa os seus valores e o ajuda a realizar o seu propósito e a sua visão pessoal. Pode ser útil definir melhor esse fundamento de alto nível articulando os seus valores, visão e propósito.

Para intensificar a sua relação com as práticas e para ancorar o seu significado, você pode articular os seus valores, visão e propósito como parte do processo de planejar a prática – talvez logo de início, antes até de escolher as suas práticas. Isso pode definir e ancorar a intenção por trás de cada prática escolhida e responder ao "porquê" de qualquer momento da prática. Mas isso é opcional: não deixe que isso o impeça de partir logo para a ação!

Os **seus valores** são o que tem importância mais duradoura para você. Determinam o que chama a sua atenção e motiva as suas ações. Eis aqui alguns exemplos de valores: humildade, bem-estar, avanço, liberdade financeira, família, integridade, espiritualidade, imparcialidade, vencer, sensibilidade, dever, relacionamentos, aventura, serviço, boa forma, empatia, moralidade, segurança e abertura.

Um modo de definir e priorizar os valores centrais é articulá-los como princípios-guia para viver. Uma das formas que podem assumir é a de uma declaração na primeira pessoa:

- O meu casamento é o cadinho em que aqueço paixão, compromisso e aspirações. É o nosso receptáculo sagrado de amor.
- Como contínuo aprendiz, eu me exponho a novas situações que me levam além das minhas atuais zonas de conforto.
- Concentrando-me em integridade, alinhamento e compromisso, eu me ponho na posição de agir de acordo com as minhas palavras.
- Reconhecendo a necessidade de me recarregar, eu regularmente "afio as minhas armas" com uma prática contemplativa e volto à fonte.

Definindo os seus princípios-guia e valores centrais, você verá como a prática os expressa.

A **sua visão** é um quadro atraente de um futuro desejado. É o que você quer criar: um alvo que o orienta e reflete como você quer que as circunstâncias – e você mesmo – se manifestem no tempo por vir. Embora seja bom ser ambicioso e mirar alto com a sua visão, torne-a realista também. Como disse o poeta Rilke: "O futuro começa muito antes de realmente acontecer". A sua visão é uma forma de se ligar ao futuro desejado, trazendo intenção e percepção às suas possibilidades latentes.

Uma visão atraente pinta um quadro nítido de um futuro que é melhor do que o presente. Evoca uma resposta emocional. Define a direção e focaliza a atenção. Ela o motiva e o inspira.

Ao articular a sua visão, ajuda falar no presente de uma data-alvo no futuro. Por exemplo: "Hoje é 15 de janeiro (do ano seguinte) e eu estou (onde? fazendo o quê?)". Visões de diferentes durações – seis meses, um ano, dois anos e cinco anos – também podem funcionar. Você pode articular declarações específicas para a vida pessoal e profissional e também para a sua prática.

Eis um exemplo de uma declaração de visão:

É 1º de setembro do ano que vem e estou envolto em relações de incentivo e amor com a minha companheira, a minha família, os meus amigos e os meus sócios. Sou respeitado como líder no meu campo e uma felicidade cada vez maior está fluindo naturalmente do meu serviço e das minhas relações.

O **seu propósito** é a sua razão de existir. Qual é a sua contribuição exclusiva? (Não deixe que a palavra "exclusiva" se transforme num peso. Não tem problema nenhum ter declarações de visão, valores e propósito que se pareçam com as de outra pessoa.)

Você pode definir o seu propósito se perguntando *por que* repetidas vezes: "Por que é importante você existir?" "Qual é a dádiva que você traz?" "O que você é levado a ser e a fazer?" À medida que for perguntando, as respostas podem se tornar ao mesmo tempo mais abstratas e mais essenciais: qual é a razão central para ser e fazer o que você faz? Eis um exemplo de uma declaração de propósito de vida:

A serviço do bem-estar global, o meu propósito é encarnar a descoberta e a celebração de profundidades cada vez maiores de percepção e humanidade.

Definir o seu propósito pode ser um processo de refinamento que leva a vida toda. Mesmo assim, articulá-lo pode ser fortemente catalisador.

Se você decidir escrever uma declaração de propósito, entenda que se trata de um processo profundo. A sua primeira versão vai provavelmente parecer estranha. Revise e volte depois para senti-la e fazer mais revisões. Quando lhe parecer verdadeira e correta, ela servirá para orientar a sua vida, a sua visão e a sua prática.

Num último exemplo, encontramos Tim, um ambicioso universitário de 24 anos que mal pôde esperar para começar a sua PVI. Vamos pular para o estágio 3 e ver que práticas ele escolheu.

Como você pode ver no projeto abaixo, Tim se comprometeu com uma prática muito exigente. Na página seguinte, você verá como ele a modificou depois de três meses de experiência.

Projeto de PVI – Tim
3º Passo: Escolha as suas práticas.

Módulo do CORPO

PRÁTICAS	DESCRIÇÃO	FREQUÊNCIA
Treino para os Três Corpos	45 minutos todos os dias da semana pela manhã.	5x/semana
Nutrição	Comer otimamente e comprar apenas alimentos orgânicos, sustentáveis.	todos os dias
Órbita microcósmica	No metrô, a caminho das aulas de graduação.	4x/semana
Ultimate frisbee	Participar de ligas e jogar em competições.	3x/semana

Módulo da SOMBRA

PRÁTICAS	DESCRIÇÃO	FREQUÊNCIA
Diário	Manter um diário em áudio.	7x/semana
Processo 3-2-1 da Sombra	Praticar o Processo 3-2-1 da Sombra por 15 minutos.	3x/semana
Grupo masculino	Participar de um grupo masculino nas quartas à noite.	1x/semana

Módulo da MENTE

PRÁTICAS	DESCRIÇÃO	FREQUÊNCIA
Curso de graduação	Leitura, estudo, trabalhos, provas etc.	6x/semana
Grupo de Estudos de Sexo, Ecologia, Espiritualidade	Ler um capítulo por semana e discutir com o grupo.	1x/semana
Grupo masculino	Participar de um grupo masculino nas quartas à noite.	10 hrs/semana

Módulo do ESPÍRITO

PRÁTICAS	DESCRIÇÃO	FREQUÊNCIA
Meditação individual	Questionamento Integral durante 45 minutos todos os dias.	7x/semana
Meditação em grupo	Zazen com a sangha no Centro Zen à noite	3x/semana

Módulos ADICIONAIS

PRÁTICAS	DESCRIÇÃO	FREQUÊNCIA
Finanças	Reduzir minhas dívidas com cartões de crédito.	
Relacionamento íntimo	Encontrar um!	
Amizades	Explorar maneiras de aprofundar minhas amizades atuais.	
Serviço	Ajudar no Centro da Terceira Idade.	3hrs/semana

Atualização de Projeto de PVI – 3 meses – Tim

5º e 6º Passos – Ser flexível e fazer ajustes continuamente.

Módulo do CORPO

PRÁTICAS	DESCRIÇÃO	FREQUÊNCIA
Treino para os Três Corpos	~~45 minutos todos os dias de semana pela manhã.~~ Durou só 3 dias. Agora faço só a versão de 10 minutos, que parece funcionar.	5x/semana
Nutrição	~~Comer otimamente e comprar apenas alimentos orgânicos, sustentáveis.~~ Funciona melhor não comer junk-food, dar preferência a alimentos crus e limitar os lanches. Além disso, uma vez por semana como tudo o que tenho vontade.	6x/semana
Órbita microcósmica	~~No metrô, a caminho das aulas de graduação.~~ - Essa prática ainda funciona bem (embora tenha perdido o ponto de saltar algumas vezes).	4x/semana
Ultimate frisbee	~~Participar do ligas e jogar em competições.~~ Voltei atrás e agora só jogo informalmente com um grupo de colegas. Menos stress.	1x/semana

Módulo da SOMBRA

PRÁTICAS	DESCRIÇÃO	FREQUÊNCIA
Diário	Manter um diário em áudio. Todos os dias é muito. Agora gravo uma anotação só quando sinto uma necessidade especial.	Em aberto
Processo 3-2-1 da Sombra	Praticar o Processo 3-2-1 da Sombra por 15 minutos.	3x/semana
Grupo masculino	Participar de um grupo masculino nas quintas-feiras à noite. Meu grupo tem sido muito útil para mim. Esta é uma prática que definitivamente quero manter.	1x/semana

Módulo da MENTE

PRÁTICAS	DESCRIÇÃO	FREQUÊNCIA
Curso de graduação	Leitura, estudo, trabalhos, provas etc.	6x/semana
Estudos Integrais	Agora que o meu grupo de estudos terminou, estou procurando aplicar a teoria Integral ao meu trabalho de graduação.	
Pesquisa sobre política	Estágio virtual em think-tank de Washington D.C. Tive que reduzir o horário.	4 hrs/ semana

Módulo do ESPÍRITO

PRÁTICAS	DESCRIÇÃO	FREQUÊNCIA
Meditação individual	Questionamento Integral durante 45 minutos todos os dias. É demais! Não tenho tempo para manter essa prática. Agora estou fazendo o Módulo de Um Minuto por 5 a 10 minutos. Isso eu posso fazer regularmente.	7x/semana
Meditação em Grupo.	Zazen com a sangha no Centro Zen à noite. Adoro esse grupo, mas tive que reduzir a minha participação a uma vez por semana.	1x/semana

Módulos ADICIONAIS

PRÁTICAS	DESCRIÇÃO	FREQUÊNCIA
Finanças	~~Reduzir minhas dívidas com cartões de crédito.~~ Não consegui economizar tanto quanto esperava, mas viver com simplicidade me ajuda a gastar menos dinheiro.	
Relacionamento íntimo	~~Encontrar um!~~ Estou saindo com Mary, que conheci jogando ultimate frisbee. Só nos conhecemos há dois meses mas estou contente com o desenvolvimento da relação.	
Amizades	~~Explorar maneiras de aprofundar minhas amizades atuais.~~ - Por ter cortado algumas das outras práticas, tenho tido mais tempo para compartilhar com os amigos.	
Serviço	~~Ajudar no Centro da Terceira Idade.~~ Foi maravilhoso, mas também foi demais. Reduzi para 1x/mês e estou curtindo.	3hrs/mês

Projeto de PVI

Módulo do CORPO

PRÁTICAS	DESCRIÇÃO	FREQUÊNCIA

Módulo da SOMBRA

PRÁTICAS	DESCRIÇÃO	FREQUÊNCIA

Módulo da MENTE

PRÁTICAS	DESCRIÇÃO	FREQUÊNCIA

Módulo do ESPÍRITO

PRÁTICAS	DESCRIÇÃO	FREQUÊNCIA

Módulos ADICIONAIS

PRÁTICAS	DESCRIÇÃO	FREQUÊNCIA

Acompanhamento Semanal de PVI
Semana de _____

Módulo do CORPO

PRÁTICAS	#	SEG	TER	QUA	QUI	SEX	SAB	DOM	TOTAL

Módulo da SOMBRA

PRÁTICAS	#	SEG	TER	QUA	QUI	SEX	SAB	DOM	TOTAL

Módulo da MENTE

PRÁTICAS	#	SEG	TER	QUA	QUI	SEX	SAB	DOM	TOTAL

Módulo do ESPÍRITO

PRÁTICAS	#	SEG	TER	QUA	QUI	SEX	SAB	DOM	TOTAL

Módulos ADICIONAIS

PRÁTICAS	#	SEG	TER	QUA	QUI	SEX	SAB	DOM	TOTAL

Parte II: A Arte da Prática Integral

À medida que a sua prática se tornar regular, a *arte* da prática começa a se tornar possível. Nesse ponto, a ênfase passa de práticas específicas para a qualidade em evolução da sua vida como expressão da prática. Isso será discutido em duas sessões: **Percepção Cotidiana Expandida** e **Dicas e Princípios da Prática**.

Percepção expandida não é apenas uma coisa que ocorre durante a meditação. Com a prática, a consciência expandida começa a permear as experiências cotidianas. A seguir, discutimos como você pode cooperar com esse processo e como os princípios da prática incorporados nos módulos centrais começam a aparecer na sua maneira de viver cada momento da vida.

Depois de uma breve discussão sobre a percepção expandida cotidiana, temos uma conversa honesta sobre a vida como prática, expressa numa série de princípios e dicas úteis para viver uma vida de prática cada vez mais profunda. Vamos adotar uma série de perspectivas que apontam para alguns temas-chave e medidas inteligentes que o ajudarão a ter uma ideia da arte de navegar a vida como prática.

Percepção Expandida Cotidiana

À medida que você praticar regularmente, a qualidade da sua consciência começará a mudar. Os frutos da prática às vezes se mostram como mudanças profundas em toda a sua maneira de estar vivo.

Isso acontece porque as práticas informam a sua percepção cotidiana. Os estados meditativos começam a vazar para a consciência em estado de vigília. O "jogo interior" das práticas corporais (como a respiração consciente) podem se tornar uma segunda natureza e penetrar nas atividades comuns. Uma perspectiva mais Integral começa a modificar todo o seu senso de identidade e a maneira pela qual você processa experiências e informações.

A expansão da percepção no dia a dia é sempre uma possibilidade. Você pode sempre despertar para o que a sua percepção antes excluía. O seu coração pode sempre continuar a se abrir. Você pode sempre aprender a sentir, funcionar e se relacionar de novas maneiras. Você pode sempre descobrir como relaxar e se aproximar cada vez mais da sua humanidade única e radiante. Você pode sempre conduzir mais plenamente a energia da vida. Finalmente, a comunhão pode se tornar tão plena que você começa a sentir como se fosse conscientemente vivido pelo Kosmos maior.

O Módulo do Corpo

As práticas-chave do jogo interior do módulo do Corpo começam a informar não apenas as suas práticas corporais, mas também todos os momentos da vida:

- Você respira conscientemente, com sentimento profundo, e usa a respiração para se recentrar regularmente.
- Você se ancora com força e autoridade por meio do hara, ou centro da barriga.
- Você comunga com a vida e a percebe por meio do centro do coração.
- Você brilha com consciência radiante por meio do centro da mente.
- Você usa a prática de energia sutil para manter estados saudáveis de mente e corpo.
- Você conduz e circula conscientemente a energia vital, fazendo-a descer pela frente do torso e subir pela coluna.
- Você consegue tolerar, apreciar e usar cada vez mais intensidade em vez de reagir a ela e jogá-la fora.
- Você movimenta o corpo ao longo do dia em serviço amoroso e prático para si mesmo e para os outros.

O Módulo da Mente

As práticas do módulo da Mente desenvolvem a sua capacidade natural de assumir perspectivas complexas e a sua capacidade de fazer uso inteligente da teoria AQAL.

A essência do módulo da Mente nas experiências cotidianas é a *visão clara* e a *percepção judiciosa*. Isso mobiliza não apenas a acuidade mental, mas a inteligência-sentimento integrada de todo o seu ser. Isso é expresso em várias injunções gerais:

- Você pretende estar conscientemente presente em todos os momentos da sua vida.
- Você pretende ver sempre com mais clareza, vencer a confusão.

- Você percebe, valoriza, leva em conta e respeita todas as dimensões fundamentais da sua vida e da sua realidade: Eu, Nós, Isto e Istos.
- Você se relaciona conscientemente às mudanças nos seus estados de consciência (como adormecer ou acordar).
- Você aprecia naturalmente o paradoxo de manter muitas perspectivas diferentes, mesmo e principalmente quando tem uma forte opinião.
- Você aprecia com discernimento e compaixão a ampla variedade de tipos de personalidade que encontra.
- Você procura voar um pouco mais alto (no mais alto nível ou altitude que lhe é possível) e ajuda os outros a fazer o mesmo.
- Você reconhece que as perspectivas de todo mundo são ao mesmo tempo verdadeiras e parciais, incluindo a sua.

O Módulo da Sombra

A sombra é, por definição, o que você esconde da sua própria percepção. Assim, a prática da sombra começa com uma observação simples: parte do seu mundo interior é invisível para você e quer continuar assim!

Como é viver o dia a dia com esse conhecimento, da perspectiva de um praticante?

- Você começa a viver com um questionamento psicológico contínuo da sua psicodinâmica oculta:
  - "Por que fiquei tão irritado com a pequena grosseria daquele balconista?"
  - "Por que não perdoo a preguiça da minha companheira?" E assim por diante.
- Isso envolve humildade, confiança, curiosidade, abertura... e *humor*.
  - Como todo mundo tem essa mesma dinâmica furtiva de esconde-esconde, não há por que ter vergonha!
- O que há para você observar?
  - "Estou com medo", "Estou me escondendo de mim mesmo e dos outros", "Estou projetando os meus sentimentos nos outros". Assim vai, e geralmente não é agradável.

- À medida que o trabalho da sombra amadurece, você relaxa no desconforto da autopercepção.
- Você acaba não sentindo mais a necessidade automática de se defender contra percepções pouco lisonjeiras.
- Você pode até começar a aceitar com prazer a nova liberdade que a nova percepção desconfortável torna possível.
- Você percebe que a autodefesa acaba sendo ainda mais doloroso do que a autopercepção.

O Módulo do Espírito

Na prática diária de percepção meditativa, você reconhece o espírito, ou Quididade, de cada momento e de tudo na vida. É uma questão de repousar na própria percepção, de perceber que tudo o que acontece se dá na *percepção*.

- Você percebe que pode relaxar a tendência a se concentrar exclusivamente no que está acontecendo e mudando.
  - Você consegue repousar cada vez mais na própria percepção, que está *sempre ali*, espaçosa, descontraída e profundamente satisfeita.
  - Percebe até mesmo que *você é essa percepção*.
- Você percebe que a gratidão é a sua resposta natural à vida.
  - A prática diária de devoção se dá na presença do Espírito, vivendo como alguém que é íntimo do Espírito.
  - Como o Espírito aparece na forma de tudo e de todos, esta é a prática cotidiana de amor e comunhão natural e omnidirecional – uma vida de oração.
- Você percebe que pode também *contemplar* o que ocorre, reconhecendo tudo como a personificação da própria Quididade.
  - O mundo natural pode ser reconhecido na sua plena beleza mística. Assim como as elegantes abstrações da matemática. Assim como os excessos fúteis da cultura popular ou as mais insípidas estradas e estacionamentos de concreto.
  - A prática diária de contemplação envolve reconhecer tudo isso, enxergar através disso e apreciar ao mesmo tempo o seu vazio e a sua luminosidade.

O Módulo da Ética

A prática diária é um compromisso sincero e pessoal de fazer o que for preciso para chegar a uma vida de plena integridade: agir de acordo com as suas palavras em todas as áreas da vida.

A ética diária é expressa também na boa-vontade para com os outros. À medida que você cuida de si mesmo vivendo uma vida de prática, a sua capacidade de cuidar dos outros é liberada e ampliada.

O fruto da ética diária é a humildade e o profundo autorrespeito, uma integridade significativa e duradoura que o liberta de viver em negação, autodivisão e autoindulgência.

A ética diária pode aparecer na ação de muitas maneiras:

- Você traz plena percepção e consideração a cada momento presente, praticando uma *sensibilidade* ética em vez de regras éticas.
- Você começa a buscar retidão e integridade e não apenas vantagens pessoais.
- Você enfrenta os dilemas morais da vida diária procurando proteger e favorecer a maior profundidade para a maior extensão.
- Você procura não criar novos karmas e concluir o máximo possível dos antigos.
- Você se trata com compaixão masculina e feminina, ouvindo a voz da consciência sem se punir.
- Você procura perceber como pode expandir os círculos da sua responsabilidade generosa por si mesmo, pelos outros e pelo mundo.

Dicas e Princípios da Prática

Depois de planejar a sua PVI, comece fazendo práticas regulares em cada um dos módulos centrais e inicie a prática diária de percepção expandida. O que mais há para fazer?

Muita coisa. Não há pontinhos para você ir ligando e formar um caminho para a consciência plena. A vida, em toda a sua riqueza misteriosa e enganadora, parece insistir em oferecer lições únicas a cada indivíduo. Para continuar crescendo e praticando, ano após ano, você tem que participar de maneira consciente, criativa e sábia de inúmeros momentos únicos de escolha. Como fazer isso proveitosamente? Não há uma fórmula, mas alguns princípios podem ser detectados. Vamos considerar algumas ideias-chave para ter em mente enquanto navegamos pela vida como prática:

Pratique Sempre o Discernimento

A prática não progride mecanicamente. Progride inteligentemente, com compreensão. Quando a compreensão está presente, a prática ganha tração e segue em frente. A compreensão inteligente é uma prática de todos os momentos, às vezes chamada de "discriminação", "discernimento" ou "visão clara".

A vida diária exige a todo momento que você avalie situações, pessoas, oportunidades e escolhas. Você tem também que avaliar sentimentos, estados interiores, sensações e percepções. A discriminação é o processo de usar a sua mais alta inteligência para ver claramente através da confusão.

Sem discernimento, a bagunça e as falhas de percepção são inevitáveis. No pior dos casos, você pode cair no *pensamento binário*: a tendência a ver a realidade em categorias simplistas – sim ou não, branco ou preto – que obscurecem a sua complexidade e nuances autênticas.

Perceber outras perspectivas sempre aguça a mente. A teoria AQAL lhe fornece uma série de distinções penetrantes que podem ajudá-lo na prática do discernimento. Perceber todos os quadrantes de uma pessoa ou situação aumenta a clareza do pensamento e da ação, assim como a sensibilidade a vários níveis de percepção.

A prática constante do discernimento exige todas as suas faculdades, inteligência, sentimento, intuição e instinto. É um yoga vivo de percepção, sempre buscando a clareza, pondo você num contato cada vez mais pleno e matizado com a realidade.

Assuma a Responsabilidade

Assuma a responsabilidade de alinhar as suas escolhas a possibilidades mais elevadas. Essa é a essência da prática.

É possível aprender a assumir a responsabilidade pelos padrões de pensamento, emoção, comportamento e relacionamentos que expressam e reforçam *estados e padrões contraídos*. Ao perceber que há na sua vida atitudes, crenças, humores, comportamentos ou até mesmo medidas práticas que não estejam favorecendo o seu crescimento em percepção, consideração e serviço, você pode buscar opções melhores, fazer novas escolhas e agir de acordo com elas. Uma dessas escolhas pode ser reavaliar a sua PVI e se propor a aprofundá-la de alguma maneira.

Às vezes, esse processo lança luz em novos lugares. Você pode enxergar os seus padrões e assumir a responsabilidade por eles. E às vezes não. No início, e também ao longo da vida, praticantes sérios descobrem uma profunda camada oculta de compromissos conflitantes. Há uma boa razão para as pessoas não agirem de acordo com o que acreditam ser as suas escolhas: estão comprometidas *também* com alguma *outra* coisa, como conforto ou torpor, ou com o próprio hábito da contração.

Nesse processo, a percepção é beneficiada. Podemos enxergar os nossos compromissos conflitantes. Podemos ver os resultados das nossas escolhas passadas. Podemos ver para onde os nossos hábitos atuais tendem a nos levar. Quando temos sorte, descobrimos que é possível escolher nos abrir para a percepção, a intensidade, a presença, a consideração e a responsabilidade.

Liberte a Energia e a Atenção

Quando vivemos inconscientemente, seguimos padrões habituais que consomem muito da nossa energia e atenção. Estão aí incluídos padrões de pensamento, emoção, distração, inquietação, alimentação, discurso e maneiras de ver e ouvir a mídia. Essas são algumas das maneiras pela quais nós nos esvaziamos em vez de conduzir a força vital.

A Prática de Vida Integral desenvolve gradualmente os nossos músculos interiores. Usando esses músculos, podemos libertar e usar a energia e a atenção aprisionadas, tornando-as disponíveis para a eficácia pessoal, para a prática e para uma vida mais feliz. Isso é **compaixão masculina** por si mesmo, a dureza necessária para escolher o crescimento e a transformação. As capacidades-chave da prática incluem:

- Capacidade de tolerar o desconforto – tanto o desconforto da autopercepção desfavorável quanto o desconforto de interromper padrões inconscientes de pensamento e comportamento.
- Interesse em assumir perspectivas – tanto as perspectivas dos outros quanto metaperspectivas das nossas próprias perspectivas.
- Apetite por mais energia e percepção, que seja mais forte do que o vício do comportamento habitual condescendente.

- Capacidade de interromper os hábitos inconscientes e fazer uma rica colheita de energia e percepção liberadas.
- Abertura para conduzir cada vez mais da enorme força de vida, tolerando cada vez mais intensidade, em vez de descartar compulsivamente essa força vital e jogá-la fora.

Não Jogue Fora a Força Vital

Eu nunca tinha feito um retiro de meditação e, sem perceber no que estava me metendo, fiz a inscrição para um retiro tradicional de cinco dias de meditação Zen. Cantávamos em japonês. Ficávamos sentados em silêncio, caminhávamos em silêncio, limpávamos a cozinha em silêncio e comíamos em silêncio, dia após dia.

Minhas costas doíam, minhas pernas ficaram dormentes, moscas voavam à minha volta e pousavam no meu pescoço. Aquilo estava me deixando louco. Mas sempre que eu me mexia, o professor me batia forte com o seu bastão.

Quase perdi a cabeça de tanta raiva e desconforto. Não conseguia acreditar que tinha me inscrito para esse castigo. Odiava, queria matar o professor. Lembro-me de pensar várias vezes: "Se ele parar perto de mim de novo, vou quebrar aquele bastão na cabeça dele e fazê-lo engolir os pedaços!"

Os obstinados estudantes de Zen à minha volta continuavam a se submeter aos maus-tratos. Eu os desprezava. Mas por algum motivo eu não fugi. Fiquei. Continuei meditando.

Sentia como se um vulcão fosse irromper dentro de mim. Às vezes, quando tinha uma necessidade quase esmagadora de mexer o corpo mas não mexia, sentia uma onda de intensidade me atravessar que quase me fazia levitar. Eu me sentia tão intensamente desconfortável que era quase como estar num estado alterado.

Mas como não tinha mais nada para fazer, fazia o que me mandavam fazer. Ficava sentado. Respirava. Relaxava. Ficava desperto no momento presente.

E o meu estado continuou mudando. Às vezes eu me sentia em êxtase e pensava que estava ficando iluminado. Depois eu me sentia horrível de novo. Então ficava entediado. Então me sentia como se não fosse aguentar nem mais um minuto.

Depois de alguns dias, ainda sentia todas essas coisas, mas começava também a achar graça ao testemunhar aquilo tudo se desenrolando. Comecei a sentir um pouco de amor, em meio ao ódio, pelas rotinas espartanas do zendo. Era tudo completamente ridículo, vazio, perfeito, transparente.

Lá pelo último dia do retiro, eu estava cheio de energia. Eu me sentia como uma lâmpada de mil watts, irradiando em todas as direções! E ao mesmo tempo estava perfeitamente quieto, calmo e lúcido. Estava tão profundamente em paz que nem a minha insanidade me perturbava.

Percebi que durante toda a semana, a minha energia tinha sido concentrada pelas formas da prática. Eu estava tão brilhante e lúcido porque não tinha ficado jogando energia fora da maneira habitual, falando, comendo ou me remexendo. As rígidas rotinas tradicionais eram como um forno de barro com uma porta bem fechada, enquanto a minha maneira habitual de viver era como uma fogueira numa encosta exposta ao vento.

Essa foi uma enorme dádiva, e um ponto de virada. Desde então, quando introduzi essa compreensão na prática, ela tem me mostrado a chave para aumentar o meu envolvimento, a minha clareza e a minha energia.

Isso transformou a minha maneira de sentir desconforto e intensidade. Isso não me enlouquece mais. Reconheço essas sensações como oportunidades de ouro para melhorar ainda mais a minha prática.

Seja o seu Melhor Amigo

A vida como prática implica fazer uma escolha pela sua integridade e saúde, incluindo a realização do seu potencial guardado. Então, ela é profundamente *autoamigável*, mesmo quando assume formas de renúncia. Essa atitude de autoconsideração expressa **compaixão feminina** por si mesmo.

- Um gosto natural pela percepção como tal (semelhante ao impulso inato de escalar colinas e apreciar a paisagem).
- Uma afinidade agradecida pelo prazer inerente a uma existência humana saudável e consciente, com o prazer unindo os sentimentos, a respiração e a percepção.
- Um forte compromisso interior com saúde e crescimento para a vida toda (em geral profundamente ligado ao compromisso de servir aos outros).
- Autoperdão, a aceitação sincera de limitações, fraquezas e karmas, mesmo ao se entregar plenamente à cura e à transformação.

Resistindo à Resistência?

A resistência dói. Quando sofremos, o mais sofrido é a maneira de *nos relacionar* à experiência, mais do que a própria experiência. Antecipamos o sofrimento e reagimos contra a experiência, destruindo a capacidade de estar presentes. Alguma dor pode ser inevitável, mas a experiência interior de resistir à dor é ainda pior. Mas como parar com isso?

Seja Duro e Gentil Consigo Mesmo

Às vezes precisamos de uma saudável autodisciplina masculina e às vezes precisamos tirar a armadura e cuidar de nós mesmos. Em alguns momentos, tanto a compaixão feminina quanto a masculina se aplicam. Podemos nos aceitar exatamente como somos – mesmo quando penetramos gentilmente no nosso transe, libertando-nos de tendências inconscientes.

Equilibrar as qualidades masculinas e femininas não é um ideal estático, mas um jogo dinâmico. A vida é um pouco como canoagem de corredeiras. Apresenta extremos intensos entre turbulência e calmaria, e todos os meio-tons intermediários. É cheia de movimento. A arte é ficar sintonizado às necessidades variáveis de cada momento.

A percepção é a chave. Um aspecto central e universal da prática é *perceber* a resistência – e relaxar no momento presente. Enfrentar a experiência de resistência com genuína curiosidade lança luz sobre a futilidade de resistir. Ao fazer isso de novo e de novo, a resistência começa a relaxar naturalmente.

Mas não resistimos apenas às experiências dolorosas. Resistimos também ao crescimento, à prática e à nova percepção.

É comum resistir às nossas mais profundas realizações e compromissos. Afinal, são coisas que desafiam os nossos padrões habituais, chamando-nos para um modo de vida superior e inicialmente mais difícil.

O segredo de trabalhar com a resistência ao crescimento é escolher o caminho do meio. Como primeira reação reflexa à resistência, podemos tentar ser bons nos esforçando mais e superando aquela relutância provocadora (e até vergonhosa) à mudança. Resistimos à resistência. Mas essa estratégia *hipermasculina* não funciona no longo prazo. Exagera a divisão interior entre impulsos "bons" e "maus", levando as nossas partes indesejáveis para a sombra. Em geral, isso leva a períodos de prática baseada na vergonha mas aparentemente virtuosa, pontuada por períodos de rebelião impulsiva, desorientação e abandono da prática.

Outra reação – que parte da resignação à futilidade de resistir à resistência – é apenas validar os próprios sentimentos e agir de acordo com os impulsos mais fortes do momento. Como, por natureza, os sentimentos mudam constantemente, essa abordagem *hiperfeminina* resulta numa constante flutuação sem nenhum compromisso real. Não nos sentimos envergonhados nem hipocritamente divididos, mas também não temos os benefícios da prática.

Assim, as duas reações mais típicas à resistência são (1) atravessá-la à força ou (2) seguir quaisquer sentimentos que estejam presentes.

No caminho do meio, nós nos mantemos compassivamente conectados a todas as nossas inclinações contraditórias. É importante permanecer ligado ao compromisso com uma vida inteira de prática. Mas também é bom perdoar e ficar amigo da resistência. Relaxar os "deves" interiorizados, que criam uma divisão entre partes "boas" e "ruins" do eu, é ao mesmo tempo transformador e um grande alívio. A mentalidade ou/ou pode levar a uma curiosidade ambos/e, abrindo espaço para uma ampla percepção, em que as nossas escolhas integradas podem se desenvolver naturalmente. Ao tentar implementar à força as boas escolhas, imaginamos que podemos nos arrastar aos berros para a iluminação. Não podemos.

Mas podemos aceitar a nossa resistência à prática com abertura e curiosidade. Talvez ela nos diga alguma coisa que precisamos ouvir. Às vezes a resistência assinala necessidades não satisfeitas, totalmente alheias ao compromisso com a prática. A resistência pode ser uma oportunidade de trabalhar a sombra, de aumentar o autoconhecimento e de perdoar. Pode ser um sinal de que precisamos nos divertir mais ou trazer mais equilíbrio para a nossa vida. E em meio a todas essas mensagens específicas, enfrentar a resistência com percepção ampla oferece sempre um vislumbre da natureza não problemática e perfeita deste e de todos os momentos da vida.

Seja qual for a sua mensagem, a resistência grita mais alto quando é ignorada. Sim, é melhor continuar praticando, mesmo se houver resistência. Enfrentando e ficando amigos da nossa resistência, ela vai rapidamente mostrar as suas dádivas. Então, em vez de *ficar no caminho* das nossas melhores intenções, a resistência vai *mostrar o caminho* para elas.

Praticar é Bom. E Ruim. Sinta-a Completamente. E Abandone-se a Ela

Será que você consegue navegar através da vida como prática percebendo o que abre ou fecha o seu centro da cabeça, do coração e o hara? Será que consegue perceber o estado do seu corpo-mente e discernir o que é saudável e o que não é, o que favorece e o que inibe o crescimento?

Essa é uma pergunta razoável. Quando estão represadas, a energia e a atenção nos amortecem e *doem*. À medida que crescemos, nós nos tornamos suscetíveis a novos horizontes de bom sentimento. Chegamos a sentir paz profunda, liberdade e até mesmo êxtase à medida que entramos com mais frequência em estados de percepção mais elevados e mais profundos. Assim, à medida que você pratica e cresce, vai se sentir cada vez mais livre, amplo e feliz, certo? Não é essa uma das principais razões para praticar? Você não deveria se sintonizar a essa alegria superior e "crescer na direção da luz", por assim dizer? Não deveria apenas "acompanhar o êxtase"?

Sim e não.

A sensibilidade refinada ao que parece melhor pode (de maneira muito agradável) guiar e acelerar o crescimento em direção à percepção e à experiência mais sublime. Então, sentir com inteligência a qualidade da sua experiência é uma habilidade essencial e ir ao encontro de prazeres superiores pode deixá-lo mais refinado. Mas pode resultar também num narcisismo nada profundo. *Sentir completamente* o que está ocorrendo pode ser ainda mais essencial. Lembra da importância de tolerar o desconforto? A prática exige as duas capacidades, acabando por estabelecer uma relação com o prazer e a dor que é ao mesmo tempo rica e livre.

Os dois símbolos mais vívidos e extremos da transcendência do prazer e da dor – o tântrico imoderado usando álcool e sexo e o ascético na sua cama de pregos – são apenas lados opostos da mesma moeda icônica. São símbolos exagerados de uma importante realidade: os praticantes mais desenvolvidos são *livres* em meio à experiência – *qualquer* experiência. Não precisamos nos testar com extremos de prazer e dor, mas a prática tem como resultado uma liberdade paradoxal em meio aos ciclos de bons e maus sentimentos da vida. Às vezes, o importante na prática é atravessar o prazer e a dor e ir além.

Mas nem sempre. A estratégia de transcendência se transforma facilmente numa forma de evitação. Na verdade, é crucial conseguir se soltar totalmente na vida e ficar aberto e atento às qualidades da experiência sentida. Um praticante avançado consegue viver com a experiência, exatamente como ela é.

Mesmo assim, esse princípio nem *sempre* é fundamental.

Praticar significa estar desperto e vivo na dinâmica multidimensional e paradoxal da vida. Sentimentos bons e maus se escoam. Não há fórmula e não há imunidade. Qual é a oportunidade mais elevada e consciente disponível para você neste momento? Será que é prestar atenção na sua experiência ou na percepção em que ela se dá, ou ambas as coisas? Será que é se esforçar ao máximo ou se entregar ao fluxo? Qualquer uma dessas coisas é possível. A verdadeira prática é ficar vivo, consciente e presente. O que está acontecendo agora?

A prática recorre à percepção de que o mais elevado bem não é o oposto do mau. *Quididade* é – sempre e já. Inclui e transcende todos os fenômenos, bons e maus. Você sempre já está livre neste momento. Nada está faltando. Então, você sempre tem uma oportunidade totalmente nova de estar presente, praticar e despertar.

Espere Dias Bons e Dias Ruins

O brilho e a escuridão não param de se alternar só porque você pratica sinceramente. Na verdade, a própria prática desperta as duas coisas! Como cria mudanças na vida, a prática perturba o *status quo* da sua existência anterior. Qualquer sistema vai tentar restaurar o seu equilíbrio anterior. Assim, *a prática desperta inerentemente a resistência à prática*. Os dias ruins fazem parte da vida como prática, inevitavelmente. Assim como os dias bons.

Se você praticar só nos dias bons, os seus padrões habituais anteriores continuarão fortes. Os dias ruins continuarão vindo como antes. E quando os dias bons chegarem e você estiver pronto para praticar de novo, estará recomeçando perto do quadrado um.

Alternativamente, se você honrar a sua intenção de praticar nos dias ruins, os seus padrões inconscientes ficarão mais fracos. Nos dias bons, escolher praticar será mais gratificante e produzirá às vezes experiências de estado elevado ou até mesmo vislumbres de perspectivas que caracterizam estágios superiores de percepção. No entanto, nos dias comuns, quando nada parece estar acontecendo, a prática consistente é um investimento em aberturas futuras, uma forma de se tornar propenso a "acidentes auspiciosos".

Não só isso – os dias ruins lhe dão uma excelente oportunidade de ver rápidos resultados transformacionais. A sua vida e realização refletem a mistura da sua percepção e comportamento – nos bons momentos, nos maus momentos e nos intermediários. Se você fizer melhor quando é mais difícil, as médias se elevarão. Desenvolver-se até atingir um nível de consciência totalmente novo pode levar tempo. Mas operar com mais consistência nos seus melhores momentos exige apenas clareza, disposição e consistência. Isso pode acontecer rapidamente – e sem demora transformará a experiência que os outros têm de você e a que você tem de você mesmo. Essa é uma das principais maneiras de ver grandes mudanças nas primeiras semanas ou meses de uma vida de prática.

Perder uma prática aqui e ali não deve se transformar num grande problema. O perdão é uma dádiva, assim como um novo começo. Você pode sempre praticar no momento seguinte, sem arrependimento ou autorrecriminação.

Ao mesmo tempo, não é eficiente abandonar a prática porque desperdiça um tempo precioso e o aliena de recursos importantes. Além disso, reforça a tendência a abandonar a prática, deixando de fortalecer a sua resiliência para lidar bem com futuros desafios.

Cada momento nos altos e baixos da prática oferece um valioso ponto de alavancagem. Um segredo no jogo da prática é que ela acumula força e eficiência. O simples fato de jogar o jogo – e permanecer nele – amplia os efeitos de cada grama de intenção e esforço que você investe na prática.

- Praticar nos dias bons intensifica as experiências de pico.
- Praticar nos dias ruins transforma os seus baixos e eleva o seu nível geral de funcionamento.
- Praticar pacientemente no platô (quando parece que não está acontecendo muita coisa) planta as sementes do seu próximo avanço.
- Abandonar a prática desperdiça tempo e reforça os impulsos errados.
- Permanecer no jogo é muito mais fácil e eficiente do que ficar entrando e saindo.

Não Perca Tempo se Punindo

Em toda prática, a eficiência é a chave. Quando você aprende as suas lições e age de acordo com elas, o crescimento progride rapidamente. Se não, isso não acontece.

Os obstáculos à eficiência incluem coisas como conflito consigo mesmo, preocupação neurótica consigo mesmo, não aceitação do que já aconteceu, censura, culpa e obsessão com histórias de vida difícil ou histórias da família, do grupo ou da nação. O tempo gasto brigando consigo mesmo, especialmente na reciclagem viciosa de sentimentos, atitudes e pensamentos negativos, retém energia e atenção e impede o crescimento. Algumas dessas coisas podem ser inevitáveis e tentar eliminá-las abruptamente será pior, mas elas não precisam ser prolongadas.

Por natureza, a prática traz à tona padrões inconscientes ineficazes. Gaste o menor tempo possível justificando-os ou reclamando deles. É ótimo quando você percebe que está cegamente possuído por si mesmo, que desperdiçou tempo valioso e que causou sofrimento para os outros e para si mesmo, e com isso se sente desgostoso e envergonhado. Você não precisa justificar, remediar ou explicar essa reação. Aprecie e dê as boas-vindas a essa percepção preciosa. Ela lhe traz a oportunidade de fazer uma escolha nova e diferente no momento seguinte. Concentre-se nisso. Prática é fazer bom uso dessa autoapreciação pouco lisonjeira sempre que for o caso, e não resistir a ela.

Em alguns momentos, isso vem naturalmente. Em outros, pode ser tremendamente difícil. Não é fácil abandonar hábitos arraigados. Quando você está chafurdando num hábito, é preciso coragem para se levantar e não se deixar atolar de novo. Mesmo quem pratica ardentemente em muitas áreas da vida tem pontos cegos onde pode tropeçar.

É importante saber que ao perdoar os erros passados e se concentrar na ação livre e correta, você está fazendo uma coisa importante. Você está mudando a sua sorte, criando um futuro melhor. Você está assumindo a responsabilidade por uma parte do universo pela qual ninguém mais pode se responsabilizar.

A melhor maneira de se relacionar com aspectos seus que pretende deixar para trás é não requisitá-los. Mesmo assim, pode cair na armadilha de se opor a eles. Se puder, jogue-os fora *assim que* os perceber. Não precisa encontrar um bom lugar para parar.

Sempre que perceber que as circunstâncias, interiores ou exteriores, abalaram a sua intenção de praticar, resolva a questão agindo corretamente. Agir corretamente significa participar da vida de maneira saudável, regeneradora, compassiva, construtiva, efetiva e eficiente. Isso inclui o comportamento subjetivo e objetivo. Apresente-se, faça as melhores escolhas que puder e concretize-as da melhor forma possível em suas ações, pensamentos e sentimentos.

Sem fugir à responsabilidade por erros passados, aceite que não é possível mudá-los. Escolha se apresentar na vida no *momento seguinte* da maneira mais sábia, corajosa e plena que puder. Nenhuma circunstância, nenhum erro passado, pode lhe tirar essa oportunidade. Por mais difícil que seja a mão de cartas que recebeu, ou por pior que tenha sido o seu jogo até este momento, você pode jogar de maneira inteligente e honrosa com as cartas que tem agora – começando, sempre, agora mesmo.

Simplifique

A essência da prática eficiente é simples: logo que perceber padrões de vida infelizes e ineficazes, **honre a sua intenção de praticar**. É só isso. Aceite o passado e deixe que ele se vá: entre no momento seguinte como praticante. Use este momento para relaxar a tendência a contrair e parta para o próximo momento com inteligência, compaixão e coragem.

Essa oportunidade está disponível em qualquer momento, mesmo se você abandonou completamente a prática por muitos anos. A melhor coisa a fazer é voltar a praticar. No momento em que perceber que estragou tudo e que preferia viver uma vida de prática, é melhor *agir de imediato*. Você não precisa primeiro lamentar os seus erros, ser perdoado ou descobrir como agir melhor da próxima vez.

Os grandes praticantes minimizam radicalmente o desperdício de tempo. Podem ser perseguidos pelos demônios da dúvida ou do medo, mas quando recuperam a percepção da sua opção pela prática, agem sem demora em conformidade com ela. Minimizam o sofrimento aceitando-o plenamente e atravessando-o sem demora. Em algumas tradições, costuma-se dizer que essa capacidade marca a diferença entre aqueles cuja prática exige muitas vidas e aqueles que despertam nesta vida.

Se isso não é um hábito para você, não se preocupe. Você pode construí-lo. Se você tem hábitos contraditórios, tudo bem. Pode se livrar deles, parte por parte. Aprendendo a honrar a sua intenção de praticar e agindo de acordo com essa intenção com empenho estável, você vai acelerar a sua evolução consciente e se poupar anos de sofrimento desnecessário. E o sofrimento que for inevitável receberá imediatamente mais dignidade e esperança.

Desaprenda o Ressentimento

A atitude de ressentimento devia estar muito arraigada porque precisei desviar a atenção umas cem vezes antes que ficasse mais fácil.

Lembro-me do dia em que recebi pela primeira vez a mensagem. Estava trabalhando num emprego de verão fazendo *lattes*, *espressos* e *cappuccinos*. Odiava aquele emprego. Mas andava lendo sobre prática e serviço, e aquilo me ocorreu de repente. Percebi que estava numa situação perfeita para a prática, embora fosse em meio a um emprego que eu odiava.

Então, comecei a interromper meu habitual diálogo interior cheio de lamúrias. Sempre que percebia que estava ficando ainda que sutilmente ressentido, respirava fundo, relaxava o coração e a barriga e trazia mais sinceridade ao trabalho de servir as pessoas.

No começo, foi realmente difícil. Ganhava pouco, trabalhava muito e era desrespeitado. Alguns dos meus colegas faziam o mínimo possível e deixavam alegremente que eu segurasse as pontas. Às vezes eram mesmo indelicados. Eu tinha um monte de boas desculpas para ficar ressentido.

Isso é que era maravilhoso naquele emprego. Eu servia pessoas o dia inteiro. Algumas delas eram ótimas. Outras eram agressivas, rudes, preguiçosas, maldosas ou infelizes. Cada uma delas me dava uma oportunidade única de praticar, aprender e crescer.

E mesmo depois de começar a praticar, continuei muito ressentido, apesar das minhas boas intenções. Parecia que eu estava levantando uma barra com pesos toda vez que respirava, sorria e fazia o melhor possível para abrir o meu coração para a pessoa seguinte.

Eu ainda fingia muito mas, depois de um tempo, nem tudo era fingimento. Parecia que eu ia deixando a infelicidade para trás. Uma vez após outra, eu ia escolhendo outra coisa. E descobri que, mesmo em algo tão simples e humilde como servir café, é inerentemente gratificante servir aos outros.

Na verdade, tudo na vida é serviço, se você pensar bem. Persisti e fui ficando um pouco mais feliz. Depois de alguns dias, comecei a me sentir maravilhoso.

Comecei a adorar aquele emprego. E isso foi uma virada. Aprendi uma coisa que nunca me abandonou: não é inteligente ficar esperando que o meu humor mude. Os grandes benefícios acontecem quando venço o mau humor por meio da ação, sempre que tenho a oportunidade.

Integre a sua Prática

À medida que amadurece, a prática se torna um fluxo mais contínuo e integrado. Embora possa começar como um gotejamento, vai aos poucos ganhar mais embalo e cavar caminhos mais profundos no terreno do seu ser. Um novo nível de funcionamento se torna possível, à medida que os módulos do Corpo, da Mente, do Espírito, da Sombra e outros passarem a complementar, informar e amplificar uns aos outros mais plenamente – ao mesmo tempo em que você vive uma vida ética da melhor forma possível.

Os módulos e práticas individuais podem ser experimentados como aspectos de uma única percepção multidimensional. No entanto, cada prática tem uma personalidade distinta. Na verdade, as práticas específicas (como artes marciais, yoga, misticismo da natureza, educação dos filhos ou trabalho significativo) podem se tornar especialmente transformadoras ao serem Integralmente articuladas através dos módulos. Isso aponta para a natureza inefável da *arte* da prática.

A Prática e o Ritmo Acelerado de uma Vida Ativa

Muitos vivem uma vida extremamente ocupada, equilibrando múltiplas responsabilidades, relacionamentos, funções e recreações. Em geral, as pessoas ocupadas tendem a dizer sim para opções positivas e agir de acordo com elas. E é exatamente assim que iniciam novas práticas. Encaixam mais uma hora de compromissos na vida já supercomprometida. Isso pode funcionar porque a prática regular aumenta dramaticamente a felicidade e a eficácia. Mas a prática não precisa se somar à sua pressão interior.

Embora o trabalho duro e os altos resultados sejam coisas maravilhosas, todos nós precisamos de descanso. Todos nós precisamos de equilíbrio na vida, embora cada um tenha as próprias necessidades. Acumular cada vez mais coisas boas na vida pode sobrecarregá-lo, estragando muitas delas. À medida que praticamos, aumenta a nossa sensibilidade para os nossos limites e para o nosso equilíbrio. Encaramos com mais seriedade a administração eficiente dos nossos compromissos. É maravilhoso viver uma vida ativa, dinâmica e criativa, mas não uma vida frenética, apertada e supercomprometida.

Não existe uma receita para lidar com o acelerado mundo pósmoderno que sirva para todo mundo. Os frutos da prática diligente podem levá-lo a simplificar a sua PVI, a fazer um uso mais ativo dos

Módulos de Um Minuto ou a reduzir outros compromissos. No entanto, você pode também aprender a florescer no caos, fluindo mais livremente pelo caminho selvagem da vida, sendo energizado pelos percalços em vez de lutar contra eles. A PVI pode parecer um modo de vida muito calmo para algumas pessoas e pode se manifestar como um alto nível de dinamismo feliz em outras.

Deixe o Amor Abrir a Porta

Amor – no seu mistério mais simples e profundo – é o segredo conhecido dos praticantes autênticos – um modo notavelmente eficaz de tornar a sua prática Integral *mais* Integral.

Quando você ama, o corpo sutil se abre na sua radiância original. A sua felicidade natural brilha. A sua mente, coração e hara relaxam e se sincronizam. Você se sente mais conectado a você mesmo, aos outros, à própria existência. Você está vivo para o momento presente. A sua respiração é plena de prazer e sentimento. Você não tem medo de enfrentar seja o que for.

O amor facilita e integra – e transcende – a prática em todos os níveis-chave da PVI. Qualquer prática feita com amor é exponencialmente mais eficaz do que uma prática feita por mera obrigação ou busca de vantagens. Você pode meditar com amor, fazer yoga com amor, cozinhar alimentos saudáveis com amor – a atitude de amor impregnará qualquer atividade com o aroma da divindade.

Quem ou o que amamos? Pode ser qualquer um ou qualquer coisa. No fundo, é tudo e todos, e nada e ninguém em particular. Não é na

---

Seja Qual For a sua Idade, Aproveite a Oportunidade

Você pode emergir numa nova identidade, numa nova maneira de ser no mundo, em qualquer idade. Mas em geral isso acontece menos nos anos em que as pessoas estão estabelecendo a carreira e a família. A evolução rápida, incluindo reconfigurações importantes da identidade, costuma ocorrer até os 30 anos e bem depois dos 40. Um segredo-chave da prática é "aproveite a oportunidade". Quando uma porta para o crescimento se abre, o segredo da prática é agarrar o momento e transpor a soleira.

verdade um "outro", mas a própria Quididade. O seu Amado é visível em toda parte aos olhos do coração.

Um tal amor universal é a coisa mais natural do mundo, não alguma coisa que você precise forçar ou *tentar* fazer. É uma coisa que você já está fazendo – ou desejando fazer, ser e viver. É a verdadeira identidade de todo objeto do desejo, a essência de todo prazer natural. Reconhecer o amor onipresente é como se apaixonar, voltar ao amor mais profundo, habitar num amor que sempre foi, mesmo que às vezes estivesse escondido e difícil de enxergar.

O amor é uma escolha, tanto quanto um sentimento. Às vezes você age de acordo com essa escolha sentindo-se vazio por dentro. Como é uma orientação profundamente natural para todo mundo, o amor real acaba surgindo e substituindo tentativas penosas de amar.

Mas nem sempre o amor vem com facilidade. Quando o coração se fecha, pode parecer impossível se abrir e amar. Em geral, o primeiro passo mais eficaz é muito simples. Descubra alguma coisa para apreciar. Pode ser algo simples e básico como comida, roupa ou moradia – ou uma prática. A cada momento, até a hora da morte, você tem muito para apreciar. Observe apenas o que está ali. Na verdade, essa é uma prática devocional muito eficaz: prestar atenção não em como você é visto, mas em como vê. O amor pode ver as formas do Espírito que estão sempre diante dos nossos olhos. A apreciação suaviza e abre o coração.

Quando isso ocorre, especialmente para quem pratica, a apreciação pode se transformar em *gratidão*. Uma brisa de gratidão pode soprar e abrir as portas do coração.

Lembre-se: o amor é um *aspecto inerente da realidade espiritual*. Não é piegas, infundado ou bobo: é real. E a devoção que brota do amor é uma reação natural, saudável, precisa e *apropriada* à condição humana.

Deixe o Paradoxo Expandi-lo

Uma importante habilidade Integral é a capacidade de manter o paradoxo e descobrir assim uma nova profundidade. Muitos paradoxos profundos têm que ser confrontados no processo de qualquer vida de prática. Esses paradoxos não são charadas para tentar responder, mas *koans* com que vivemos, questões que contemplamos e deixamos que nos instruam.

Aqui estão os cinco paradoxos profundos que vale a pena considerar:

1. Busca
   - A realidade já é sempre completamente presente.
   - Nada do que é real pode ser buscado ou atingido.
   - Então, eu me dedico à prática sincera.
2. Vida e Morte
   - Pratico para intensificar a minha saúde, felicidade e percepção num corpo-mente mortal que vai inevitavelmente mudar e morrer.
   - Assim, no meu coração, eu fico dizendo um silencioso sim para a minha morte inevitável.
   - Mas ao mesmo tempo, todo o meu ser fica dizendo um alto sim! para a vida.
3. Servir aos Outros
   - No fundo, não existe o "outro".
   - Não existem seres separados para servir e liberar.
   - Então, eu me dedico ao bem-estar e liberação de todos os seres sencientes.
4. Compromisso/Abandono
   - Assumo um compromisso totalmente sério com o serviço e a prática efetiva.
   - Com humor, relaxo e abandono todo o apego a resultados.
5. Êxtase/Compaixão
   - Único Sabor ou Quididade, amor ilimitado, liberdade e êxtase – é o que me inspira na prática.
   - Pratico inspirado pelo Único Sabor – compaixão ilimitada, vontade de sentir tudo, incluindo toda a dor e sofrimento do mundo.
   - Há apenas um Único Sabor – em meio ao jogo infindável de dor e prazer, êxtase e agonia.

Estações e Fases da Vida como Prática

A prática leva tempo. E, à medida que você pratica, certas fases se desenrolam organicamente. Uma série de diferentes "estações" aparecerão, possivelmente numa sequência muito semelhante à que se segue. Como a dinâmica do crescimento espiritual é complexa, combinando vários tipos de desenvolvimento e maturação, a experiência individual varia.

Mas, em meio à variedade, muitas das oportunidades, desafios e "condições climáticas" da vida como prática descritas aqui chegarão a você mais cedo ou mais tarde, desde que você continue percorrendo o caminho ao longo dos anos e das décadas.

A Lua de Mel

No começo, em geral por um período de vários anos, a prática envolve o processo de estabelecer uma nova orientação na vida, romper velhos hábitos e estabelecer rotinas novas e conscientes. Isso exige disciplina intensa, mas libera uma enorme quantidade de energia e percepção.

Não que a estrada seja sempre suave no começo. É diferente para cada um. E cada novo momento é único. Mas mesmo que haja fases boas e ruins, conflitos interiores e episódios de resistência ou autoindulgência, você está trabalhando uma transição vigorosa. Se voltar sempre à prática, verá gradualmente grandes mudanças. A vida e a consciência mudam – são elevadas, refinadas e clarificadas.

Esses anos iniciais são em geral uma fase muito agradável da prática – um período revigorante e revelador de nova clareza e escolha, e um tempo para estabelecer um novo e saudável estilo de vida e para desfrutar de uma existência mais consciente.

O Platô e a Queda da Graça

Depois de um tempo, muitos praticantes atingem um platô. A percepção diária se expandiu a um novo nível e se estabilizou. A regularidade da prática diária se tornou uma segunda natureza. O senso de descoberta e revelação recuou. A percepção está maior do que nunca, mas não muda mais com a mesma rapidez. Não há mais tanta excitação.

Essa pode ser uma fase perigosa. Nesse ponto, alguns praticantes, sem saber que se tornaram dependentes da experiência de expansão, começam a sentir como se as suas práticas não funcionassem mais. Então, vacilam na disciplina. Alguns poucos dias sem praticar não parecem causar um grande prejuízo e, assim, os dias perdidos se acumulam. Às vezes, as pessoas abandonam práticas importantes ou começam a buscar experiências extremas para recuperar o barato da fase de lua de mel.

A vida como prática pode se perder por semanas, meses ou anos de cada vez. Às vezes, os praticantes sentem até que "caíram da graça". Mas a graça, que pode ser dura, é também infinitamente clemente.

Então, essa é apenas outra ocasião de percepção e maturação. Até mesmo os episódios mais reativos e o tempo gasto em desespero se transformam em lições que revertem naturalmente para a vida de percepção e crescimento cada vez mais profundos.

Afinal, a vida como prática não está mais distante do que o próximo momento de despertar em consideração e percepção – ou do que a próxima ocasião de sentar-se em meditação, de treinar ou de ficar conscientemente na companhia de um ser amado.

Muitos praticantes continuam aprendendo durante anos a sabedoria de voltar ao básico. Continuam descobrindo o engodo que é pensar que estão prontos, prematuramente, para passar a uma relação mais elevada e mais livre com a prática e com o espírito. Em geral, quando a disciplina enfraquece, a prática também enfraquece. Então, voltam ao básico e ela se fortalece de novo.

O segredo da realização é sustentar a dedicação à prática regular durante os platôs, que podem durar muitos anos. As motivações superficiais para o prazer das experiências intensas dão lugar a motivações mais profundas para participar de maneira mais plena, consciente e responsável do espectro total da totalidade misteriosa e agridoce da vida. A maturidade se desenvolve pela renovação constante e diligente da prática, especialmente quando ela está menos atraente.

Os Frutos

E então, independentemente de todas as estratégias de busca, abrem-se brechas atraentes. A meditação se aprofunda, tornando-se extática de maneiras inesperadas. Novas capacidades florescem: novas possibilidades e opções elegantes e generosas aparecem quase que magicamente. A percepção se expande sem esforço. As qualidades de amor e devoção se manifestam espontaneamente mesmo nos momentos mais comuns da vida. Pode até haver "acidentes felizes" de kensho e satori – de mini-iluminações e de iluminações não tão mínimas! Quando isso acontece, tudo fica diferente de repente. Percebemos que estamos numa relação mais livre com a prática. A vida e o mundo são totalmente transformados. Ironicamente, tais frutos e bênçãos da prática se transformam em testes e lições que estimulam outro tipo de crescimento. Há uma forte tendência de nos sentir como se fôssemos donos das nossas brechas. Trabalhamos duro e agora estamos vendo os resultados. Estamos gratificados. Orgulhosos. Identificados. E inevitavelmente satisfeitos!

É praticamente impossível evitar todo o materialismo espiritual. Então, você aprende que a identificação com a conquista bloqueia o crescimento. Só funciona quando você volta a se dedicar à prática, de maneira humilde e direta. Só a prática lhe dá "sorte", tornando-o predisposto a acidentes felizes de *insight* e despertar. E assim você cresce.

Periodicamente, uma nova percepção nasce de maneira a iluminar alguma coisa que estava moldando a sua participação na vida. A maneira pela qual a sua percepção se manifestou (*o sujeito*) no estágio anterior passa a ser um *objeto* da percepção. Esse é um novo *estágio* de participação.

À medida que os praticantes amadurecem, as transições transcorrem organicamente, abrindo uma nova percepção, uma nova profundidade e novas opções. Vindas do interior, algumas dessas transições são graduais e quase invisíveis, enquanto outras transcorrem mais dramaticamente – às vezes de maneira que parece semelhante à clássica jornada do herói.

A Noite Escura

A certa altura (em geral depois de anos de prática dedicada), parece que a sua prática começa a se desintegrar. Até Deus parece tê-lo abandonado. Você pode perder toda a motivação, sem conseguir mais acreditar que a prática vai levá-lo a algum lugar. A percepção dos motivos egoístas para praticar pode se tornar tão aguda que você desanima totalmente. Você se vê abandonando impotente o jogo da transformação. Todos os seus motivos e esforços começam a deteriorar.

Você pode descobrir que alguma coisa essencial está *morrendo*. A terrível solidão e o senso de limitação de que você esperava se livrar por meio da prática agora o engolfaram (muitas vezes quando o resto da sua vida parece estar indo muito bem!). O desespero é inevitável: a sua aspiração ao infinito nunca vai se realizar. Você está passando por uma espécie de morte, da qual não pode fugir.

Parabéns. Essa derrota é a porta para uma profunda liberdade. É claro que isso não é consolo para quem está morrendo. Mas, por outro lado, essa morte é um renascimento. Quando a prática falhar conclusivamente, você descobrirá que ela deu certo. Em vez de expandir a consciência, agora ela a faz explodir – como um balão!

Numa vida inteira de prática, pode haver muitas mortes (e renascimentos!). A consciência sobrevive a todas elas e a prática ressuscita transformada. O que antes teria sido o abandono da prática, é agora uma entrega radical além de qualquer identidade ou esforço que consolem. Você se deteriorou, perdeu toda pose e pretensão e caiu em sua humanidade irredutível, sem distração nem consolo. Você não consegue mais praticar como antes; agora é como se a prática "praticasse você".

Responsabilidade

À medida que a prática continua a se aprofundar, fica cada vez mais óbvio que as suas atuais condições climáticas interiores, sejam boas ou más, logo passarão. Você começa a prestar uma atenção mais estável à Única Coisa que nunca muda.

E você se vê fazendo a única coisa que é sempre certa: relaxar sinceramente além das tendências inconscientes e trazer consideração e percepção ao seu mundo e às suas relações – a cada momento da vida diária. Você aterrissou no único chão do qual nunca cairá: a responsabilidade pela percepção, consideração e presença – pela própria prática. De certa maneira, você está apaixonado e confiante. Essa responsabilidade é indistinguível da entrega. É uma estabilidade que repousa num chão mais profundo do que o movimento de reter e soltar.

Essa fase de responsabilidade contém todas as outras fases – lua de mel, platô, queda da graça, frutos, noite escura e mais – fluindo juntos numa estabilidade que não é de modo algum homogeneamente cinzenta. Sobre a base dessa responsabilidade estável e confiável, os frutos da prática podem até se aprofundar – tornando-se talvez as iluminações libertadoras descritas nas nossas antigas tradições espirituais. Finalmente, quando as aberturas ocorrem, você se beneficia delas sem lhes atribuir um significado indevido. É como uma mudança climática. Alguns dias são nublados, outros são claros, mas o sol está sempre brilhando. A consciência mudará, terá ciclos, se estabilizará, se expandirá, se dissolverá e ressuscitará. Tudo será diferente, mas exatamente como sempre foi.

Primeiro há uma montanha.
Então há uma montanha.
Finalmente, há apenas uma montanha, exatamente como sempre houve, desde o começo. E nada poderia ser mais óbvio.

Posfácio

O Eu Único

Agora mesmo – seja o que for que você esteja experimentando, pensando, sentindo, ouvindo e vendo – onde isso tudo está ocorrendo?

Está ocorrendo *na* percepção que você é – o Eu Universal.

O cerne do "Eu" é a Testemunha silenciosa, imutável e imortal. Esse "Eu do Eu" é a dimensão mais universal e essencial de quem você é e de cada identidade individual.

A Verdade do Eu Universal não é a Única Verdade

A verdade suprema sobre identidade coexiste com outra verdade relativa – a unicidade de cada pessoa, lugar, coisa, sistema e momento do tempo.

Cada corpo-mente é moldado por uma confluência única de circunstâncias históricas, genéticas, familiares, sociais, culturais, psicológicas e energéticas. Mas a nossa unicidade não é apenas uma coisa que nos acontece de fora.

Qualquer pai ou mãe com vários filhos confirmará que cada um dos seus filhos é um indivíduo único, cujo caráter sempre foi individual e particular; não foi moldado externamente por fatores como ordem de nascimento, trauma e dinâmica variável da experiência familiar. Os pais passam a conhecer e a amar indivíduos únicos, que são primeiro eles mesmos e não extensões dos seus genes ou legados familiares.

Então, você não é *apenas* pura Percepção. É também uma refração da luz universal, singularmente constituída e muito específica, um sabor único da consciência universal, uma encarnação singularmente moldada da ardente energia vital e da percepção universal.

A Meta da Prática não é Desaparecer

Os santos e os sábios mais despertos não são seres amenos e homogêneos. São eles mesmos, à vontade no seu corpo e na sua unicidade. A sua personalidade é um veículo para a transparência ao impessoal. Habitam um local específico no espaço-tempo e aceitam esse destino. Não têm vergonha da própria unicidade. Não recuam da responsabilidade de mostrar a energia e a consciência que são. Na verdade, sabem que só podem fazê-lo de uma maneira que reflita os limites específicos do corpo-mente, personalidade e história de cada um.

O transpessoal se manifesta mais plenamente por meio do pessoal. Assim, para despertar para o transcendental, não temos que passar pelo processo de apagar a nossa unicidade.

Na verdade, é o oposto. Temos que nos aceitar e nos perdoar por sermos o personagem de quadrinhos único, às vezes desajeitado, às vezes elegante, que cada um de nós parece ser. Temos que perdoar as nossas arestas, os nossos traumas passados e os nossos padrões neuróticos.

Quando a autoaceitação é plena e natural, as nossas peculiaridades nos distraem menos e o universal transparece com mais brilho. A nossa unicidade não precisa ser vista como um sinal dos aspectos mais contraídos do eu, que são às vezes associados negativamente ao ego. A nossa unicidade é apenas a maneira que o nosso é sempre-presente escolhe para se manifestar como nós.

Os indivíduos livres podem purificar os seus padrões limitados quando é o caso, mas não se deixam prender. Deixam que a essência universal brilhe pela sua particularidade e unicidade, incluindo os aspectos que às vezes parecem tolos, estranhos ou fracos. Como se aceitam, conduzem *mais plenamente* o amor, a luz e a consciência do espírito.

Os praticantes mais despertos não tentam desaparecer. Em vez disso, se permitem ser um condutor de sabor singular para a força de vida consciente e universal.

Revelando a Alma

Descobrir, revelar e manifestar a sua unicidade envolve uma jornada profunda ao interior do seu desconhecido pessoal. Esse é o trabalho do **módulo da Alma**.

O trabalho da alma não é equivalente ao trabalho da sombra porque diz respeito a uma categoria totalmente diferente de sombra: não vai em direção ao que foi *reprimido*, mas ao que é apenas *emergente*. Não é equivalente ao trabalho do módulo do Espírito porque desperta para o pessoal e particular e não para o Espírito.

No entanto, o trabalho da alma se integra tanto à sombra quanto ao espírito. Você pode descobrir que o seu próprio processo integra naturalmente todos esses módulos. Às vezes, despertar para a liberdade radical não é algo separado de um despertar simultâneo para as dimensões profundas da sua individualidade única. Mas ser uma pessoa não é fácil. Resistimos a isso. Então, é aí que começa o trabalho da sombra.

Você só Pode Jogar com as Cartas que Recebe

Às vezes, a vida é comparada a um jogo de cartas. Cada indivíduo segura na mão um jogo único. A nossa responsabilidade é aceitar as cartas que recebemos e jogar com elas da melhor maneira possível.

Para isso, temos que perdoar as cartas ruins que recebemos. Podemos desejar cartas diferentes, mas se recebemos um pai alcoólatra, acne, um legado familiar de vergonha e não comunicação, uma voz esganiçada ou uma tendência a engordar, é assim que é.

Podemos ter recebido também cartas especialmente difíceis que afetam grandes grupos de pessoas – ter nascido num grupo minoritário perseguido ou numa época ou lugar afetado por guerra, doença, pobreza, opressão política ou étnica, ou toxicidade ambiental. Essas cartas não são exclusivas do nosso jogo mas, no entanto, podem moldar as nossas opções. Mesmo assim, afetam o jogo de cada pessoa de maneira única. Apresentam também desafios (e oportunidades) complexos para a criatividade e a escolha individual.

Seja como for – *se não aceitarmos todas as cartas que temos na mão, não podemos fazer o nosso melhor jogo*. Seremos prejudicados por culpa, ressentimento ou aversão por nós mesmos. O jogo profundo não é receber cartas melhores, mas jogar as cartas que recebemos com o máximo possível de inteligência, consideração e criatividade.

As pessoas que nascem com deficiências enfrentam às vezes as suas possibilidades reduzidas com uma coragem, um espírito e uma criatividade que enobrecem todos os que entram em contato com elas. As pessoas que nascem com beleza, fortuna e fama fazem às vezes um mau uso de suas vantagens, diminuindo-se e diminuindo os que estão à sua volta.

O primeiro passo é perdoar as cartas que você tem nas mãos. Abra o coração para as idiossincrasias estranhas, nobres, trágicas, cômicas e humanas que se manifestam como você. Esteja disposto a viver a vida que lhe foi dada. À medida que essa aceitação se enraíza, você pode aproveitar autenticamente a oportunidade única e perfeita do seu nascimento.

Continuamos Chegando ao Mundo, Estágio por Estágio

À medida que uma criança se desenvolve, a sua unicidade se revela. Mais e mais da nossa unicidade emerge à medida que passamos da infância para a adolescência e para a idade adulta. O processo continua ao longo da idade adulta à medida que nos desenvolvemos e passamos a estágios mais elevados de conciência.*

Estamos sempre encarnando cada vez mais plenamente. Emergimos tanto como a percepção universal do Eu que verdadeiramente somos e como o eu único e particular que realmente somos também. Então, estamos sempre descobrindo novas dimensões de quem somos e às vezes elas são surpreendentes.

Nos momentos críticos, temos a oportunidade de ter um vislumbre especialmente revelador de como o nosso eu mais pleno pode continuar se revelando. Então, podemos entrar com mais facilidade no papel estranho e nobre que cada um de nós nasceu para desempenhar.

Você é Muito Mais do que Imagina

O processo de se habitar plenamente assume inúmeras formas, lineares e não lineares.

---

* Isso se aplica tanto a alto estágios-estado (como despertar causal e despertar não-dual) quanto a altos estágios-estrutura (como Índigo e Ultravioleta).

Vale a pena dar uma olhada direta, intencional e intuitiva em quem você é no processo de se tornar, e fazer escolhas que favoreçam o que está emergindo. Por exemplo, se a sua capacidade de liderança parece pronta para se manifestar, você pode aceitar uma promoção ou se candidatar a outro emprego.

É também profundamente catalisador se abrir para o seu futuro desconhecido por intermédio de processos psíquicos mais profundos. Às vezes, você tem um vislumbre de quem você está se tornando ao observar o que vem do seu subconsciente profundo na forma de sincronismos, sonhos, imagens e conexões intuitivas.

Muitas vezes, esse aspecto não linear da prática e do crescimento parece uma jornada mística. É uma grande parte de como a vida revela a sua maior realização e serviço aos outros. A viagem pode ser profundamente gratificante e até mesmo alegre, mas ao mesmo tempo longa e difícil.

Quando fazemos essa viagem, descobrimos a nossa maneira única de pertencer ao nosso mundo. Entramos na posse da dádiva exclusiva que podemos oferecer aos outros. Recuperamos um senso mais profundo de significado pessoal. Entramos em contato com a maneira pela qual podemos contribuir com a vida. Aterrissamos mais plenamente no nosso corpo, nas nossas comunidades e no mundo.

Tal prática vai acabar liberando uma grande quantidade de energia e atenção. Chegar em si mesmo mais plenamente é bom, bonito e verdadeiro. Isso o catalisa para viver da melhor maneira e realizar o seu propósito na vida. O serviço se transforma em autorrealização. Como disse o teólogo protestante Frederick Buechner, você descobre o lugar "em que a sua alegria profunda e a fome do mundo se encontram".

A Coragem de Nascer

A prática exige coragem porque, como o nascimento ou a morte, é uma prova transformadora. Se persistimos, acaba nos destruindo à medida que redefine a nossa identidade pessoal. A evolução real é ao mesmo tempo maravilhosa e terrível.

Embora queiramos descobrir e realizar o nosso propósito na vida, temos medo de descobrir o que estamos procurando. Não queremos que isso nos abale demais. Tememos ameaças às nossas maneiras seguras e conhecidas de nos relacionar com a vida. Provavelmente já suspeitávamos da verdade – que crescer para realizar o nosso pleno potencial seria angustiante.

Mesmo assim não temos escolha se não quisermos ficar presos numa identidade que é pequena demais para nós. Temos que nos aventurar mais adiante. Temos que deixar o que é conhecido, sacrificar o nosso senso de segurança e suportar uma jornada de vida ou morte. Temos que suportar as estações frias que nos temperam e fortalecem a alma, assim como as estações quentes que forjam a liga dentro de nós.

Então, você tem que percorrer sozinho as passagens cruciais dessa jornada, às vezes em extremo desconforto, sem garantia de segurança. Para isso, temos que buscar mais coragem, persistência, empenho e criatividade. Embora não traga uma realização convencional, a jornada da prática é real – e profundamente viva.

Somos nós que temos que partir nessa jornada, da qual podemos nunca retornar. Se tivermos sorte, ela será concluída por alguém que transcende e inclui tudo o que somos, por alguém maior do que somos, mas que é autenticamente nós mesmos. A jornada só pode ser concluída pelo ser humano sem concessões que todos nós temos o potencial de nos tornar.

Para Encontrar a sua Vocação, Você Tem que Atender aos Chamados

Às vezes, a vida nos manda sinais. Como parte do processo de crescimento, você vai aprender a reconhecê-los. Quando você percebe que está sempre envolvido na mesma dinâmica, seja no trabalho seja nos relacionamentos, é bom ficar atento. Você pode estar recebendo um chamado para aprender lições profundas e importantes. Sonhos recorrentes podem conter mensagens ocultas. Estranhas coincidências podem indicar passagens inesperadas para um novo terreno. Palavras ou músicas que ressoam muito profundamente e o acompanham podem conter indícios. Essas indicações podem ajudá-lo a elucidar uma escolha fundamental ou apontar para uma dimensão do seu ser que precisa se revelar.

Às vezes, o chamado pode desafiá-lo com mais vigor, exigindo que você reavalie o significado e a direção da sua vida. Você pode perder o emprego ou um relacionamento. Inversamente, pode receber uma oferta de emprego inesperada e importante ou deparar com outra oportunidade positiva capaz de mudar a sua vida. A morte de alguém ou um acidente podem mudar o curso da nossa vida. Assim como um caso de amor ou um súbito golpe de sorte.

Fique em Silêncio e Ouça

Você pode cultivar a percepção como prática abrindo-se deliberadamente para o desconhecido que surge. Essa prática pode incluir todas as maneiras pelas quais você venha a se conhecer. Começa com curiosidade pelo tipo de iluminação que pode surgir organicamente da escuridão. Os métodos para chegar ao desconhecido da sua alma incluem a psicoterapia profunda, a exploração de experiências sutis, a exploração artística criativa ou um diário.

É preciso discernimento intuitivo e inteligente para ficar alerta aos indícios importantes que vêm do subconsciente. No começo, essas informações novas podem falar numa pequena voz silenciosa. Você pode perceber necessidades aparentemente irracionais que levam a sua vida para novas direções totalmente inesperadas. Símbolos podem surgir na meditação ou em sonhos, sugerindo um tipo diferente de trabalho, função ou identidade que lhe permitam oferecer os seus tesouros únicos para a sua comunidade.

Ouvir o Chamado Traz Responsabilidade

Tudo o que você pode fazer é prestar atenção e estar disposto a atender ao chamado quando a vida lhe fala. Mas perceber os sinais da vida exige também inteligência judiciosa para evitar cair na credulidade supersticiosa e ingênua que atribui significados a torto e a direito.

No entanto, se prestar atenção, a vida lhe mostrará para onde você tem que ir. Ela pode levá-lo através de uma série de experiências que elucidem progressivamente alguma coisa nova sobre quem você é e sobre quais serão as suas contribuições únicas.

Algumas dessas lições podem ser brutais. Outras podem ser estranhamente delicadas. Cada instrução o prepara de maneira especial para o que está por vir. Cada experiência desempenha um papel no processo de moldar a forma única da sua contribuição para o Kosmos e para a sua comunidade.

Quando definir qual é o seu serviço, você não terá outra escolha além de realizá-lo. Com o tempo, pode parecer que todas as suas ações são ditadas pelas necessidades do mundo à sua volta. Você se torna livre, mas não livre para *fazer o que quiser* (como se a vida fosse um bufê e você fosse um consumidor faminto). Você fica livre para fazer *o que deve fazer* (como se fosse um servidor fiel, chamado à batalha por um sábio mestre).

Mantenha o Canal Aberto

Há uma vitalidade, uma força vital, uma energia que por meio de você se transforma em ação, e como você é único em todos os tempos, essa expressão é única. Se você a reprimir, ela nunca existirá através de outro meio e se perderá. O mundo não a terá. Não cabe a você determinar se ela é boa ou não, se tem valor ou não, ou como se compara a outras expressões. Cabe a você exercê-la de maneira clara e direta, para manter o canal aberto.

– Martha Graham, citada por Agnes DeMille em *Martha: The Life and Work of Martha Graham* (Nova York: Random House, 1991).

Com a Prática, Todas as Coisas Acontecem – de Maneira Única

Costuma-se dizer que não dá para distinguir a graça e as bênçãos da boa sorte. E quanto mais praticamos, mais sorte temos. Fazemos a nossa sorte ao avançar continuamente no processo da prática.

Fazemos a nossa sorte praticando todos os dias. Fazemos a nossa sorte trazendo percepção e consideração a cada momento da vida. Fazemos a nossa sorte ouvindo a vida e aprendendo as lições que ela oferece.

Persistindo na vida de prática, mesmo em meio a infortúnios e revezes, lançamos as bases para uma existência mais cheia de graça.

Com isso, a nossa vida flui mais naturalmente, com menos esforço. Mais de nós vem a este corpo, a esta vida, a este mundo. Todo o nosso ser converge mais plenamente, mais capaz de participar dos acontecimentos da vida. Conseguimos dar mais de nós aos outros e, assim, de receber mais. Mais vida flui de nós e segue-se naturalmente que mais vida flui através de nós e para nós.

Quando nos entregamos à nossa expressão única e particular, a consciência de vida e a energia universal podem encarnar através de nós mais plenamente, com menos obstrução.

À medida que o nosso eu único encarna mais completamente, passamos a conduzir a infinita consciência de vida e a energia universal da maneira que é só nossa. A nossa voz única faz a sua contribuição especial para a sinfonia Kósmica com mais pureza, mais sonoridade e mais precisão.

Unicamente Universal

Qual é a satisfação de concluir esta jornada? Se tanto de nós é consumido no processo, quem é que tem a alegria de se tornar o você único?

Quem é que tem a satisfação da autorrealização, de encarnar o seu propósito, de oferecer ao mundo a sua dádiva especial? Quem experimenta a vitória que vem com a realização de uma longa provação de prática e emergência?

Quem é que reflete sobre essas coisas? Na percepção de quem essas perguntas, provações e práticas se dão? Na percepção de quem o dever é cumprido? Na percepção de quem o humor é usufruído?

É a mesma Quididade universal que você sempre foi, desde o começo. Na realização da sua jornada, você foi liberado para ser aquele que sempre foi – e nada foi conquistado que já não tivesse sido desde o início.

Então, para que se dar a esse trabalho?

Olhando para trás, é tudo muito óbvio. Era tudo claramente inevitável, e arbitrário. Olhando para trás, há apenas gratidão por cada passo que você deu. Olhando para trás, há apenas liberdade, total liberdade, para ser a pura percepção que você sempre foi.

Agora finalmente você está livre para ser a Liberdade que é desde o começo. "Só isso" é a suprema recompensa que você tem por habitar o personagem de quadrinhos que tirou desse baralho Kósmico.